Ver. 20200821

계량약리학 워크샵 – 초급 과정

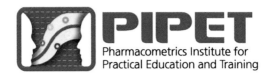

계량약리학 워크샵 - 초급 과정
Pharmacometrics Workshop - Basic Course

발 행 | 2020년 7월 31일
저 자 | 가톨릭대학교 계량약리학연구소(PIPET) (대표저자 임동석)
펴낸이 | 한건희
펴낸곳 | 주식회사 부크크
출판사등록 | 2014.07.15(제2014-16호)
주 소 | 서울특별시 금천구 가산디지털1로 119 SK트윈타워 A동 305호
전 화 | 1670-8316
이메일 | info@bookk.co.kr

ISBN | 979-11-372-1390-6

www.bookk.co.kr

저자

가톨릭대학교 계량약리학연구소(PIPET) 펴냄

임동석, MD, PhD
가톨릭의대 약리학교실

이소진, PharmD
Q-fitter

배수현, PhD
Q-fitter

전상일, MD, PhD
Q-fitter

홍태곤, MD, PhD
서울부민병원 임상시험센터

한승훈, MD, PhD
가톨릭의대 약리학교실

김정렬, MD, PhD
삼성서울병원 임상약리학과

배균섭, MD, PhD
서울아산병원 임상약리학과

한성필, MD, PhD
가톨릭의대 약리학교실

인용한 그림은 모두 새로 그렸고, 출처를 명시하였습니다.

본 도서는 부크크(bookk.co.kr), 알라딘(aladin.co.kr), YES24(yes24.com)에서 "계량약리학 워크샵"으로 검색하여 구입할 수 있습니다.

차례

머리말   vii

I   모델 구축의 기초   1

1   계량약리학과 관련 개념들   3

    1.1   소개 3

    1.2   혼합효과 모델링 Mixed–effects modeling 6

       1.2.1   집단의 데이터를 처리하는 세가지 방법 6

       1.2.2   혼합효과 모델링의 개념 8

2   NONMEM 데이터셋   13

    2.1   필수 제어구문 작성 방법 13

       2.1.1 $PROB 레코드 작성 13

       2.1.2 $DATA 레코드 작성 14

       2.1.3 $INPUT 레코드 작성 14

    2.2   PREDPP에 쓰는 데이터셋 15

    2.3   데이터셋 소개 15

    2.4   데이터셋 배열 17

    2.5   지정된 데이터 항목 레이블 Reserved Labels 18

       2.5.1   ID 18

       2.5.2   DV 19

       2.5.3   MDV 20

       2.5.4   EVID 20

       2.5.5   TIME 20

       2.5.6   AMT 21

       2.5.7   RATE 22

       2.5.8   ADDL & II 23

2.5.9   SS   24

2.5.10 CMT   24

2.5.11 Covariates   24

3   NONMEM 모델 종류 별 제어구문 소개   27

3.1   제어구문의 구성   27

3.2   PREDPP와 PRED   28

3.3   제어구문에 쓰이는 레코드   29

3.3.1 $PROBLEM, $DATA, $INPUT   30

3.3.2 $SUBROUTINE, $MODEL, $PK, $DES   32

3.3.3 $THETA, $OMEGA, $SIGMA   34

3.3.4 $ESTIMATION, $SIMULATION   37

3.3.5 $COVARIANCE, $TABLE   38

3.4   모델 종류별 제어구문   40

3.4.1   특수 ADVAN과 일반 ADVAN   40

3.4.2   일반 비선형 모델   44

3.4.3   PRED 모델   46

4   특수 ADVAN을 이용한 제어구문의 코딩   47

5   일반 ADVAN을 이용한 제어구문의 코딩   55

5.1   일반 선형 ADVAN   56

5.2   일반 비선형 ADVAN   58

6   기타 ADVAN   65

6.1   ADVAN9 – General Nonlinear Model with Equilibrium Compart-
       ments   65

6.2   ADVAN10 – One Compartment Model with Michaelis-Menten
       Elimination   65

6.3   ADVAN11과 12 – Three Compartment Linear Model (IV and First
       Order Absorption)   66

6.4   ADVAN13 – General Nonlinear Model using LSODA   66

7 $PRED: ADVAN을 쓰지 않는 코딩   69

  7.1 $PRED와 PREDPP library사용할 때의 차이 69

  7.2 $PRED를 써야 하는 경우 71

8 초기추정값   73

  8.1   초기 추정값의 의미와 역할 74

  8.2   왜 좋은 초기추정값을 선택해야 하는가? 76

  8.3   고정효과, 임의효과 파라미터의 의미와 초기추정값의 지정 78

  8.4   THETA의 초기추정값 지정 79

  8.5   OMEGA의 초기추정값 지정 82

  8.6   SIGMA의 초기추정값 지정 83

9 파라미터 추정 방법 및 세팅   85

  9.1   추정 방법 및 관련 옵션 85

    9.1.1   NOABORT 85

    9.1.2   MAXEVAL 86

    9.1.3   METHOD 86

    9.1.4   INTERACTION 87

    9.1.5   PRINT 87

  9.2   NONMEM 추정 88

    9.2.1   OLS 방식 88

    9.2.2   WLS 방식 89

    9.2.3   ELS 방식 90

  9.3   Likelihood 90

  9.4   Taylor 전개식 92

  9.5   Likelihood Ratio Test 93

10 NONMEM 실행결과 해석 및 Xpose4 사용법   95

11 공변량 분석   107

  11.1 공변량 분석의 일반적 절차 108

    11.1.1 항목 평가 (variable evaluation) 108

    11.1.2 공변량 스크리닝 (covariate screening) 114

11.1.3 공선성(co-linearity)에 대한 고려   118

11.1.4 공변량 평가: 전진선택(forward-selection)   120

11.1.5 공변량 평가: 후진제거(backward-elimination)   124

11.2 공변량 분석 관련 추가 고려 사항   125

II 모델 진단 및 약동학-약력학 연계 모델   127

12 모델 진단/평가 개론   129

12.1 모델 진단과 평가의 일반 특성   130

12.2 모델 진단/평가의 요소   132

12.2.1 적합도의 확인 방법   133

12.2.2 파라미터의 정확성과 정밀성   135

12.2.3 재현성   137

12.3 맺음말   137

13 모델 적합 상태에 대한 진단   139

14 NONMEM의 $COVARIANCE   149

14.1 실제 사례   149

14.2 NONMEM document   152

14.3 이론적 배경 - MLE   153

14.4 R에서의 구현   154

14.5 Theophylline 예제 데이터셋   156

14.6 고유값(Eigenvalue)   165

14.7 결론   166

15 모델 파라미터의 적절성   167

16 모델의 예측성능 평가   177

16.1 외부검증(External validation)/내부검증(Internal validation) . . .   177

16.2 붓스트랩 (Bootstrap)   179

16.3 Simulation-based diagnostics   179

16.3.1 사후 예측 점검 (posterior predictive check)   181

16.3.2 시각적 예측 점검 (visual predictive check)   181

16.3.3 수치적 예측 점검 (numerical predictive check)   185

17 약동-약력(PK-PD) 모델링의 이론적 기초   **187**

17.1 관련 개념 187

17.2 약력학(PD) 및 약동-약력(PK-PD) 데이터의 특성 188

     17.2.1 PD 데이터 188

     17.2.2 PK-PD 데이터 190

     17.2.3 PD 데이터를 모델링할 때 고려할 점 190

17.3 PK와 PD의 관계 191

18 PK-PD 연결 방법과 적합법   **193**

18.1 PD 데이터 및 PD 모델의 특징 193

18.2 PK-PD 데이터를 다룰 때 고려할 점 195

18.3 PK-PD 연결 방법 (적합법) 195

18.4 직접효과 PK-PD 모델의 예(Examples of direct effect PK-PD model) 198

     18.4.1 동시적합법(SIM, Simultaneous fitting). 198

     18.4.2 순차적합법 (Sequential fitting) 201

     18.4.3 IPP (Individual PK Parameters) 204

18.5 간접효과 PK-PD 모델의 예 (Examples of PK-PD model with Indirect
response) 206

     18.5.1 SIM과 PPP&D 데이터셋 및 제어구문 206

     18.5.2 PPP의 데이터셋 및 제어구문 208

     18.5.3 IPP의 데이터셋 및 제어구문 209

18.6 PK-PD 연결방법(적합법) 비교 211

     18.6.1 각 방법의 장점 및 단점 211

     18.6.2 각 방법의 소요시간 및 정밀도 비교 212

18.7 PK-PD 연결방법(적합법) 요약 및 결론 214

19 다양한 약물효과 모델링   **217**

19.1 PD 모델의 종류 217

     19.1.1 선형모델(linear model) 217

     19.1.2 로그-선형모델(log-linear model) 218

     19.1.3 E_{max} model 219

     19.1.4 Sigmoid E_{max} model (Hill 방정식) 223

19.2 PD 모델의 적용 225

19.2.1 일반적인 I_{max} model vs. Sigmoid I_{max} model   225

19.2.2 다중 약물결합 모델(multiple binding site model)   225

19.3 결론   227

20 지연효과 모델   **229**

20.1 지연효과 개요   229

20.2 시간에 따른 PK-PD 관계   230

20.3 효과구획 모델   231

20.4 직접효과 vs. 간접효과   234

20.5 Turnover 모델   234

20.5.1 Inhibition on production (Model I)   235

20.5.2 Inhibition on loss (Model II)   236

20.5.3 Stimulation on production (Model III)   237

20.5.4 Stimulation on loss (Model IV)   238

20.5.5 기저값   239

별첨   **241**

A NONMEM 실행결과   **241**

머리말

계량약리학은 신약개발 현장에서 제기되는 질문들에 대한 답을 정량적으로 찾아내기 위한 과정에서 정립되어온 학문입니다. 물론 계량약리학은 이미 허가된 약들의 적절한 용법을 찾는 데에도 쓸 수 있지만, 신약개발이라는 큰 목표를 빼고서는 이 어려운 방법론을 배워야 할 이유를 찾기는 힘듭니다. 우리나라의 신약개발은 짧은 역사 속에서 많은 시행착오를 통해 발전해가고 있습니다. 국내에서 계량약리학에 대한 수요가 이만큼이나마 늘어난 것은 2010년대 중반 이후 두드러지게 보이는 이 같은 분위기의 변화와 맞물려 있겠습니다.

혼합효과 모델링(mixed-effects modeling)은 신약개발과 임상시험, 시판허가 등의 주요 의사결정에 필수적으로 쓰이고 있는 계량약리학적 접근법의 핵심적인 기법으로서 그 기본개념을 익히는 것이 결코 쉽지 않습니다. 서울성모병원 임상약리과와 가톨릭대학교 계량약리학연구소(PIPET, Pharmacometrics Institute for Practical Education and Training)는 혼합효과 모델링 기법을 가르치는 PK/PD 워크샵을 2009년도부터 매년 개최해 왔습니다. 시작할 때부터 지금까지 정부나 기업의 어떤 도움이나 간섭없이 사막에 씨앗을 뿌리는 심정으로 매년 그 내용을 양적, 질적으로 보완하면서 basic-1, basic-2, intermediate-1, intermediate-2의 서로 연결되는 각 1.5일의 교육 과정으로 발전시켜 왔습니다. 이제 십여 년간 축적되어온 교육의 경험을 바탕으로, 국내에서 입문자들이 보다 쉽게 이해하고 따라갈 수 있도록 워크샵의 basic-1과 2의 강의, 실습내용을 고스란히 옮겨 담은 교재를 책으로 펴내게 되었습니다. 그리고 이 책에 실린 내용들에 상응하는 워크샵 슬라이드와 실습용 파일들은 웹[1]에서 내려 받으실 수 있습니다. 그 자료들과 이 책으로 함께 공부한다면 따로 워크샵을 듣지 않고도 basic-1과 2의 내용을 따라갈 수 있을 것입니다.

PIPET의 구성원들은 우리말로 된 입문용 교재가 전무한 현실을 타개하기 위해 2016년도에 '비선형혼합효과 모델을 적용한 집단 PK/PD 분석입문'(Joel S Owen, Jill Fiedler-Kelly 공저)을 번역, 출간한 바 있습니다. 여기에 더하여 국내 연구자들의 손으로 직접 집필한 이 PK/PD 모델링 교재까지 나왔으므로, 스스로 공부할 수 있는 인프라가 완비되었다고 자부할 수 있게 되었습니다. 이 책을 사서 열심히 보실 분들 중에는 관련

---

[1] http://pipet.or.kr/board/resources_list.asp

분야의 대학원생들이 많을 것이므로 책 전체를 인터넷 상에 공개하여 내려 받을 수 있게 하였습니다.[2] 또한, 동시에 출간하는 종이책의 경우에도 컬러 인쇄를 유지하며 책값을 복사비 수준으로 낮추기 위해, 기존의 알려진 출판사들을 피하여 인터넷 서점 등에서 print on demand로 주문할 수 있는 개인출판의 방식을 채택하였습니다. 각 장의 저자들은 모두 워크샵에서 강사로 활동해 주신 분들로서 자신이 맡은 시간에 해당하는 원고를 작성하였고, 워크샵에 포함된 부분은 아니지만 이론적인 일부분을 보완하기 위해 울산의대의 배균섭 교수님께서 한 장을 맡아 주셨습니다. 모아진 원고들에 대한 정리, 색인, 조판 과정에서 애써 주신 한성필, 한승훈 교수님께 감사드립니다. 지난 십여 년간 저희가 매년 개최해 온 워크샵들에 등록하여 열심히 익히고 질문을 해 주신 식약처와 제약/바이오 업계의 수많은 연구자분들, 전국의 대학원생들께 또한 감사드립니다. 참가자들의 귀중한 질문과 피드백이 없었다면 이 책은 완성될 수 없었을 것입니다.

학계의 PK/PD 전문가들이 우리나라의 신약개발에 기여하는 방법 중의 하나는 신약개발의 최전선에서 일하고 있는 제약/바이오 업계의 풀뿌리 연구자들에 대한 지속적인 교육과 훈련 기회를 제공하는 것입니다. 그러한 사명감으로 맨땅에서 시작한 이 코스를 지난 십 수년간 오늘의 수준으로 끌어올릴 수 있게 해 준, PIPET을 거쳐간 귀한 젊은 연구자들의 공헌에 깊이 감사드립니다. 이름난 분들을 초빙해서 청중을 모으고 신문에 내는 행사를 수십 번을 한들, 젊은이들의 앞날을 염려하고, 이들을 제대로 가르치겠다는 의지가 없다면 그저 남들에게 보여주기 위한 이벤트에 지나지 않습니다. 그런 곳에 사람과 돈이 몰릴지는 몰라도, 한편에서는 세상의 각광과는 무관하게 소신대로 제 갈 길을 가는 소수가 있기 마련입니다. 매년 열던 워크샵을 책으로 엮어 내는 이 번거로운 작업도 그런 소신을 실천하는 것이며, 한국의 신약개발을 위해 작은 밑거름이라도 된다면 저자들은 큰 보람을 느낄 것입니다.

2020 년 여름 성의교정 연구실에서
대표저자 임동석 拜

---

[2] http://pipet.or.kr/books/basic

I

모델 구축의 기초

1

계량약리학과 관련 개념들

임동석

1.1 소개

이 교재는 약동-약력학 모델링을 위해 가장 널리 사용하는 NONMEM 소프트웨어를
활용하기 위해 알아야 하는 기본개념들과 그 사용법을 소개하기 위하여 만들어졌다.
NONMEM을 배워 쓰고자 하는 이유는 자신이 가진 약동학(pharmacokinetic, PK)
이나 약력학(pharmacodynamics, PD) 데이터를 모델링하기 위해서이다. 이 분야에
익숙지 않은 독자라면 PK/PD 모델링, 계량약리학(pharmacometrics), 생리학에 근거
한 약동학(physiologically-based pharmacokinetics, PBPK), 시스템 약리학 등 유사한
용어들의 개념부터 정리해 볼 필요가 있다.

PK-PD 모델링은 무엇인가?

그림 1.1은 PK-PD 모델링의 개념을 가장 잘 보여주는 그림이다. 약을 개발하는 초
기단계부터 개발자가 알고 싶어하는 것은 신약 몇 mg을 얼마의 간격으로 주면 가장
적절한 효과를 얻을 수 있을까, 얼마까지 안전할까 하는 질문들일 것이다. 이에 답하기
위해서는 환자에서 임상시험을 통해 그림 1.1의 맨 아래 패널과 같은 곡선을 구하면
되겠지만, 환자에서 약효를 투약간격 동안 이렇게 여러 번 실시간으로 측정하는 것은
거의 불가능하다. 대신 쉽게 얻을 수 있는, 시간에 따른 사람에서의 PK 변화(위 왼쪽)
와 시험관내 연구 등을 통해 얻어진 약물농도와 PD(약효 대신 추정할 수 있는 각종
생체표지자들)의 관계를 정량적 모델로 파악하면 환자에서 직접 관찰하지 못할지라도
아래쪽 패널과 같이 용량용법(dosage regimen)에 따른 약효나 부작용의 추이의 곡선을
예측할 수 있고, 이를 비임상, 임상시험의 설계나 시판용량 결정 등에 적용할 수 있게

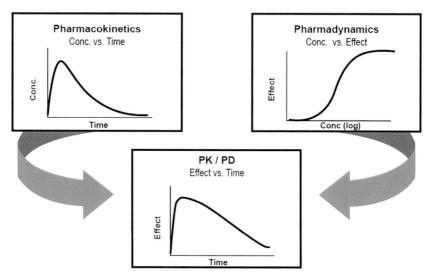

그림 1.1. PK-PD 모델링의 개념 (Derendorf and Meibohm 1999)

된다. 그리고 그림 1.1의 위 두 패널의 곡선들끼리의 관계를 수학적 모델로 만들어 아래쪽 패널의 곡선을 예측하기 위한 일체의 연구를 하는 연구활동을 포괄적으로 PK/PD 모델링이라고 부른다.

그런데 실제상황에서 어떤 약의 임상시험이나 시판을 위한 용량용법을 결정하고자 할 때, 환자들에서의 PK와 PD와의 관계는 그림 1.1에서처럼 매끈한 하나의 곡선끼리의 조합으로 정의할 수는 없게 된다. 단 한 사람의 환자라면 이것이 가능할지 모르나 다수의 환자 데이터에 대해 적용하기 위해서는 전체 환자들을 대표하는 곡선들과 그 신뢰구간들을 포함하는 좀 더 복잡한 모델을 만들어야 될 것이다(그림 1.2). 이런 모델을 이용해서 약효나 부작용을 예측한다면 단순히 '얼마를 주면 효과가 있다' 보다는, 이를테면 '특정 환자집단에게 이 약을 매일 100 mg씩 주면 환자들의 90%는 최대약효의 80% 이상을 나타내고, 95%는 70% 이상을 나타내고, 또 그 중 10%는 grade 1의 부작용을 경험할 것이다.' 와 같은 좀 더 정교하게 예측하는 방식이 될 것이다. PK/PD 모델링 중에서도 이렇게 인구 집단을 대상으로 하여 통계학적 기법을 적극적으로 쓰는 연구방식을 population PK/PD 모델링 (집단 약동/약력학 모델링)이라고 구분하여 부른다. 집단약동/약력 모델링은 혼합효과 모델링(mixed-effects modeling)이라는 방법론을 쓰고 있으며 이 방법을 적용하여 모델을 만들고 파라미터들을 찾아내는 소프트웨어가 몇 종이 있는데, 전세계적으로 가장 일찍 개발되어 널리 쓰이는 것이 NONMEM이다.

PBPK는 동물에서 얻어진 약동학 자료와 in vitro 연구자료를 바탕으로 사람에서의

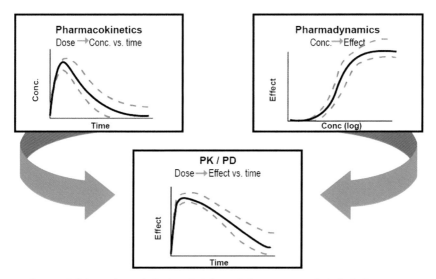

그림 1.2. 집단(population)의 분포값들을 고려한 PK-PD 모델링의 개념

약동학이나 약물-약물 상호작용 등을 종간의 생리학적 수치 차이를 적용하여 추정하는 연구방법이다. 집단 모델링 방법에는 종간의 생리학적 차이 등이 거의 고려되지 않았지 만 PBPK는 이처럼 실험실에서의 시험관내 실험, 동물실험 연구 자료들을 바탕으로 사 람의 약동학을 추정하므로 상향식(bottom-up) 방식의 접근이라 할 수 있다. 오늘날은 PBPK와 집단 약동/약력학 모델링을 모두 계량약리학이라는 학문분야에 포함된다고 보고 있다.

시스템약리학(systems pharmacology, quantitative systems pharmacology)은 시스템 생물학의 개념을 신약의 개발에 적용하고자 하는 시도로서 약에 의해 세포 수준에서 일어나는 바이오마커들의 변화를 측정하여 작용기전과 용량-효과 관계를 좀 더 일찍, 더 깊이 이해하기 위한 학문이다. PBPK의 개념을 조직이나 장기 수준에서 세포 이하의 단위까지 확장한 것이라고도 볼 수 있으며 세포 내에서 각종 바이오마커들을 측정하는 것의 기술적 어려움 등으로 인해 PK/PD 모델링에 도입되기 시작하는 단계이다.

이러한 방법론들의 관계는 그림 1.3에 요약되어 있다.

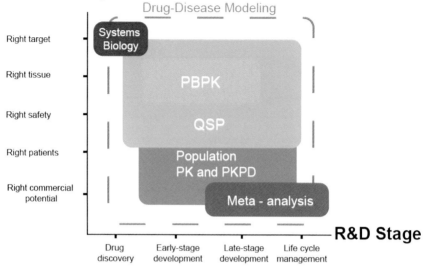

그림 1.3. PK-PD 모델링의 각종 개념들의 연관성 (Helmlinger et al. 2017)

1.2 혼합효과 모델링 Mixed-effects modeling

집단약동학 모델링을 배우기 위해 알아야 하는 가장 기본적인 개념이 혼합효과의 개념이다. 그리고 이 개념을 쉽게 설명한 교재가 드물므로 학습자 스스로가 많은 노력과 시간을 쏟아야 한다. 설명을 위해 그림 1.4를 보자.

1.2.1 집단의 데이터를 처리하는 세가지 방법

그림 1.4의 A를 보면 환자별로 다른 색으로 표시된 혈장약물농도와 약효의 관찰값들이 나타나 있다. 이 데이터를 처리하는 방법은 아래와 같이 세가지가 있다.

1.2.1.1 Naive pooled method

가장 단순한 방법으로 그림 1.4의 B)와 같이 각 관찰값들이 어떤 사람으로부터 온 것인지에 무관하게 모두 뭉뚱그려서 약물농도와 효과와의 관계를 본 것이다. 위 사례의 경우 그 관계는 선형적인 것으로 나타나는데, 가장 간단하고 편해 보이는 분석방법이

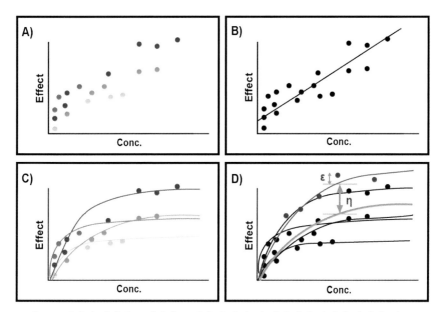

그림 1.4. 집단의 데이터를 처리하는 세가지 방법 A) 각자에서 얻어진 데이터, B) naive pooled method, C) two-stage method, D) mixed-effects method

지만 실제 각 환자에서의 농도-효과 관계 (포화되는 곡선 형태)를 왜곡하는 결과를 나타내므로 권장되지 않는 방법이다.

1.2.1.2 Two-stage method

이 방법은 그림 그림 1.4의 C)와 같이 각 환자 별 농도-효과 관계의 형태를 나타내는 파라미터 값 (E_{max}, EC_{50} 등)을 구하고 여러 환자에서 얻은 값들의 평균과 표준편차를 구하여 전체 환자들에서의 농도-효과 관계를 구하는 것이다. Naive pooled method 에 비해 훨씬 나은 집단 데이터 처리 방법이겠지만 한가지 문제는 환자 한 사람마다 파라미터 값을 구할 수 있을 정도로 충분히 많은 수의 관찰값이 얻어져야 한다는 점이고, 이렇게 충분한 관찰값을 얻을 수 있는 연구는 소수의 대상자를 모집하여 수행하는 초기 임상시험을 제외하고는 드물다는 것이다.

1.2.1.3 Mixed-effects method

소수의 대상자를 모집하여 모든 환자 개개인에서 충분한 수의 약동/약력 데이터를 확보할 수 있는 경우는 드물다. 다수의 환자를 대상으로 수행하는 임상연구에서 얻을 수 있는 데이터의 가장 흔한 양상은, 비록 그 중 일부 환자에서는 충분한 데이터를 얻는다 해도, 나머지 대부분의 환자들에서는 일인당 몇 개 이하의 데이터밖에 없어서 two-stage 방법으로는 처리할 수 없는 상황이다.

그러나 naive pooled 방법은 용량-농도-약효 등의 관계의 왜곡된 해석의 위험 때문에 이를 쓰는 것도 바람직하지 않다. 이처럼 환자 집단에서 얻어진 약동/약력학 데이터를 처리할 때, 환자 개개인의 파라미터를 자신 있게 구할 수 있을 만큼 충분한 자료를 얻지 못하였다 해도 시도할 수 있는 방법이 혼합효과(mixed-effects) 방법이다. 그림 1.4의 D)에 그 개념을 표현하고 있다. 환자에서 얻어진 관찰값들은 인구집단 전체의 평균값(굵은 실선)에서 각 사람마다의 개인간 차(η : 그리스 문자의 '에타'의 소문자, 알파벳 n이 아님)로 인해 환자마다 제각기 하나의 실선으로 예측값의 개인별 양상을 나타낸다. 그러나 동일한 환자에서도 매번 관찰 시마다 자신의 예측값인 실선 위에 정확히 겹쳐지기 보다는 조금씩 떨어져 있게 되는데 그 원인에는 여러 가지가 섞여 있지만, 일단 개인간의 차이로는 설명이 안되는 차이이므로 잔차(잔류오차, residual error)로 표현하며 그리스 문자 '엡실런'의 소문자인 ε 를 써서 나타낸다. 패널 D)에서는 붉은색 실선으로 한 환자의 예를 들어 η 와 ε 을 나타내었지만, 사실은 각 환자마다 집단의 평균치와 떨어져 있는 정도가 다르므로 η 는 환자 한 사람마다 제각기 다른 값을 가질 것이고, 반면에 잔차인 ε 은 매 관찰값마다 다를 것이다.

주어진 집단에서의 데이터들을 가장 잘 설명할 수 있는 모델 (예컨데 E_{max} 모델을 쓸지 선형모델을 쓸지)을 찾아내고, 그 모델에 대한 집단의 파라미터의 평균값과 개인간 차, 잔차의 분산의 조합들을 적절한 알고리즘을 써서 평가하여 가장 그럴듯한 값들을 구하는 것이 혼합효과 모델링이다.

1.2.2   혼합효과 모델링의 개념

1.2.2.1   체중 측정의 사례를 통한 설명

그림 1.4에서 설명한 혼합효과 모델링의 간략한 개념을 좀 더 쉽게 설명할 수 있는 사례를 Fisher와 Shafer의 NONMEM 워크샵 교재에서 인용하여 설명하고자 한다.

그림 1.5와 같이 모두 10명의 사람이 있고, 각자 하나씩의 저울을 배정받아서 체중을 일정 시간 간격으로 열 번씩 측정하였다고 가정해 보자. ID 1번의 체중은 44,44,43, … 등과 같이 측정되었는데 그 평균은 40kg이고, 나머지 사람들도 이렇게 10번씩 측정하여 결국 10명에서 10번의 측정 = 총 100개의 체중 데이터가 있다. 저울들의 품질이 좋지 않아서 매번 체중을 측정할 때마다 조금씩 측정값이 달리 나올 수 있다고 가정하자.

혼합효과 모델링을 이해하기 위해서는 기본적인 용어들인 고정효과(fixed effect, θ),

개인간 변이(interindividual variability, η), 잔차 또는 개인내 변이(residual error or intraindividual variability, ε) 등의 용어를 이해하여야 한다. 체중 측정의 사례를 들어 쉽게 설명한다면 전체 집단(10명)을 대표하는 체중을 70kg라고 하면 그 70kg이 θ가 된다. 그 다음 이 대표값과 각 개인에서의 평균값(10번 측정한 것의 평균)과의 차이가 개인간 변이(η)가 될 것이다. 이를테면 ID가 1인 사람의 평균체중은 42 kg이고 그의 η는 −28 kg일 것이다. 나머지 아홉 명 각자의 평균체중값 9개도 그림에서 보듯 역시 전체 집단의 평균체중(θ=70 kg)을 중심으로 그 위, 아래에 분포해 있다. 이것을 일인당 하나씩 구해지는 η 값들의 분포로 바꾸어 설명한다면, η 값들은 0을 중심으로 0보다 크거나 작은 값들로 퍼져 있을 것이므로, 혼합효과 모델링에서는 그 분포를 평균값 0, 분산 ω^2인 정규분포라고 가정하기로 했다.

그런데 ID 1의 체중의 평균은 42 kg였지만 매번 측정 시마다 조금씩 체중이 다르게 나오는 것은 무엇으로 설명할 수 있겠는가? 원인은 다양할 것이다. 저울의 품질이 나쁘기 때문일 수도 있고, 측정하는 사이에 사람의 활동(식사, 배변 등)으로 인해 진짜 체중이 변했을 수도 있고, 아날로그 저울이었다면 기록하는 사람에 의한 반올림 오차 등도 있을 것이다. 이러한 모든 원인들로 인한 개인 평균값과 매 측정 시 얻어진 값의 차이를 잔차(ε)라고 한다. 한가지 당연한 사실은 ID 1의 10번 측정한 체중 값들은 그의 평균인 42 kg을 중심으로 위 아래로 분포해 있다는 것이다. 이는 나머지 ID 2–10에 이르는 사람들에서도 마찬가지이다. 또한 각 관찰값마다 하나씩의 잔차 ε이 존재하며, 각 사람 별로 0을 중심으로 0보다 크거나 작은 10개의 ε들이 존재할 것이다. 이를 전체 열명 모두에서 합쳐서 하나의 분포라 생각해 본다면 0을 중심으로 0보다 크거나 작은 100개의 ε들이 존재할 것이고, 역시 평균 0이고 분산 σ^2을 따르는 정규분포를 따른다고 가정하기로 했다. 이를 수식으로는 아래 식 (1.1)과 같이 표기한다.

$$\eta \sim N(0, \omega^2)$$
$$\epsilon \sim N(0, \sigma^2)$$

(1.1)

개인간차와 잔차의 분산들을 각기 ω^2과 σ^2으로 이름 붙인 것은 혼합효과 모델링에서 쓰기로 정한 하나의 약속이다. 물론 더 깊이 생각해 본다면 이 열 사람 중에서 품질이 더 심하게 나쁜 저울에 올라선 어떤 이의 체중은 매 측정 시마다 차이가 좀 더 심하게 날 수도 있어서 다른 사람보다 더 큰 σ^2을 쓰는 것이 적절할 수도 있다. 그러나 일반적으로 혼합효과 모델링의 기본 가정은 전체 인구집단에서 σ^2은 개인별로 차이가 없다고 가정한다.

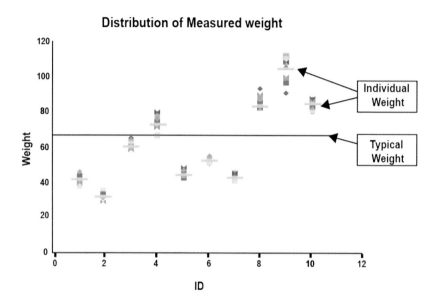

그림 1.5. 측정된 체중의 분포

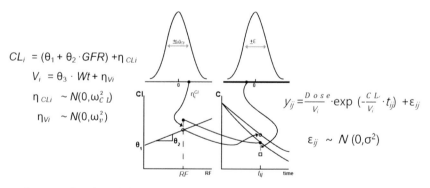

그림 1.6. 혼합효과 모델링의 개념도. NONMEM 매뉴얼(Beal 2018)의 그림에 수식을 추가한 것

1.2.2.2 약동학 자료로 본 혼합효과 모델링의 개념

1차식을 따라 주로 신장으로 배설되는 약물의 경우, 사람에서 측정된 혈장 약물농도를 혼합효과 모델로 분석하는 개념이 아래 그림 1.6에 잘 나타나 있다. 앞서 저울의 예는 따로 파라미터라고 할 것이 없지만 어떤 시점에서의 약물 농도를 결정하는 것은 약의 용량, 투여 후 경과시간, 그리고 사람의 몸이 약을 다루는 두 개의 파라미터들인 분포용적(Vd)과 청소율(CL)이다. 그림 1.5의 사례에서 쓰인 약물은 CL의 경우 GFR과 같은 공변량의 함수로(그림 1.6에서는 선형적으로 비례) 예측할 수 있으나, 실제 어떤 환자 i에서의 CL은 그의 GFR로 예측한 값보다 더 컸고 이는 그 환자에서의 CL의 개인간차(η_{CLi})가 양의 값을 가진 것으로 설명한다(그림 1.6의 왼쪽부분). Vd 역시 그의 체중이라는 공변량으로 예측하지만 그의 실제 Vd와는 η_{Vdi} 만큼의 차이가 있다. 그림의 오른쪽 아래를 보면 환자 i와 똑 같은 GFR과 체중을 가지는 모든 환자들에서 혈장약물농도 곡선이 위쪽 곡선과 같다고 예측될 것이다. 그런데 실제 환자 i의 CL과 Vd는 그러한 예측과는 조금씩 달랐으므로 개인간차를 반영한 그의 CL과 Vd(CL_i과 Vd_i)로 예측한 농도가 아래쪽 곡선이다. 그것으로 모든 것이 끝날 것 같지만, 환자 i에서 t_{ij}라는 특정 시간에 측정된 실제 농도(흰 네모)는 개인별 파라미터로 예측한 농도(검은 동그라미)와 또 차이가 난다. 그 차이의 원인은 가정한 1차식(선형약동학)을 따라 제거된다는 PK모델 자체가 실제 이 약의 농도변화를 정확히 반영하지 못해서(model error)일 수도 있고, 농도측정 방법의 정확도/정밀도의 문제일 수도 있으며, PK를 관찰한 기간 동안에 개일리듬에 의해 환자의 파라미터가 바뀌어서일 수도 있는 등 다양하다. 원인을 한가지로 특정할 수 없지만, 까만 원과 흰 네모 사이의 거리는 파라미터의 개인간차로 설명이 안되는 부분이라서 잔차(ε)라고 하며, 실제 모든 사람에서 각 측정치마다 따라다니는 값이므로 각기 다른 사람임을 나타내는 i와 측정횟수를 의미하는 j를 아래첨자로 함께 붙여서 ε_{ij}로 표기하게 된다. 마찬가지로 Vd 나 CL의 개인간차는 한 사람에서 하나만 존재하므로 η_{Vdi}, η_{CLi}와 같이 표기한다.

2

NONMEM 데이터셋

이소진

NONMEM을 사용할 때 필수적으로 갖추어야 하는 파일이 몇 가지 있다. 그 중에 가장 우선적으로 만들어야 하는 파일은 데이터셋 또는 데이터 파일이다. 이 단원에서는 제어구문 파일에서 데이터셋을 어떻게 불러들여오는지에 대한 필수 제어구문 작성 방법, 데이터셋 작성 방법, 그리고 각각의 구성 요소들 (항목 또는 데이터 항목)에 대해 설명하고자 한다.

2.1 필수 제어구문 작성 방법

제어구문 파일의 작성시 모델링을 위한 본격적인 제어구문 작성에 앞서, 기본적으로 파일의 제목과 사용할 데이터셋, 그리고 데이터셋의 구성 내용을 설명해주는 제어구문이 필요하다. 이는 각각 $PROB, $DATA, $INPUT 레코드에 작성하며, 이는 제어구문 파일의 맨 앞 세 줄로 각각 한 줄씩 기입한다. (코드 2.1)

2.1.1 $PROB 레코드 작성

제어구문 파일 첫 줄의 필수 제어구문은 $PROBLEM 으로 사용자가 전체 파일에 대한 제목 또는 서술적 명칭을 붙이는 공간이다. 모델을 점점 더 복잡하게 만드는 과정에서 제어구문 파일마다 $PROBLEM 레코드에 새로운 목적 또는 모델에 대한 설명을 남겨 놓는 것이 모델링 과정을 정리함에 있어 도움이 된다.

표 2.1. 제어구문에 적합한 데이터셋의 예

ID	TIME	AMT	DV	MDV	SEX	AGE	WT	HT
1	0.00	100000	.	1	1	50	73.7	184.5
1	0.00	.	0	0	1	50	73.7	184.5
1	0.25	.	891.2	0	1	50	73.7	184.5
1	0.50	.	1179.9	0	1	50	73.7	184.5
1	0.75	.	682.75	0	1	50	73.7	184.5

2.1.2 $DATA 레코드 작성

$DATA는 NONMEM이 분석에 사용해야 할 데이터셋이 어디에 있는지, 파일 이름이 무엇인지, 어떤 형식의 파일인지 나타낸다. 데이터 파일 이름을 적고, 파일 경로 또는 하부 경로 구분 표시를 필요에 따라 표기한다(예를 들어 파일 이름 앞에 `../`를 표기할 경우, 이는 제어 데이터셋 하위 폴더에 있음을 의미하며, `../`가 없이 바로 파일 이름을 기입할 경우, 이는 제어구문 파일과 데이터셋이 동일한 폴더 안에 있음을 나타낸다). 데이터셋의 첫번째 행은 데이터 항목 레이블을 기재하는 줄이며 이는 문자로 구성된다. 데이터셋에서 문자로 구성된 부분을 제거하는 것이 필요하며, 이를 위하여 대게 `IGNORE=@` 또는 `IGNORE=#`을 파일 이름 뒤에 기재하여 문자가 포함된 행을 제거한다. 또한, 부가적인 옵션인 IGNORE 또는 ACCEPT를 사용하여 데이터를 부분집합화 (Subsetting) 시켜, 데이터셋의 원하는 부분을 선택적으로 불러들여올 수 있다 (예를 들어 성별이 1 이거나 나이가 60 세 이상인 대상자의 데이터를 제거하고자 할 경우, `IGNORE=(GEN.EQ.1,AGE.GE.60)` 구문을 사용하여 가능하다).

2.1.3 $INPUT 레코드 작성

$INPUT 레코드에는 데이터셋에 기재된 데이터 항목의 종류와 순서를 명시한다. 이를 우리가 작성한 데이터셋을 NONMEM 이 올바르게 읽도록 도와준다. 데이터셋에 모델링에 필요하지 않은 데이터 항목이 있을 경우, 변수 뒤에 `=DROP` 이라는 한정어를 써주어 해당 항목을 제거할 수 있다. $DATA 레코드에서 "IGNORE" 또는 "ACCEPT" 구문을 사용하여 데이터를 제거 또는 선택하는 과정은 $INPUT 에서 `=DROP`을 사용하여 불필요한 항목을 제거하는 과정보다 먼저 실행된다. 데이터셋 작성 시 기존 NONMEM 에 내장된 데이터 항목 레이블 이외의 다른 이름을 사용할 경우, "내장된 변수명=새 이름" (예를 들어, AMT=DOSE) 구문을 사용하여 내장된 레이블 명(예를 들어, AMT)을 사용자가 지정한 이름(예를 들어, DOSE)으로 대체할 수 있다.

코드 2.1. $PROB, $DATA, $INPUT 제어구문 작성의 예

```
$PROB HO_IV_1comp
$DATA ../HOdata_IV.csv IGNORE=@
$INPUT ID TIME AMT DV MDV SEX AGE WT HT
```

2.2 PREDPP에 쓰는 데이터셋

PREDPP는 집단 약동학 데이터 분석에 적합하도록 NONMEM Project Group 이 제작한 NONMEM subroutine 인 PRED의 일반적인 편리한 버전이며, PRED Population Pharmacokinetics 를 줄인 말로 PREDPP 라고 불리운다. PREDPP Library 의 subroutine (예를들어 ADVAN1, ADVAN2, ADVAN3 등)을 선택하여 사용자는 원하는 기본 모델을 선택할 수 있다.

PREDPP를 사용할 경우, 데이터셋 작성 시 반드시 고려해야하는 사항이 있다. 데이터는 시간 순차적 이벤트(time-ordered events) 로서 투약 이벤트(dosing event) 와 관측 이벤트(observation event)로 만들어져 있다. 투약과 관측 정보는 같은 레코드(또는 같은 행)에 적을 수 없으며, 각각 다른 레코드로 기입한다. 각 데이터 레코드 당 이벤트가 일어난 시간을 반드시 입력해야 한다. 또한, 실제 이벤트가 일어난 순서와 데이터셋에 기입된 데이터 레코드 순서는 동일해야 한다 (만약 투약 이벤트가 관측 이벤트 보다 먼저 일어난 경우, 투약 이벤트 레코드를 먼저 기입하고 그 다음 관측 이벤트 레코드를 기입한다). 반면, PRED를 사용할 경우, 투약 레코드와 관측 레코드는 따로 구분하여 작성하지 않으며, 투약 용량(AMT)을 모든 데이터 레코드들에 마치 공변량과 같이 기재해 준다. 이번 단원에서는 PREDPP 용 데이터셋을 작성하는 법을 설명한다.

2.3 데이터셋 소개

데이터셋은 다양한 프로그램으로 만들 수 있다. 대게 excel을 사용하여 CSV 파일로 만들며, 복잡하거나 양이 많은 데이터의 경우 R과 같은 소프트웨어를 사용하여 데이터를 정리하여 데이터셋을 생성할 수 있다. 데이터셋은 여러가지 변수로 구성된다. 데이터셋 변수(Variables of the dataset)는 다른 말로 데이터 항목(Data item) 이라고도 부른다. 이 중, 집단모델링을 위해 데이터셋에 필수적으로 포함되어야 하는 변수가 존재한다.

DATA for PRED

#ID	TIME	AMT	DV	MDV
1	0	150000	0	0
1	0.25	150000	.	1
1	0.5	150000	55.51	0
1	0.75	150000	348.7	0
1	1	150000	1518	0
1	1.5	150000	3325	0
1	2	150000	3690	0
1	3	150000	2645	0
1	4	150000	2329	0
1	6	150000	1216	0
1	8	150000	541.3	0
1	12	150000	145.8	0
1	24	150000	.	1

DATA for PREDPP

#ID	TIME	AMT	DV	MDV
1	0 .		0	0
1	0	150000 .		1
1	0.25 .		.	1
1	0.5 .		55.51	0
1	0.75 .		348.7	0
1	1 .		1518	0
1	1.5 .		3325	0
1	2 .		3690	0
1	3 .		2645	0
1	4 .		2329	0
1	6 .		1216	0
1	8 .		541.3	0
1	12 .		145.8	0
1	24 .		.	1

그림 2.1. Comparison between dataset for PRED and PREDPP

예를 들어 PREDPP를 이용할 때 ID, DV, TIME, AMT는 데이터셋에 필수적으로 갖추어야하는 변수들이다.

많이 쓰이는 기본적인 데이터셋의 형태는 그림 2.2과 같다. 첫 행은 데이터 항목의 이름을 기재하며 이를 데이터 항목 레이블(Data item label)이라고 부른다. 첫 행에는 ID, TIME, AMT, DV, MDV 순으로 데이터 항목이 기재되어 있다. 모든 데이터는 ID 별, TIME 별 오름차순으로 정렬하며, 각각의 이벤트 또는 결과값을 기재하고 이를 데이터 레코드 (Data record) 라고 부른다. 하나의 행에는 한 시점에 해당하는 하나의 이벤트(Event)를 기록한다.

Data Item →					Data Item Label →
ID	TIME	AMT	DV	MDV	
1	0	100000 .		1	
1	0 .		0	0	
1	0.25 .		891.2	0	
1	0.5 .		1179.9	0	
1	0.75 .		682.75	0	
1	1 .		2996.3	0	
1	1.5 .		2629	0	
1	2 .		1981.6	0	
1	3 .		694.38	0	

Data Record → (첫 데이터 행)

그림 2.2. Basic example of dataset for NONMEM

2.4 데이터셋 배열

데이터 레코드는 두 종류로 나뉜다. 하나는 투여한 용량 정보를 나타내는 투약 레코드 (Dosing record) 이며, 다른 하나는 시간에 따른 약동학 또는 약력학 데이터로 관측 레코드 (Observation record) 라고 부른다. 각 대상자별 데이터 레코드 기입 시, 투약 레코드와 관측 레코드를 시간에 따라 순차적으로 입력한다. NONMEM 은 데이터셋 을 정렬하는 기능이 없으므로, 일정한 순서(ID 별, TIME 별 순차적으로) 로 정리하여 기입하는 것이 중요하다. 만약, 데이터셋 작성시 시간에 따라 순차적으로 기입을 하지 않는다면, NONMEM에서 모델링 수행 시 에러가 나게 된다.

NONMEM은 아스키코드를 인식하기 때문에 데이터 레코드 입력 시 숫자만을 사용해서 기입해야 한다. 그림 2.3에서 첫 번째 열에 기입된 데이터 항목인 ID 를 살펴보면, ID 앞에 #을 추가한 것을 볼 수 있다. 이와 같이 데이터 항목 레이블 앞에 #을 쓰는 명령문은 '#이 기입된 행을 무시하라' 라고 해석될 수 있다. 또한, 데이터 값이 없는 Null 데이터와 같은 경우는 해당 값이 없으므로 작성시 "." 으로 표현할 수 있다. 만약, 빈칸으로 남겨두게 되면, 아직 기입을 하지 않은 값인지 또는 존재하지 않는 값인지 헷갈릴 수 있기 때문에 대부분의 경우 null 데이터를 "."로 표현하는 것을 추천한다. 이전 NONMEM의 버전에서는 데이터 항목의 수와 데이터 레코드 수에 제한이 있었으나, version 7.2 부터는 그 수에 제한이 없다.

#ID	TIME	AMT	DV	MDV
1	0	100000	.	1
1	0	.	0	0
1	0.25	.	891.2	0
1	0.5	.	1179.9	0
1	0.75	.	682.75	0
1	1	.	2996.3	0
1	1.5	.	2629	0
1	2	.	1981.6	0

그림 2.3. Example of dataset

데이터 항목 레이블 명명 시 간단한 규칙이 있다. NONMEM 7 에서부터 레이블은 알파벳 1-24 자 (A-Z), 숫자 (0-9), 그리고 "_"를 사용해서 만들 수 있다. 단, 첫째 글자는 알파벳이 라야 한다. 데이터셋 상의 데이터 항목 순서는 사실 중요하지 않다 (예를 들어, ID를 첫 열에 기입할지 또는 TIME을 첫 열에 기입할지 등). 다만 모든 데이터 레코드는 사용자에 의해 일정하게 약속된 데이터 항목 순으로 기입되어야 하며, 제어구문 파일의 $INPUT 레코드 작성 시 해당 순서에 따라 데이터 항목 레이블을 기입해주면 된다. 데이터 항목 레이블 행은 각 열을 명시함으로써 사용자가 입장에서 데이터를 알아보기 편하도록 삽입한 것이라고 볼 수 있다.

NONMEM 실행 시 데이터셋을 불러들여올 때, 데이터 항목 레이블 행 (첫 행)은 불러 들이지 않으며, 이는 크게 두 가지 방법으로 가능하다. 첫째로, 데이터셋의 데이터 항목 레이블 행의 첫 열에 #를 추가 (예를 들어, #ID)하여 데이터 항목 레이블 행을 제거할 수 있다. 이 경우, 제어구문 파일에 별도의 제어구문을 작성할 필요는 없다. 두번째로 제어구문 파일 $DATA 레코드에 IGNORE 구문을 사용하여 데이터 항목 레이블 행을 제거할 수 있다. IGNORE=@을 사용하면 알파벳으로 시작되는 데이터 레코드 행이 제거 되며, IGNORE=# 명령문을 삽입하고, 데이터셋에 #을 데이터 항목 레이블 행의 첫 열에 추가(예를 들어, #ID)하면 데이터 항목 레이블 행을 제거할 수 있다.

각각의 데이터 항목에 대해 아래 설명되어 있다. 데이터 항목은 NONMEM이 인식 하는 이미 지정 된 이름으로 설정하여 작성한다. 이와 같은 변수의 이름은 사용자와 NONMEM이 이미 약속하여 사용하는 것이며, 데이터셋에 새 변수를 추가하고자 할 때 이미 지정된 이름은 사용하지 않는 것을 추천한다.

2.5   지정된 데이터 항목 레이블 Reserved Labels

NONMEM에서는 이미 약속하여 쓰는 데이터 항목의 이름들이 있다. (표 2.2) 대상자 인식 번호, 관측값, 관측값의 존재 유/무, 시간, 용량, 투여속도, 추가 투여 횟수, 투여 간격, 항정 상태 도달 유/무, 구획을 각각 ID, DV, MDV, TIME, AMT, RATE, ADDL, II, SS, CMT 로 명시하여 쓰게 된다.

2.5.1   ID

ID는 대상자를 식별하기 위해 반드시 필요한 변수이다. 보통 임상 시험에서는 환자 고유 식별 번호를 알파벳을 넣어 부여하지만 NONMEM 데이터셋 작성시 아이디는 항상 숫자로 적어준다. ID는 오름차순으로 연속적으로 배열하는 것이 가장 이상적이며, 개인 의 기록은 시간순으로 정렬한다. 따라서 ID 별, TIME 별 오름차순으로 정렬한 데이터 셋이 가장 많이 쓰인다. 그림 2.4과 같이 앞에 사용된 같은 ID가 연속적으로 배열되지 않고 뒤에 다시 나오는 경우(예를 들어 그림 2.4의 ID=101, 102), 이는 동일한 사람으로 인식되지 않으며 다른 사람으로 취급된다. 즉, NONMEM 은 ID=101, 102, 103 를 3

표 2.2. List of reserved (pre-defined) data item labels

Variable Name	Situation	Meaning
ID	At all time	NM-TRAN infers that the data are population
DV	At all time	Dependent Variable (Observation to be fitted)
MDV	At all time	Missing data variable (MDV = 1)
TIME	PREDPP	Time
AMT	PREDPP	Dosing amount
RATE	PREDPP	Dosing rate (infusion) - amount dosed during unit time
ADDL	PREDPP	Number of additional doses just like initial dose
II	PREDPP	Interdose interval (Used with ADDL)
SS	PREDPP	Steady-state dose (55=1)
CMT	PREDPP	Compartment

명으로 인식하지 않고, 5명으로 인식한다. 따라서 같은 대상자의 데이터 레코드는 같이 그룹화하여 기입해주어야 한다.

ID	TIME	TAD	AMT	DV	MDV	COMP	SEQ	PER
102	720	0	10	.	1	1	0	2
102	720	0		9.58	0	2	0	2
102	720.67	0.67		10.66	0	2	0	2
101	504	0	10	.	1	1	0	2
101	720	0		8.36	0	2	0	2
101	720.33	0.33		9.91	0	2	0	2
102	721.33	1.33		9.33	0	2	0	2
102	721.67	1.67		11.08	0	2	0	2
101	721	1		13.77	0	2	0	2
101	721.67	1.67		13.7	0	2	0	2
103	720	0	10	.	1	1	0	2
103	720	0		11.34	0	2	0	2

그림 2.4. Example of dataset with noncontinuous ID arrangement (NOT appropriate)

2.5.2 DV

DV는 Dependent Variable을 뜻하며 데이터셋 구성 시 필수적인 변수이다. DV는 관측값을 기입하는 데이터 항목으로, PK 또는 PD 관측값을 기입한다. PK 모델링시 DV는 우리가 임상시험에서 얻은 원 데이터(raw data)의 약물 농도 값이며, PD 모델링시 DV는 효력 파라미터의 관측값을 나타낸다. 데이터셋에 구획(CMT)이라는 변수를 추가하여 PK 와 PD 관측값에 구획을 지정할 수 있다. 이를 통해 동일 데이터셋에 PK와 PD 데이터를 함께 나타낼 수 있다. 하나의 데이터 레코드는 하나의 관측값을 가진다. 용량 정보를 나타내는 투약 레코드에서 DV 값은 존재하지 않으며 빈칸 또는 "." 으로 처리한다. 관측 레코드에서는 DV 값이 존재하는 경우 관측값을 기재하고, 관측값이 존재하지 않을 경우 빈칸 또는 "."으로 처리한다.

2.5.3 MDV

MDV는 Missing Dependent Variable(결측치)을 뜻하며 데이터 레코드에 관측값이 존재하는가를 나타내는 변수이다. 결측치가 존재할 경우, 즉 관측값이 없는 경우, MDV 는 1로 처리된다. 대표적인 예로 투약 레코드 작성 시, 해당 시간에서의 관측값은 존재하지 않는 경우가 대부분이다. 따라서 MDV 는 1로 기입된다. 결측치가 존재하지 않을 경우, 즉 관측값이 존재하는 경우, MDV 는 0으로 처리된다. 예를 들어 관측 레코드 작성 시, 약물농도 관측값이 있는 경우 이를 DV에 기재하고 MDV는 1로 처리한다.

PREDPP 사용시 MDV는 데이터셋에서 필수적으로 필요한 변수는 아니며, MDV가 없이 데이터셋이 작성되어 모델링이 수행되었을 경우, NONMEM 에서는 MDV 값을 자체적으로 생성하여 부여한다.

2.5.4 EVID

EVID는 EVent Identification Data를 뜻하며 데이터 레코드의 유형에 대해 설명해주는 변수이다. 데이터셋에 꼭 들어가야 하는 변수는 아니다. 데이터셋 내에 EVID 변수를 포함시키지 않았을 경우, 모델링 수행 시 NONMEM은 이를 자동으로 생성하여 부여한다. 이는 실행결과(output) 파일에서 확인이 가능하다. EVID 변수는 인위적으로 농도가 재설정되는 경우에 쓸 수 있다. 예를 들어, 교차 시험에서 두 기간(period) 간의 농도가 중첩되지 않는 경우 사용할 수 있다. EVID 관련해서는 NONMEM Users Guide – Part V의 EVID Data Item 섹션에 자세히 설명되어 있다.

2.5.5 TIME

TIME은 시간을 나타내며, 모든 데이터 레코드에 해당 값을 기재해 주어야하는 변수이다. 이전에는 음의 값을 가질 수 없었지만, NONMEM 7.4부터는 음의 값을 가질 수 있다. 그림 2.5와 같이 데이터셋 작성 시 대상자 별로 시간이 순차적으로 증가하는 순서로 기입해야 하며, 감소하거나 뒤섞인 순서로 기입을 해서는 안된다(다만, 재설정되는 투약 이벤트가 있는 경우는 예외일 수 있다).

TIME 은 십진법시간(Nominal time) 또는 시계시간(Clock time) 으로 작성될 수 있으며, 일정한 형식으로 통일하여 작성한다. 시계시간으로 기재 시 NONMEM Data Preprocessor 가 이를 자동적으로 십진법시간으로 변환하여 사용한다. 데이터셋에서 작성되는 TIME의 첫번째 데이터 레코드는 0 또는 0이 아닌 숫자로 기입이 가능하며, 0이 아닐 경우 PREDPP에서는 다른 레코드의 TIME과의 차를 구하여 상대적인 시간(relative time)을 산출하여 사용한다.

TIME 외에 DATE라는 날짜를 기입하는 데이터 항목을 추가하여 사용할 수 있다. 이는 데이터셋 작성 시 필수적인 변수는 아니지만, 여러 날에 거친 이벤트 레코드를 기입하기에 유용하다. 데이터 항목 레이블의 변수 이름은 DATE, DAT1, DAT2, DAT3로 지정되어 있으며, 코드 2.2과 같이 해당 변수명에 따라 날짜에 대해 특정 기입 형식을 따른다. DATE 변수를 추가하여 데이터셋에 달력 날짜를 기입하였을 경우(구분자로 / 또는 − 사용) 제어구문 파일의 $INPUT에 반드시 `DATE=DROP`이라는 제어구문을 입력해야 한다. 이로써 숫자가 아닌(non-numeric) 구분자가 포함된 DATE를 Data Preprocessor가 받아들이지 않도록 제거해야 한다, 제거하지 않을 경우 에러가 일어난다.

\<Allowed\>

ID	TIME	TAD	AMT	DV	MDV
302	0	0	10	.	1
302	0	0	.	10.18	0
302	0.33	0.33	.	10.12	0
302	0.67	0.67	.	11.68	0
302	1	1	.	12.33	0
302	1.33	1.33	.	12.97	0
302	1.67	1.67	.	12.52	0
302	2	2	.	14.7	0

\<Not Allowed\>

ID	TIME	TAD	AMT	DV	MDV
302	0	0	10	.	1
302	1	0	.	10.18	0
302	1.33	0.33	.	10.12	0
302	2	0.67	.	11.68	0
302	0.33	1	.	12.33	0
302	0	1.33	.	12.97	0
302	2	1.67	.	12.52	0
302	3	2	.	14.7	0

그림 2.5. Example of TIME in dataset − Allowed(sequential) vs. NOT allowed(non-sequential)

코드 2.2. DATE label and its format

```
DATE   month day year
DAT1   day month year
DAT2   year month day
DAT3   year day month
```

2.5.6 AMT

AMT, RATE, ADDL, II, SS는 용량과 관련된 데이터 항목들이다.

AMT는 Amount를 의미하며 투여된 양을 나타내는 변수로서, 투여 레코드에 기록한다. 용량 정보를 표현하기 위해 AMT 와 함께 RATE, ADDL, SS, II 와 같은 데이터 항목을 사용하여 용량 정보를 구체적으로 나타낼 수 있다(투여 경로는 CMT 데이터 항목을 사용하여 나타낼 수 있다).

AMT는 양의 숫자로 기입되야 하며, 모든 투여 레코드에 대해 일관된 단위로 기입되어야 한다. 투여 레코드에는 투여된 용량이 존재함으로 AMT 값이 항상 존재하지만, 관측 레코드에서는 AMT 값은 존재하지 않는 결측치로 표시되어야 한다 (즉, 결측치를 의미하는 . 또는 빈칸으로 처리해야 한다).

AMT 작성 시, 투여 용량의 단위와 관측된 약물 농도의 단위를 통일시켜야 한다. 이는 크게 두가지 방법으로 가능하다. 첫번째로, 데이터셋 안에서 AMT와 DV의 단위를 통일시키는 방법이 있다. 예를 들어, 투여 용량 단위가 mg이고, 약물 농도 단위가 ng/mL 인 경우, 투여 용량에 1000을 곱하여 데이터셋 AMT에 바로 기재할 수 있다. 두번째 방법은 제어구문 파일 작성 시 scaling factor 를 사용하여 수식을 기입하여 단위를 통일하는 방법이다. 예를 들어, 투여 용량 단위가 mg이고, 약물 농도 단위가 ng/mL 인 경우, 제어구문 파일에 S=V/1000을 기입하여 사용할 수 있다.

2.5.7 RATE

RATE 은 단위 시간 당 주입된 양(AMT per unit TIME)을 나타내며, 즉 정맥주입 (infusion) 시 투여속도를 나타내는 변수이다. AMT와 함께 구체적인 투약 레코드를 나타내기 위해 사용되며, 투여속도를 나타내는 경우 양의 숫자로 기입된다. 그림 2.6와 같이 약물 100 mg 을 한 시간동안 정맥 주입했을 경우 RATE 은 100 mg/h 가 된다. 만약, 약물 100 mg 을 30 분 동안 정맥주입 했을 경우 RATE는 100 mg/ 0.5 h 로 200 mg/h가 된다.

ID	TIME	AMT	RATE	DV	MDV
302	0	100	100		1
302	0	.	.	10.18	0
302	1	.	.	10.12	0

ID	TIME	AMT	RATE
302	0	100	200
302	0	.	.
302	1	.	.

그림 2.6. Example of AMT and RATE in dataset - drug 100mg IV infusion over 1 hr vs. 0.5 h

그 외 RATE는 0, -1, -2 의 값을 가질 수 있다. RATE가 0 인 경우는 투여경로가 정맥 주입이 아니라는 뜻이다. 만약, 정맥주사(bolus)와 정맥주입(infusion)이 함께 이뤄진 경우, 정맥주사 투약 레코드의 RATE는 0으로 기입한다. RATE가 -1 인 경우는 투여 속도를 예측하는 경우이며, 제어구문 파일 $PK 부분 작성 시 해당 파라미터를 표현하는 제어구문을 작성해야 한다(예를 들어, `R1=THETA(1)`). 이 값은 이전 투약 레코드 시간과 현재 투약 레코드 시간 사이에 주입된 약물의 속도를 나타낸다. RATE가 -2 인 경우는 투여시간을 추정하고자 하는 경우이며, 위와 마찬가지로 제어구문 파일 작성 시 $PK 부분에 해당 파라미터를 나타내는 제어구문을 작성해 주어야 한다(예를들어, `D1=THETA(1)`). 이 값은 약물의 투여 지속시간을 나타낸다. 이와 같이 약물 투여속도 (rate) 와 투여 지속시간 (duration)은 다른 PK 파라미터들과 마찬가지로 모델링을 통해 예측될 수 있다.

예를 들어, 시간에 따라 직선적으로 빠르게 증가하는 약물의 농도가 관측될 경우, 이는 0차 흡수를 보인다고 설명될 수 있으며 이를 설명하기 위해 데이터셋 상의 RATE를 -2 로 기입하여, 투여 지속시간을 추정하는 경우가 많다.

2.5.8 ADDL & II

ADDL(Additional Dose)은 이벤트 레코드의 시작시간부터 일정한 투여 간격을 두고 추가적으로 투여된 약물의 투여 횟수를 말한다 즉, 제일 첫 투여를 제외한 추가적인 투여 횟수를 나타낸다 (ADDL = N-1, N = 총 투여 횟수). 데이터셋 작성시, ADDL 은 II(Interdose Interval) 데이터 항목과 함께 사용되며, 이는 투여 시간간격을 나타낸다. 투여정보를 TIME과 AMT만으로 나타낼 경우, 한 번의 투여 이벤트당 하나의 투약 레코드를 작성하게 된다. 하지만, ADDL과 II를 함께 사용하여 투약정보를 작성할 경우, 여러 건의 투약 레코드를 한 줄의 투약 레코드로 표현할 수 있다.

그림 2.7과 같이 예를 들어 ID 302 대상자에게 약물 10mg 을 24시간 간격(0시간부터 96시간 까지)으로 총 5회 투여했을 경우, 투약 레코드는 TIME과 AMT를 사용하여 다섯 줄로 설명 가능하다. 하지만, 같은 투약정보를 ADDL과 II를 사용하여 한 줄로, 24시간 간격으로 4번의 추가 용량을 투여(총 다섯 번 투여), 간단하게 나타낼 수 있다.

ID	TIME	AMT	DV	MDV
302	0	10	.	1
302	24	10	.	1
302	48	10	.	1
302	72	10	.	1
302	96	10	.	1
302	96	.	10.18	0

ID	TIME	AMT	ADDL	II	DV	MDV
302	0	10	4	24	.	1
302	96	.			10.18	0

그림 2.7. Example of Dosing record in dataset – using TIME, AMT vs. using TIME, AMT, ADDL, II

표 2.3. Example of various dosing records and its description

TIME	AMT	RATE	ADDL	ss	II	Description
8	10	·	3	3	8	Non steady state, 10mg bolus at 8hr, 3 additional dose every 8hr
8	10	10	3	3	8	Non steady state, 10mg infusion for 1hr at 8hr, 3 additional dose every 8hr
64	10	·	3	3	8	Steady state, 10mg bolus at 64hr, 3 additional dose every 8hr
64	10	10	3	3	8	Steady state, 10mg infusion for 1hr at 64hr 3 additional dose every 8hr

2.5.9 SS

SS(steady-state)는 시스템의 항정상태 도달 여부를 나타내며, 투약 레코드 기입에 쓰인다. SS는 0, 1, 또는 2의 값을 가질 수 있다. SS가 0일 경우 항정상태가 아닌 경우의 투약을 나타내며, SS가 1인 경우는 항정상태에서의 투약을 나타낸다. SS가 1인 경우 이전 투약기록을 모두 무시하고, 항정상태로 재설정하여 투약 정보를 전달한다. SS가 2인 경우는 항정상태를 나타내지만, 앞의 경우와는 다르게 이전 투약 레코드를 무시하지 않는다. 즉, 이 경우는 시스템을 재설정하지 않는다는 점이 다르다. 따라서 이전 투약 레코드와 현재 항정상태에서의 투약 레코드를 종합하여 시간에 따른 농도 값을 예측한다. 표 2.3에는 SS를 사용한 다양한 투약 레코드의 예시와 설명이 나와있다.

2.5.10 CMT

CMT(compartment)는 구획을 지정해 주는 데이터 항목이며, 필수적인 항목은 아니다. 정맥 주입 후 투약과 관측이 기본 구획에서 일어나는 경우 CMT 데이터 항목은 필요하지 않다. 하지만, 예를 들어 PK 데이터와 PD 데이터를 함께 데이터셋에 입력하고자 한다면 데이터셋에 CMT 데이터 항목을 추가하여 PK 데이터 관측 구획과 PD 데이터 관측 구획을 따로 지정하여 구분시킬 수 있다.

2.5.11 Covariates

Covariates는 공변량이며 PK 또는 PD 파라미터에 영향을 주는 영향 인자라고 생각할 수 있다. NONMEM은 공변량에 대한 정보가 없으며, 이는 사용자가 공변량 분석(Covariate analysis) 과정을 통해 선정한다. 예를 들어 성별, 나이, 인종, 몸무게, BMI

또는 실험결과값 등을 공변량으로 선정할 수 있으며, 이 정보를 데이터셋에 포함시킬 수 있다. 데이터셋 내의 공변량 정보도 다른 데이터 레코드와 마찬가지로 숫자로 적어 주어야 한다. 따라서, 예컨데 남자는 0, 여자는 1과 같이 기입한다.

2장은 다음 문헌을 전반적으로 참고하여 작성되었다. (Owen 2014; Beal 2018)

3

NONMEM 모델 종류 별 제어구문 소개

배수현

이 장에서는 NONMEM을 구동하기 위한 주요 요소들에 대하여 설명하고, 모델의 종류와 그에 따른 NM-TRAN 제어구문에 대하여 소개한다. NONMEM 시스템은 크게 NM-TRAN (NonMem TRANslator), PREDPP (PREDiction of Population Pharmacokinetic models), NONMEM (NONlinear Mixed Effect Models)의 3가지의 요소로 이루어져 있다. PREDPP는 집단약동학 모델링을 통한 특정 파라미터 추정을 위한 서브루틴이며, FORTRAN 서브루틴으로 구성되어 있다. NM-TRAN은 데이터셋과 적절한 FORTRAN을 차례로 호출하여 특정 모델을 실행시켜, 제어구문에 명시된 방법으로 다양한 결과를 출력할 수 있도록 해준다. NONMEM은 파라미터 추정을 위해 사용되는 비선형 혼합효과 모델을 일컫는다. NONMEM 실행을 위해서는 사용자가 직접 작성한 NM-TRAN 제어구문과 문법과 형식에 맞추어 작성된 데이터셋 파일이 필요하다.

3.1 제어구문의 구성

NM-TRAN 제어구문(이하 제어구문)은 내장된 레코드와 일련의 코드 블록으로 이루어져 있다. 블록의 첫 시작은 $기호를 사용하여 사용할 레코드를 명시하고, 그와 관련된 코드를 나열하면 된다. 레코드의 명칭은 최소 세글자 이상이면 사용할 수 있다. 예를 들어, $PROBLEM은 $PROB, $PRO로 줄여서 사용할 수 있다. 또한, NONMEM 7.2 이전 버전에서는 제어구문의 모든 부분을 대문자로 작성해야만 했으나, 7.2 이상

버전에서는 대문자와 소문자를 혼용하여 작성이 가능하다. 제어구문 내에서 세미콜론을 사용하여, 부연 설명을 작성할 수 있다. 세미콜론을 사용한 행은 텍스트로 간주되어, 모델 실행시 NM-TRAN이 읽어들이지 않는다.

제어구문은 그림 3.1처럼 프로젝트의 제목을 기입하는 $PROBLEM, 분석할 데이터 셋 파일의 경로를 표시하는 $DATA와 각 데이터의 특성을 정의하는 $INPUT, 집단 약동학 모델링 또는 PK/PD 모델링을 위한 PREDDPP ($SUBROUTINE, $MODEL, $PK, $ERROR) 또는 $PRED, 모델 파라미터 추정을 위한 초기 추정값을 설정하는 $THETA, $OMEGA, $SIGMA, 추정방법을 명시하는 $ESTIMATION 또는 $SIM-ULATION 모델 실행 후 결과 출력을 표시하는 $COVARIANCE와 $TABLE로 이루어져 있다. 각 부분에 대해서는 3.3절에서 자세히 다루기로 한다.

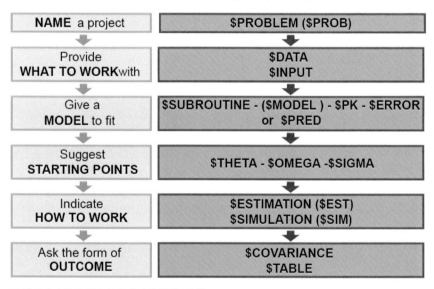

NAME a project	$PROBLEM ($PROB)
Provide **WHAT TO WORK**with	$DATA $INPUT
Give a **MODEL** to fit	$SUBROUTINE - ($MODEL) - $PK - $ERROR or $PRED
Suggest **STARTING POINTS**	$THETA - $OMEGA -$SIGMA
Indicate **HOW TO WORK**	$ESTIMATION ($EST) $SIMULATION ($SIM)
Ask the form of **OUTCOME**	$COVARIANCE $TABLE

그림 3.1. NM-TRAN 제어구문의 구성

3.2 PREDPP와 PRED

제어구문에 사용되는 각 레코드의 자세한 설명에 앞서, PREDPP와 PRED에 대하여 알아보자. PRED는 prediction의 약자로 추정값을 얻기위한 서브루틴을 일컫는다. PK 와 PK/PD 모델 분석 뿐만 아니라, 어떠한 값이라도 수식만 주어진다면 PRED를 사용하여 추정할 수 있다. PRED는 NONMEM 내에 구축되어 있는 모델이나 시간 또는 구획에 대한 약속된 처리 구문이 정해져 있지 않기 때문에, 모델의 유연성(flexibility) 이 높으며, 사용자가 원하는 식을 이용하여 원하는 파라미터의 값을 추정할 수 있다. PREDPP는 PRED for population pharmacokinetics의 줄임말로 집단 약동학 분석을 위한 PRED 서브루틴으로 NONMEM에 내장되어 있다. PREDPP를 사용하여 모델 파라미터를 추정할 경우 \$SUBROUTINE과 사용하고자 하는 ADVAN과 TRANS(사 용하는 ADVAN에 따라 필수적으로 사용하거나 사용하지 않을 수 있다)를 결정하여야 하며, 사용하고자 하는 ADVAN에 따라 \$MODEL, \$PK, \$ERROR의 레코드를 함께 사용하여야 한다. 반면, PRED 서브루틴을 사용하는 경우에는 \$PRED를 이용하여 모델을 정의할 수 있다. 자세한 내용은 다음 장에서부터 차례로 다루기로 한다.

3.3 제어구문에 쓰이는 레코드

코드 3.1은 1구획 약동학 모델 분석을 위한 제어구문의 예이다. 위의 제어구문은 각 레코드의 정의와 사용 규칙을 이해하는데 도움이 될 것이다.

코드 3.1. 1구획 약동학 모델의 제어구문

```
$PROB 1-compartment model
$INPUT ID TIME AMT RATE DUR DV MDV WT AGE SEX HT RF ALB CLCR
$DATA test.csv IGNORE=@
$SUBR ADVAN1 TRANS2
$PK
  V  = THETA(1)*EXP(ETA(1))
  CL = THETA(2)*EXP(ETA(2))
  S1 = V
$ERROR
  IPRED = F
  W     = SQRT(THETA(3)**2 + THETA(4)**2 * IPRED**2)
  IRES  = DV - IPRED
  IWRES = IRES / W
  Y     = IPRED + W * EPS(1)
$THETA
```

```
(0, 400)
(0, 100)
0.0001 FIX
0.5
$OMEGA
0.02
0.02
$SIGMA
1 FIX
$ESTIMATION NOABORT MAXEVAL=9999 METHOD=1 INTER PRINT=5
$TABLE ID TIME AMT RATE MDV DV IPRED IRES CWRES
       ONEHEADER NOPRINT FILE=sdtab1001
$TABLE ID TIME AMT DV CL V ETA1 ETA2
       ONEHEADER NOPRINT FILE=patab1001
$TABLE ID RF SEX
       ONEHEADER NOPRINT FILE=catab1001
$TABLE ID WT AGE HT ALB CLCR
       ONEHEADER NOPRINT FILE=cotab1001
```

3.3.1 $PROBLEM, $DATA, $INPUT

$PROBLEM은 제어구문의 첫 레코드이다. 제어구문에 대한 전반적인 특징을 간략하게 서술할 수 있으며, 일반적으로 프로젝트명 또는 분석하고자 하는 약물의 이름, 분석에 사용한 모델 등을 자유롭게 기술한다. 새로운 모델을 만들 때, 그 목적에 부합하는 $PROBLEM을 사용자가 정한 규칙에 따라 체계적으로 기술하면, 추후 하나의 프로젝트에서 다양한 모델을 포함하고 있는 제어구문들을 체계적이고 질서있게 정리할 수 있다.

$DATA는 제어구문에서 분석하고자 하는 데이터 파일의 경로를 표시하는데 쓰인다. 컴퓨터 내에서 데이터 파일과 제어구문이 위치하고 있는 폴더를 표시하며, 다음과 같이 쓸 수 있다:

$DATA test.csv IGNORE=@

또는

`$DATA ../test.csv IGNORE=@`

위의 첫번째 경우는 데이터 파일 제어구문이 같은 폴더에 위치하고 있으며, NONMEM 실행 후 생성되는 다양한 결과파일들이 같은 폴더에 저장된다. 아래의 경우는 제어구문이 데이터파일이 위치하고 있는 폴더의 하위폴더에 위치하게 되며, 이때의 결과파일들은 제어구문이 있는 폴더에 생성된다.

`$DATA`에서 IGNORE와 ACCEPT 등의 옵션을 이용하여 데이터셋의 변수를 임의적으로 추가 또는 제외하거나 부분집합화를 할 수 있다. 특히, `IGNORE=#`를 사용하면 제어구문은 첫 번째 열에 #이 포함된 행을 읽어들이지 않고, `IGNORE=@`을 사용하면 숫자가 아닌 모든 문자가 포함되어 있는 열을 읽어들이지 않는다. 즉, 모델 추정을 위한 데이터로 사용하지 않는다. IGNORE 옵션은 특정 레코드를 배제하기 위한 목적으로 사용되며, 아래의 예와 같이 다양한 방법으로 데이터셋을 부분집합화 할 수 있다 :

`$DATA test.csv IGNORE=# IGNORE=(SEX.EQ.1)`

또는

`$DATA test.csv IGNORE=# IGNORE=(WEIGHT.LE.40)`

또는

`$DATA test.csv IGNORE=# IGNORE=(WEIGHT.LE.40, SEX.EQ.1)`

하나의 IGNORE 옵션에 100개 이상의 다른 조건 구문을 추가할 수 있으며, 새 조건 구문을 추가할 때에는 콤마(,)를 사용하여야 한다. 또한, `.AND.` 또는 `.OR.`을 사용하여 추가 구문의 조건을 결정할 수 있다. ACCEPT 옵션도 IGNORE와 동일한 방법으로 사용 가능하다. 다만, `IGNORE=#` 또는 `IGNORE=@`를 제외하고 IGNORE과 ACCEPT 옵션은 함께 사용할 수 없다.

`$INPUT`은 데이터셋의 변수를 순서대로 명시하여 데이터 파일을 읽어들이도록 한다. 변수 목록은 50개를 넘을 수 없으며, 특정 변수는 NONMEM에서 지정한 변수명을 사용하여야 한다. 대표적인 변수명들은 ID, TIME, AMT, DV, MDV, ADDL, II, RATE, CMT, SS 등이 있다. `=DROP`구문을 사용하여 NONMEM 분석에 사용되지 않을 변수를 제외시킬 수 있으며, 지정된 변수명으로 작성되어 있지 않은 변수는 지정변수명=사용변수명으로 사용할 수 있다. 예를 들어, 혈중약물농도값을 데이터셋에서 CON으로 변수명을 지정하였다면, `$INPUT`에서 변수명을 `CON=DV` 또는 DV로 작성하여야 한다.

3.3.2 $SUBROUTINE, $MODEL, $PK, $DES

$SUBROUTINE은 PREDPP에 내장되어 있는 ADVAN 루틴을 선택하여 원하는 모
델과 파라미터를 추정할 수 있게 한다. ADVAN 서브루틴은 특수 ADVAN과 일반
ADVAN으로 구성되어 있으며, ADVAN의 선택에 따라 $MODEL, $DES를 사용해야
하거나 그렇지 않을 수 있다.

3.3.2.1 특수 ADVAN

특수 ADVAN은 1,2,3 구획 약동학 분석에 최적화 되어있는 서브루틴이다. ADVAN1,
ADVAN2, ADVAN10은 1구획 약동학 모델을 따르는 경우, ADVAN3과 ADVAN4는
2구획 약동학 모델, ADVAN11과 ADVAN12는 3구획 약동학 모델에 각각 사용한다.
특수 ADVAN을 사용할 경우, 추정하고자 하는 파라미터에 따라 TRANS를 선택하여야
한다. 각 ADVAN에 따른 TRANS 서브루틴은 표 3.1에 자세히 나와있다.

특수 ADVAN과 그에 따른 TRAN를 선택을 통해 이미 분석하고자 하는 모델과 파
라미터를 결정하였기 때문에, $MODEL과 $DES 레코드는 사용하지 않으며, $PK를
통해 각 파라미터의 대표값과 개인간 변이, 그리고 각 파라미터와 관계있는 공변량을
정의한다. $PK는 코드 3.2과 같이 작성한다.

코드 3.2. 2구획 경구 약동학 모델의 $PK 레코드

```
$SUBROUTINE ADVAN4 TRANS4


$PK
  CL  = THETA(1) * EXP(ETA(1))
  V2  = THETA(2) * EXP(ETA(2))
  V3  = THETA(3) * EXP(ETA(3))
  Q   = THETA(4) * EXP(ETA(4))
  KA  = THETA(5) * EXP(ETA(5))


  S2  = V2/1000


  KE  = CL/V2
  K12 = Q/V2
  K21 = Q/V3
```

표 3.1. 특수 ADVAN과 그에 따른 TRANS 서브루틴

ADVAN subroutine	TRANS subroutine	Required parameters	Select additional parameters
ADVAN1	TRANS1	K	S1, S2, F1, R1, D1,
	TRANS2	CL, V	ALAG1
ADVAN2	TRANS1	K, KA	S1, S2, S3, F1, F2, R1, R2,
	TRANS2	CL, V, KA	D1, D2, ALAG1, ALAG2
ADVAN3	TRANS1	K, K12, K21	
	TRANS3	CL, V, Q, VSS	
	TRANS4	CL, V1, Q, V2	
	TRANS5	AOB, ALPHA, BETA	
	TRANS6	ALPHA, BETA, K21	
ADVAN4	TRANS1	K, K23, K, KA	S1, S2, S3, S4, F1, F2, F3,
	TRANS3	CL, V, Q, VSS, KA	R1, R2, R3, D1,D2, D3,
	TRANS4	CL, V2, Q, V3, KA	ALAG1, ALAG2, ALAG3
	TRANS5	AOB, ALPHA, BETA, KA	
	TRANS6	ALPHA, BETA, K31, KA	
ADVAN10	TRANS1	VM, KM	S1, S2, F1, R1, D1,
			ALAG1
ADVAN11	TRANS1	K, K12, K21, K13, K31	S1, S2, S3, S4, F1, F2, F3,
	TRANS4	CL, V1, Q2, V2, Q3, V3	R1, R2, R3, D1, D2, D3,
	TRANS6	ALPHA, BETA, GAMMA, K21, K31	ALAG1, ALAG2, ALAG3
ADVAN12	TRANS1	K, K23, K32, K24, K42, KA	S1, S2, S3, S4, S5, F1, F2,
	TRANS4	CL, V2, Q3, V3, Q4, V4, KA	F3, F4, R1, R2, R3, R4,
	TRANS6	ALPHA, BETA, GAMMA, K32, K42, KA	D1, D2, D3, D4, ALAG1, ALAG2, ALAG3, ALAG4

$PK에서 각 구획의 이동을 나타내는 이동속도상수를 정의할 수 있으며, 투여량과 관찰값(종속변수, DV)의 단위와 예측하고자 하는 약동학 파라미터의 단위에 따라 척도 파라미터를 정의하여야 한다. 예를 들어, 투여량의 단위가 mg 이고, 관찰값인 농도 단위는 ng/mL (= μg/L), 관찰시간 h, 분포용적 (V2, V3) L, 청소율 (CL) L/h 일 때, 아래와 같이 단위가 통일되지 않기 때문에 척도 파라미터 (S_n)로 단위를 통일시켜야 한다.

$$\frac{Amount\ (mg)}{Vd\ (L)} \neq DV\ (\mu g/L) \tag{3.1}$$

위의 식 (3.1)에서 좌변에 1000을 곱하면 단위가 DV와 통일된다. S2=V2/1000이며,

이를 $PK에 코드 3.2처럼 기술한다. 동일한 모델을 분석할 경우, 사용자가 정의한 일반 ADVAN을 사용한 모델보다 특수 ADVAN 모델의 실행시간이 더 짧다.

표 3.2. 특수 ADVAN의 부가 파라미터

Parameters*	Descriptions
S1	Scale for the first compartment
F1	Bioavailability for the first compartment
R1	Rate for the first compartment
D1	Duration for the first compartment
ALAG1	Absorption lag parameter

* 각 파라미터 뒤의 숫자는 컴파트먼트 번호를 뜻한다.

3.3.2.2 일반 ADVAN

일반 ADVAN은 사용자가 직접 모델을 제시할 수 있는 서브루틴이다. 구획의 수와 흡수 및 제거 모델을 사용자가 결정하여 $MODEL과 $DES에 정의할 수 있다. 주로, 복잡한 흡수모델, 비선형 약동학, 장간순환, 모약물 – 대사체 동시 분석, 그리고 PD 데이터 분석을 위해 사용된다. 선형 또는 비선형 모델과 파라미터 추정 계산 방식에 따라 ADVAN 5,6,7,8,9,13,14,15 (NONMEM 7.4 기준)로 나뉘며, 특히, 선형모델인 ADVAN5와 ADVAN7은 구획간 물질이동과 구획으로의 흡수와 제거를 1차 이동속도로 정의하기 때문에, $PK에서 구획간 약물의 이동에 대한 속도상수를 정의하고 $DES 블록을 사용하지 않는다. ADVAN5와 ADVAN7을 제외한 일반 비선형 ADVAN은 $DES 레코드를 사용하여 각 구획간의 이동에 대한 관계를 미분방정식을 사용하여 기술하여야 한다.

3.3.3 $THETA, $OMEGA, $SIGMA

$THETA, $OMEGA, $SIGMA는 모델 파라미터 추정을 위해 각 파라미터의 초기값을 제시하는 블록들이다. $THETA는 고정효과 파라미터(fixed-effect parameters), 즉 각 파라미터의 대표값 추정을 위한 블록이다. $PK에서 정의된 번호 순서대로 초기값을 제시하면 된다.

```
$PK
TVCL = THETA(1)
CL = TVCL * EXP(ETA(1))
```

```
TVV  = THETA(2)
V = TVV * EXP(ETA(2))
TVKA = THETA(3)
KA = TVKA * EXP(ETA(3))
```

예를 들어 $PK 레코드가 위와 같을 때, $THETA는 아래와 같이 쓸 수 있다:

```
$THETA (0, 100) (0, 30) (0, 0.7)
```

순서대로 THETA(1), THETA(2), THETA(3)의 초기값을 100, 30, 0.7로 제시하였다. 괄호 안의 값은 '(하한값, 초기 추정값, 상한값)'을 의미하며, 일반적으로 PK 파라미터는 음수인 경우가 없기 때문에, 하한값을 0으로 정의한다. 상한값을 제시하지 않으면, 10^6 이 기본 상한값이다.

$OMEGA와 $SIGMA는 임의효과 파라미터(random-effect parameters)를 추정하기 위함이며, $OMEGA는 개인간 변이를, $SIGMA는 각 관찰값의 변이를 추정하는 위한 레코드이다. 위의 $PK에서 CL=TVCL*EXP(ETA(1))로 정의하였는데, 이를 풀어서 기술하면, CL는 TVCL이라는 집단의 대표값을 가지며, 평균은 0이고 분산은 ω_{CL}^2 을 따르는 분포 η_1를 포함한 개인의 CL값이다. 각 개인마다 하나의 η_1을 가지므로 CL 는 개인마다 다르다.

특히, $CL_i = TVCL \cdot (e^{\eta_i})$ 이며, 지수모델은 로그 정규분포를 따르는 파라미터를 설명하는데 사용되며, 음수 추정치를 가지지 않기 때문에 약동학 파라미터 추정에 선호되는 변이 모델이다. 또한, 위의 $PK 모델의 ETA(1), ETA(2), ETA(3)를 OMEGA 행렬로 표현하면 다음과 같다.

$$\begin{pmatrix} \omega_{1,1}^2 & 0 & 0 \\ 0 & \omega_{2,2}^2 & 0 \\ 0 & 0 & \omega_{3,3}^2 \end{pmatrix} \tag{3.2}$$

OMEGA 행렬은 대각행렬이며, 분산-공분산 행렬이다. 이를 $OMEGA를 사용하여 추정하면 아래와 같이 나타낼 수 있다.

```
$OMEGA 0.16 0.25 0.16
```

여기서 초기 추정값은 각 파라미터의 분산값을 나타낸다. 만약 CL와 V 간의 상관관계가 존재하여 공분산을 추정할 경우 $OMEGA BLOCK을 써서 다음과 같이 나타낼 수 있다.

```
$OMEGA BLOCK(2)
0.16
0.01 0.25
$OMEGA 0.16
```

$SIGMA는 관찰값과 예측값의 차이, 즉, 잔차의 분포를 나타내는 ε (residual variability, RV)를 추정하는 블록이다. $SIGMA는 ε 를 가법변동(additive variation) 또는 고정변동계수(constant coefficient of variation, CCV)를 이용하여 정의하고 그 값의 분산을 추정하는 것이며, 행렬로 표현할 수 있다. $ERROR를 사용하여 EPS(1) 과 EPS(2)를 정의하고, 이를 SIGMA 행렬로 표현하면 아래와 같다.

```
$ERROR
IPRED = F
IRES = DV-IPRED
IWRES = IRES/IPRED
Y = F*(1+EPS(1)) +EPS(2)
```

$$\begin{pmatrix} \sigma_{1,1}^2 & 0 \\ 0 & \sigma_{2,2}^2 \end{pmatrix} \tag{3.3}$$

여기서 EPS(1)은 고정변동계수의 분산값이며, EPS(2)는 가법변동을 통해 얻은 잔차의 분산값이다. 데이터의 성격이나 분포범위에 따라서 고정변동계수(CCV), 가법변동, 가법과 ccv 더한 모델이 있다. 잔차변이(EPS)를 $THETA 레코드에서 추정하도록 $ERROR의 코드를 변경해서 사용하기도 한다 :

```
$ERROR
IPRED = F
W = SQRT(THETA(4)**2 + THETA(5)**2 *IPRED**2)
IRES = DV-IPRED
IWRES = IRES/W
Y = IPRED + W * EPS(1)
...
$THETA (0, 100) (0, 30) (0, 0.7) 10 0.2
...
$SIGMA 1 FIX
```

여기서 THETA(4)는 가법변동값을, THETA(5)는 고정변동계수값을 의미한다. 위의 $ERROR 레코드에서 사용한 EPS(1)은 $SIGMA 에서 1로 FIX하여 W식을 통해 잔차의 분포를 추정할 수 있도록 하여야 하며, 주의할 점은 $THETA를 통해 추정된 잔차변이는 분산값이 아니라 표준편차(σ) 값이다.

3.3.4 $ESTIMATION, $SIMULATION

$ESTIMATION은 파라미터 추정을 위한 추정방법을 선택하고 추정결과를 어떻게 출력할 것인지를 명시하는 레코드이다. 추정방법에는 1차추정법(first order, FO), 1차 조건부 추정법 (first-order conditional estimation, FOCE), 라플라시안 추정법 등을 비롯하여 다양한 방법들이 있다. 추정방법에 대한 이론적인 설명은 9장 파라미터 추정 방법 및 세팅에서 자세히 다루기로 하고 여기서는 제어구문에 사용하는 기본적인 코드 와 용어에 대해서 설명한다.

```
$ESTIMATION NOABORT MAXEVAL=9999 METHOD=1 INTER PRINT=10 SIGDIGITS=3
```

위의 $ESTIMATION에서 사용하는 옵션을 살펴보자. 우선, 추정방법은 METHOD= 을 사용한다. FO 방법은 METHOD=0, FOCE는 METHOD=1이며, INTERACTION 옵션을 사용할 수 있다. NOABORT 옵션을 사용하여 데이터 내 개인의 Hessian 행렬이 양(+)의 값을 가지지 않아서 파라미터 추정을 위한 최소화 과정이 중단되는 것을 방지할 수 있다. 즉, 추정 과정에서 모델이 중단되는 것을 어느정도 피할 수 있다. MAXEVAL 옵션은 목적함수를 이용한 추정 계산 횟수를 정하는데 사용된다. 0 에서 99,999,999까지의 값을 줄수 있지만, 일반적으로 함수계산 횟수의 제한 때문에 파라미터 추정이 중단되지 않기 위해 충분히 큰 값을 준다(위의 예에서는 `MAXEVAL=9999`). `PRINT=n`은 추정과정 중 자세한 정보를 n번 째 마다 제공하도록 하는 옵션이며, SIGDIGITS (SIGDIG)은 최종 파라미터 추정값의 유효숫자를 결정하는 옵션이다. 이를 사용하지 않으면 NONMEM 은 최종 파라미터의 유효숫자를 3으로 지정한다.

\$SIMULATION은 추정된 최종 파라미터를 FIX하여 다양한 상황을 시뮬레이션 하거 나 모델 검증을 위한 시각적 예측점검(visual predictive check) 과정에 사용할 수 있다.

```
$SIMULATION (seed) ONLYSIM NSUB=1000
```

'NSUB='으로 시뮬레이션 하고자 하는 대상자 수(시뮬레이션 횟수)를 정하고, 이를 통해 얻은 결과를 정리하여 예측구간을 설정하여 관찰값과 비교할 수 있다. (seed)는 임의 수를 발생하기 위한 시작점이며, 임의의 숫자를 입력하면 된다. \$SIMULATION 을 사용 시 \$ESTIMATION과 \$COVARIANCE는 함께 사용할 수 없다.

3.3.5 \$COVARIANCE, \$TABLE

\$COVARIANCE는 NONMEM의 추정과정이 끝난 후, 표준오차, 추정값들의 분산-공분산 행렬, 상관행렬, 분산-공분산 역행렬 출력을 위해 사용된다.

```
$COVARIANCE PRINT=E UNCONDITIONAL MATRIX=S
```

PRINT=E 옵션을 사용하면 분산-공분산 행렬의 고유값(eigenvalue)를 결과파일에 출력해준다. 이를 이용하여 조건수(condition number)를 계산할 수 있는데, 고유값 중 가장 큰 값을 가장 작은 값으로 나누어 얻는다. 조건수의 값을 통해 모델의 안정성 (stability)을 판단할 수 있으며, 경우에 따라 모델러는 모델을 단순화 시키거나, 추정 해야 할 파라미터의 수를 줄여 모델을 안정화 시킬 수 있다. 공분산 계산 시 $R_{-1}SR_{-1}$ 행렬이 기본계산에 사용되는데, `MATRIX=S` 또는 `MATRIX=R` 옵션을 사용하여 공분산 계산 과정에서 S 행렬이나 R 행렬을 사용할 수 있다. `UNCONDITIONAL` 옵션은 추정 단계의 성공여부와 관계없이 늘 공분산 단계를 출력해 준다.

\$TABLE은 추정결과의 출력을 제어하는데 사용되는 레코드이다. 출력할 변수명을 코드 3.3처럼 \$TABLE에 순서대로 나열할 수 있으며, ONEHEADER는 결과표에 변수 제 목행을 출력하라는 옵션(출력하지 않으려면 NOHEADER)이고, NOPRINT와 FILE

= sdtab1 은 결과를 NONMEM 보고파일 내에 출력하지 말고 sdtab1이라는 별도의 파일명으로 출력해 달라는 옵션이다. NOAPPEND 옵션을 쓰지 않으면, 결과 파일에 DV, PRED, RES, WRES 변수 결과값들이 자동으로 함께 출력된다. 또한, FILE 명의 sdtab, patab, catab, cotab은 각각 xpose4에서 standard table, parameter table, categorical covariate table, continuous covariate table을 의미하는 용어이므로 특성에 맞게 각 변수들을 배치하면, R의 xpose4를 통해 결과를 확인하는데 편리하다. (Hooker et al. (2020)) 다만, 뒤의 숫자(예에서는 1)는 동일하게 지정해주어야 정확한 결과 분석이 가능하다.

코드 3.3. $TABLE 레코드의 예

```
$THETA
  (0, 10, 30)
  (0, 30, 100)
  (0, 50, 300)
  (0, 5, 20)
  (0, 1.5, 5)

  0.001 FIX
  (0, 0.3, 1)

$OMEGA
  0.04
  0.04
  0 FIX
  0 FIX
  0 FIX

$SIGMA
  1 FIX

$ESTIMATION NOABORT MAXEVAL=9999 METHOD=1 INTER
            PRINT=10 SIGDIGITS=3

$TABLE ID TIME AMT DV MDV IPRED CWRES IWRES
```

```
        ONEHEADER NOPRINT FILE = sdtab1
$TABLE ID ETA(1) ETA(2)
```

3.4 모델 종류별 제어구문

앞 단원에서는 NONMEM 실행에 필요한 제어구문의 각 레코드에 대하여 알아보았다. 이 단원에서는 모델 종류에 따른 제어구문의 예를 살펴보기로 한다.

3.4.1 특수 ADVAN과 일반 ADVAN

2구획 경구 약동학 데이터를 각각 특수 ADVAN과 일반 ADVAN을 사용하여 분석해보자. 특수 ADVAN을 사용할 경우 $SUBROUTINE에서 ADVAN4와 그에 따른 TRANS 서브루틴을 선택하고, $PK에서 추정하고자 하는 각 파라미터의 대표값과 개인간 변이 모델을 결정하면 된다. ADVAN4를 선택함으로써, 이미 모델을 결정하였기 때문에 $MODEL과 $DES 레코드는 사용할 필요가 없다. (코드 3.4)

코드 3.4. 2구획 경구 약동학 모델의 제어구문의 예. ADVAN4

```
$SUBROUTINE ADVAN4 TRANS4

$PK
  CL    = THETA(1) * EXP(ETA(1))
  V2    = THETA(2) * EXP(ETA(2))
  V3    = THETA(3) * EXP(ETA(3))
  Q     = THETA(4) * EXP(ETA(4))
  KA    = THETA(5) * EXP(ETA(5))


  S2    = V2/1000


  KE    = CL/V2
  K12   = Q/V2
  K21   = Q/V3
```

```
$ERROR
  IPRED = F
  W     = SQRT(THETA(6))**2 + THETA(7)**2 * IPRED**2)
  IRES  = DV - IPRED
  IWRES = IRES / W
  Y     = IPRED + W * EPS(1)

$THETA
  (0, 10, 30)
  (0, 30, 100)
  (0, 50, 300)
  (0, 5, 20)
  (0, 1.5, 5)

  0.001 FIX
  (0, 0.3, 1)

$OMEGA
  0.04
  0.04
  0 FIX
  0 FIX
  0 FIX

$SIGMA
  1 FIX
```

동일한 데이터를 일반 ADVAN을 사용하여 분석할 경우, 일반 선형 ADVAN 또는 비선형 ADVAN을 선택할 수 있다. 선형 ADVAN인 ADVAN5를 사용할 경우, $MODEL 레코드에서 모델 분석에 사용할 구획의 수와 각 구획의 역할에 대하여 결정하여야 한다. (코드 3.5) DEFDOSE와 DEFOBS는 NONMEM에 내장되어 있는 옵션으로 각각 용량 구획과 관찰값 구획을 지정할 때 사용한다. 각 구획의 물질 이동은 1차 이동속도를 따르는 선형 ADVAN이므로, $DES를 사용하지 않아도 된다.

코드 3.5. 2구획 경구 약동학 모델의 제어구문의 예. ADVAN5

```
$SUBROUTINE ADVAN5

$MODEL
  COMP(DEPOT, DEFDOSE)
  COMP(CENT, DEFOBS)
  COMP(PERI)

$PK
  CL    = THETA(1) * EXP(ETA(1))
  V2    = THETA(2) * EXP(ETA(2))
  V3    = THETA(3) * EXP(ETA(3))
  Q     = THETA(4) * EXP(ETA(4))
  KA    = THETA(5) * EXP(ETA(5))


  S2    = V2/1000


  K12   = KA
  K20   = CL/V2
  K23   = Q/V2
  K32   = Q/V3

$ERROR
  IPRED = F
  W     = SQRT(THETA(6))**2 + THETA(7)**2 * IPRED**2)
  IRES  = DV - IPRED
  IWRES = IRES / W
  Y     = IPRED + W * EPS(1)
```

2구획 경구 약동학 데이터를 일반 비선형 ADVAN인 ADVAN6를 이용하여 분석해보자. 선형 모델에서부터 다양한 흡수모델 또는 비선형 제거모델까지 최종 모델 선정을 위해 다양한 모델 분석을 시행하는 단계에서 모델의 유연성과 모델 수정의 편리성 때문에 비선형 ADVAN을 이용하는 경우가 많다. 코드 3.6처럼, $MODEL을 이용하여 구획을 정의하고, $PK에서 각 파라미터를 정의하는 것은 선형 ADVAN을 사용하는

경우와 같다. 하지만, 각 구획 간의 이동속도가 비선형을 따를수 있으므로, $DES를
이용하여 각 구획 간의 이동속도상수를 정의해야 한다. 또한, $SUBROUTINE에서
TOL=을 정의하지 않으면, 모델 실행이 되지 않음을 주의해야 한다.

코드 3.6. 2구획 경구 약동학 모델의 제어구문의 예. ADVAN6

```
$SUBROUTINE ADVAN6 TOL=4

$MODEL
  COMP(DEPOT, DEFDOSE)
  COMP(CENTRAL, DEFOBS)
  COMP(PERIPH)

$PK
  CL   = THETA(1) * EXP(ETA(1))
  V2   = THETA(2) * EXP(ETA(2))
  V3   = THETA(3) * EXP(ETA(3))
  Q    = THETA(4) * EXP(ETA(4))
  KA   = THETA(5) * EXP(ETA(5))


  S2   = V2/1000


  KE   = CL/V2
  K12  = Q/V2
  K21  = Q/V3

$DES
  DADT(1) = -KA*A(1)
  DADT(2) = KA*A(1) - KE*A(2) - K12*A(2) + K21*A(3)
  DADT(3) = K12*A(2) - K21*A(3)

$ERROR
  IPRED = F
  W     = SQRT(THETA(6))**2 + THETA(7)**2 * IPRED**2)
  IRES  = DV - IPRED
```

```
IWRES = IRES / W
Y     = IPRED + W * EPS(1)
```

3.4.2 일반 비선형 모델

코드 3.6처럼 일반 비선형 모델은 미분방정식을 사용하여 각 구획의 이동을 시간에 따른 구획의 질량변화로 표현한다. 미분방정식을 계산하는 방법에 따라 다양한 ADVAN을 선택할 수 있다. 일반 비선형 모델을 이용한 약동학 분석 모델의 예를 모약물과 대사체의 약동학을 동시에 분석하는 모델을 통해 살펴보자. 개발 중인 약이 주대사체로 많이 대사되며, 그 대사체도 약효를 나타내는 경우에는 대사체와 모약물의 약동학을 동시에 분석하는 모델이 필요하다. 그림 3.2과 같이 대사체의 생성은 비선형 모델(Michaelis-Menten 모델)을 따른다고 가정하였다.

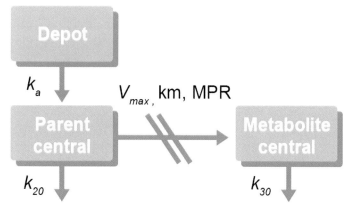

그림 3.2. 모약물과 대사체의 약동학 동시 분석 모델

각 구획의 이동을 미분방정식으로 나타내면 다음과 같다.

$$\frac{dA(1)}{dt} = -k_a \cdot A(1)$$
$$\frac{dA(2)}{dt} = k_a \cdot A(1) - k20 \cdot A(2) - \frac{V_{max} \cdot A(2)}{K_m + A(2)}$$
$$\frac{dA(3)}{dt} = -k30 \cdot A(3) + \frac{V_{max} \cdot A(2)}{k_m + A(2)} \cdot MPR$$

(3.4)

여기서 MPR은 대사체와 모약물의 분자량의 비(metabolite-to-parent ratio)를 의미하며, Vmax는 대사체가 생성되는 최대반응속도이며, Km은 대사체 생성 최대반응속도가 절반일때의 두번째 구획의 양을 뜻한다. 이 모델을 제어구문으로 나타내면 코드 3.7와 같다. 모약물과 대사체의 농도 데이터(DV)를 전부 사용하여 파라미터를 추정하였고, 데이터셋에서 모약물의 농도는 CMT=2 대사체의 농도는 CMT=3이다. $DES에서 각 구획의 이동을 정의하였으며, $ERROR에서 모약물과 대사체의 관찰값의 변이를 각각 추정하였다. (코드 3.7)

코드 3.7. 모약물과 대사체의 약동학 동시 분석 모델의 제어구문

```
$PROBLEM Model of Parent and Metabolite Concentrations
$INPUT ID TIME DV AMT EVID MDV CMT
$DATA filename
$SUBROUTINE ADVAN6 TOL=4
$MODEL
  COMP (DEPOT, DEFDOS)
  COMP (CENTPRNT, DEFOBS)
  COMP (CENTMETB)
$PK
  K20 = THETA(1) * EXP(ETA(1))
  V2  = THETA(2) * EXP(ETA(2))
  KA  = THETA(3)
  VMAX= THETA(4)
  KM  = THETA(5)
  K30 = THETA(6)
  V3  = THETA(7)
  S2  = V2/1000
  S3  = V3/1000
$DES
  DADT(1) = -KA*A(1)
  DADT(2) = KA*A(1) - K20*A(2) - (VMAX*A(2))/(KM+A(2))
  DADT(3) = -K30*A(3) + ((VMAX*A(2)))/(KM+A(2))*MPR
$ERROR
  IF (CMT.EQ.2) TYPE=0 ;Parent concentration
  IF (CMT.EQ.3) TYPE=1 ;Metabolite concentration
Y = F*EPS(1) * (1-TYPE)
```

3.4.3 PRED 모델

\$PRED를 사용한 모델을 살펴보자. 코드 3.8는 C_{max} 와 약효(부작용)와의 관계를
y=ax+b라는 일차식으로 정의한 모델의 제어구문이다. 제어구문을 살펴보면, \$PRED
레코드를 사용하여 각 파라미터와 추정식과 변이모델을 정의하였다. \$PRED에는 사
전에 약속된 구문이나 옵션이 없기 때문에 추정하고자 하는 파라미터와 관련 추정식,
그리고 변이 모델을 정의하여야 할 경우에는 사용자가 자유롭게 정의해야 하며, 따로
\$ERROR 레코드를 사용하지 않는다. 이와 같이, 상대적으로 간단한 모델을 구축하는
데는 \$PRED를 사용하는 것이 효율적이다.

코드 3.8. \$PRED를 이용한 간단한 선형 모델

```
$PROB QTc, PRED
$INPUT ID=DROP DQTC=DV CMAX
$DATA data.csv IGNORE=C
; Since the header row starts with a C,
; that row is dropped
$PRED
  INT = THETA(1)        ; Intercept
  SLP = THETA(2)        ; Slope
  EFF = SLP*CMAX + INT  ; Drug effect model- linear
  Y   = EFF + ETA(1)    ; Residual error model - additive
$THETA
  0.1 ; Intercept
  0.5 ; Slope
$OMEGA
  0.04 ; Magnitude of additive error
$EST PRINT=5 MAX=9999 SIG=3
```

3장은 다음 문헌을 전반적으로 참고하여 작성되었다. (Owen 2014; Beal 2018)

4

특수 ADVAN을 이용한 제어구문의 코딩

전상일

본 장에서는 PREDPP에 마련된 특정 서브루틴을 사용하여 PK 모델을 명시하는 방법에 대해 다루고자 하며, 이전 장에서 나왔던 제어구문 파일의 구조 중 $SUBROUTINES 와 $PK 부분에 대해 주로 설명하고자 한다. 전형적인 $SUBROUTINES는 숫자로 분류된 특수 ADVAN과 TRANS 서브루틴으로 구성되는데, 이 중 ADVAN은 모델의 구조를 알려주는 서브루틴이다. 예를 들면, ADVAN1은 정맥투여 1구획 모델을, ADVAN2는 정맥 외 투여 1구획 모델을 의미하며, ADVAN3은 정맥투여 2구획 모델을, ADVAN4 는 정맥 외 투여 2구획 모델을 의미한다(표 4.1). 그림 4.1, 4.2를 살펴보면 모두 정맥 투여 후 시간에 따른 로그−약물농도를 나타낸 그림이지만, 그림 4.1은 약물농도가 하나의 직선으로, 그림 4.2는 약물농도가 두개의 직선으로 나타나 있다. 그림 4.1과 같이 시간에 따른 로그−약물농도가 하나의 직선으로 설명되는 경우는 1구획 모델인 ADVAN1을, 그림 4.2와 같이 두개의 직선으로 설명되는 경우는 ADVAN3을 사용하면 된다.

표 4.1. 구획 모델별 특정 ADVAN의 종류

	IV	Extravascular
1-Compartment	ADVAN1	ADVAN2
2-Compartment	ADVAN3	ADVAN4
3-Compartment	ADVAN11	ADVAN12

TRANS는 각 모델에 상응하는 특정 파라미터를 알려주는 서브루틴인데, ADVAN1

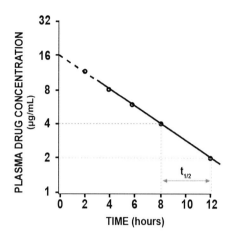

그림 4.1. Example of IV 1-compartment model

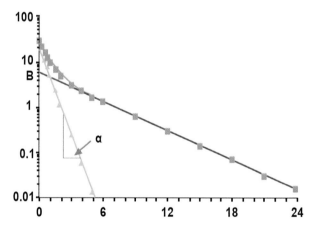

그림 4.2. Example of IV 2-compartment model

TRANS1은 정맥투여 1구획 모델의 구조를 설명하기 위해, 파라미터 K를 사용하겠다는 의미이고, ADVAN1 TRANS2는 같은 모델 구조에 K 대신 CL, V의 파라미터를 사용하여 설명하겠다는 의미이다. 1구획 모델(ADVAN 1, 2)에서는 TRANS2를, 2구획 모델(ADVAN 3, 4)에서는 TRANS4를 주로 사용하며, ADVAN 1~4에서 사용하는 TRANS 서브루틴을 표 4.2에서 확인할 수 있다. 추가로, 각 ADVAN에서 필수적인 파라미터들과 TRANS와의 관계는 NONMEM User Guide - Part V의 Appendix 1, 2에 잘 설명되어 있고, 그중 ADVAN 1~4 까지의 내용을 표 4.3에서 확인할 수 있다. (Beal 2018)

표 4.2. ADVAN과 TRANS 서브루틴 조합에 따른 필수 파라미터

ADVAN subroutine	TRANS subroutine	Required parameters
ADVAN1	TRANS1	K
	TRANS2	CL, V
ADVAN2	TRANS1	K, KA
	TRANS2	CL, V, KA
ADVAN3	TRANS1	K, K12, K21
	TRANS3	CL, V, Q, VSS
	TRANS4	CL, V1, Q, V2
	TRANS5	AOB, ALPHA, BETA
	TRANS6	ALPHA, BETA, K21
ADVAN4	TRANS1	K, K23, K32, KA
	TRANS3	CL, V, Q, VSS, KA
	TRANS4	CL, V2, Q, V3, KA
	TRANS5	AOB, ALPHA, BETA, KA
	TRANS6	ALPHA, BETA, K32, KA

ADVAN과 TRANS 서브루틴 조합에서 상기에 설명한 필수 파라미터 외에 다양한 부가적인 파라미터를 정의할 수 있는데, 여기에는 흡수지연시간, 생체이용률, 0차흡수의 속도, 기간 등이 있다. 모든 부가 파라미터에는 파라미터 이름 뒤에 숫자가 나오며, 이는 그 파라미터가 적용되는 구획을 표시한다. 해당 내용은 표 4.4에 간략히 설명하였으며 NONMEM User Guide - Part V의 Appendix 1 및 Part VI - Chapter VII에 자세히 설명되어 있다. (Beal 2018)

앞서 언급된 ADVAN & TRANS 서브루틴 및 필수/부가 파라미터를 실제 제어구문의 예를 들어 간략히 설명하고자 한다. $SUBROUTINES 문법은 아래 예시와 같이 쓸 수 있는데 이는 정맥 외 투여 1차 흡수, 2구획 모델이며 CL, V2, V3, Q, Ka의 파라미터를 사용하여 설명하겠다는 의미이다. $PK block에는 $SUBROUTINES에서 사용하고자 하는 약동학 파라미터들을 정의하는 곳으로 CL = THETA(1) * EXP(ETA(1)) 와 같은 형식으로 표기할 수도 있고, 아래 예시와 같이 표기할 수도 있다. 아래 예시처럼 표기하게 되면 추후 공변량에 대한 수식을 만들게 될 때, 보다 수월하게 작성할 수 있는데, 공변량은 THETA에 수식을 붙이는 형태이기 때문이다. 이는 11장 공변량 분석에서 다뤄진다.

코드 4.1. 공변량 수식 작성에 수월한 제어구문

표 4.3. Standard Pharmacokinetic Models and Parameters

ADVAN TRANS	Alternative Parameters	Detail	Reparameterization Lines
ADVAN1 TRANS2	CL V	Clearance Volume of distribution	K=CL/V
ADVAN2 TRANS2	CL V KA	Clearance Volume of distribution Absorption rate	K=CL/V KA=KA
ADVAN3 TRANS3	CL V Q VSS	Clearance Central Volume Intercompartmental clearance Volume of distrlbution at steady state	K=CL/V K12=Q/V K21=Q/(VSS−V)
ADVAN3 TRANS4	CL V1 Q V2	Clearance Central Volume Intercompartmental clearance Peripheral volume	K=CL/V1 K12=Q/V1 K21=Q/V2
ADVAN3 TRANS5	AOB ALPHA BETA	A/B alpha beta	K21=(AOB*BETA+ALPHA) / (AOB+1) K=ALPHA*BETA /K21 K12=ALPHA+BETA−K21−K
ADVAN3 TRANS6	ALPHA BETA K21	alpha beta Rate constant from periph. to central	K=ALPHA*BETA /K21 K12=ALPHA+BETA−K21−K K21=K21
ADVAN4 TRANS3	CL V Q VSS KA	Clearance Central Volume Intercompartmental clearance Volume of distrlbution at steady state Absorption rate	K=CL/V K23=Q/V K32=Q/(VSS−V) KA=KA
ADVAN4 TRANS4	CL V2 Q V3 KA	Clearance Central Volume Intercompartmental clearance Peripheral volume Absorption rate	K=CL/V2 K23=Q/V2 K32=Q/V3 KA=KA

표 4.4. Additional PK parameters

Name	Parameter
Sn	Scaling parameter for compartment number n
Fn	Bioavailability fraction for compartment n
Rn	Rate parameter for compartment n
Dn	Duration parameter for compartment n
ALAGn	Absorption lag parameter for compartment n

```
$SUBROUTINES ADVAN4 TRANS4
$PK
  TVCL = THETA(1)
  TVV2 = THETA(2)
  TVV3 = THETA(3)
  TVQ  = THETA(4)
  TVKA = THETA(5)
  CL   = TVCL * EXP(ETA(1))
  V2   = TVV2 * EXP(ETA(2))
  V3   = TVV3 * EXP(ETA(3))
  Q    = TVQ  * EXP(ETA(4))
  KA   = TVKA * EXP(ETA(5))


  ALAG1= THETA(6) * EXP(ETA(6))
  S2   = V2 / 1000
```

ADVAN4 TRANS4에 대한 구획모형을 아래와 같이 도식화 할 수 있는데, 여기서 괄호 안의 숫자는 해당 구획을 의미한다. ADVAN4 서브루틴에서 Depot(저장구획)는 1구획, Central(중심구획)은 2구획, Peripheral(말초구획)은 3구획이다.

$PK 블록에 쓰인 필수 파라미터를 살펴보면 CL은 청소율, V2, V3는 각각 중심구획의 분포용적, 말초구획의 분포용적, Q는 Intercompartmental clearance, KA는 흡수속도 상수를 의미하며, 부가 파라미터인 ALAG1은 저장구획의 흡수지연시간, S2는 중심구획에 대한 척도 파라미터를 의미한다.

만약에 IV와 PO 데이터가 같이 있다면, 약물의 절대생체이용률을 구할 수 있는데, F1 = THETA(7) * EXP(ETA(7)) 이와 같이 표기하면 된다. F 뒤에는 보통 저장구획의

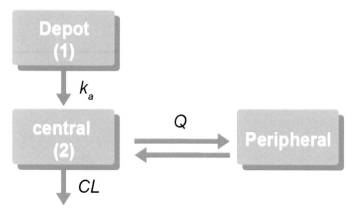

그림 4.3. Structure of 2-compartment extravascular model

번호를 붙이는데, 여기서는 저장구획이 1구획이니 F1을 사용하면 된다. IV 데이터는 없고 PO 데이터의 용량군이 여러 개라면 아래처럼 하나의 용량군을 1로 고정하고, 다른 용량군의 THETA를 다르게 주어 상대생체이용률을 구할 수 있다. (코드 4.2)

코드 4.2. 상대생체이용률을 위한 제어구문

```
IF (DOSE.EQ.50) F1 = 1
IF (DOSE.EQ.100) F1 = THETA(7)
IF (DOSE.EQ.200) F1 = THETA(8)
```

척도 파라미터(S)는, 쉽게 얘기하면 투여한 용량과 약물농도 사이의 단위를 통일시켜주는 파라미터로, 일반적으로 S 뒤에 약물농도가 관찰되는 구획(일반적으로는 중심구획)의 번호를 써주게 되며, ADVAN1, 3에서는 S1을 ADVAN2, 4에서는 S2를 사용하면 된다. 기본적으로 NONMEM에서 분포용적의 단위는 L, 투여 용량의 단위는 mg인데, 투여 용량의 단위가 mg이고 관찰된 농도가 mg/L인 경우 S2 = V2 라고 표기하면 된다. 하지만, 농도의 단위가 μg/L (= ng/mL)인 경우 투여 용량의 단위(mg)와 농도에서 용량의 단위(μg)가 불일치하게 된다. Concentration (μg/L) = Amount (mg) / Volume(L) 의 식에서 생각해 볼 때, 양의 단위를 μg으로 변환하면 단위가 일치하게 되는데, 이렇게 하기 위해서는 데이터셋의 AMT 에 1,000을 곱해주면 된다. 같은 맥락으로 분포용적(여기서는 V2)을 1,000으로 나누면 동일한 상황이 되는데, 이를 적용하려면, 제어구문에서 위의 예시와 같이 S2 = V2 / 1000을 써주면 된다. ADVAN별 부가 파라미터에 대한 구체적인 설명은 NONMEM User Guide – Part VI 및 표 4.5를 참고하도록 하자. (Beal 2018)

표 **4.5.** Basic and additional pharmacokinetic parameters

ADVAN	CMT	PARAM	Description
ADVAN1	1 = Central, 2 = Output	K	Rate constant of elimination
		S1	Scale for central compartment
		S2	Scale for output compartment
		F1	Bioavailability for central compartment
		F0	Output Fraction
ADVAN2	1 = Depot, 2 = Central, 3 = Output	KA	Absorption rate constant
		K	Rate constant of elimination
		S1	Scale for depot compartment
		S2	Scale for central compartment
		S3	Scale for output compartment
		F1	Bioavailability for depot compartment
		F2	Bioavailability for central compartment
		F0	Output Fraction
ADVAN3	1 = Depot, 2 = Peripheral, 3 = Output	K	Rate constant of elimination
		K12	Rate constant from central to peripheral
		K21	Rate constant from peripheral to central
		S1	Scale for central compartment
		S2	Scale for peripheral compartment
		S3	Scale for output compartment
		F1	Bioavailability for central compartment
		F2	Bioavailability for peripheral compartment
		F0	Output Fraction
ADVAN4	1 = Depot, 2= Central, 3 = Peripheral, 4 = Output	KA	Absorption rate constant
		K	Rate constant of elimination
		K23	Rate constant from central to Peripheral
		K32	Rate constant from peripheral to central
		S1	Scale for depot compartment
		S2	Scale for central compartment
		S3	Scale for Peripheral compartment
		S4	Scale for output compartment
		F1	Bioavailability for depot compartment
		F2	Bioavailability for central compartment
		F3	Bioavailability for Peripheral compartment
		F0	Output Fractlon

5

일반 ADVAN을 이용한 제어구문의 코딩

홍태곤

일반 ADVAN은 사용자가 직접 모델을 정의하고, 서브루틴을 작성할 수 있다. $MODEL 구문을 사용하여 사용자가 원하는 만큼 999개까지 구획을 만들 수 있다. 일반 비선형 모델(ADVAN 6,8,9,13)에서는 $PK구문 다음에 $DES구문을 사용하여 모델에서 각 구획의 내부값(질량, 농도, 효과 등)의 즉각적인 변화율을 표현할 수 있다. 일반 선형 모델(ADVAN 5,7)은 구획 사이의 1차식(first-order kinetics)에 따른 이동을 가정하기 때문에 $DES구문이 필요하지 않다. 일반 ADVAN의 종류는 다음과 같으며, 이 장에서는 ADVAN 5~8에 대하여 다루기로 한다.

표 5.1. 일반 ADVAN의 종류

General ADVAN
ADVAN5 (General Linear)
ADVAN6 (General Nonlinear)
ADVAN7 (General Linear with Real Eigenvalues)
ADVAN8 (General Nonlinear Kinetics with Stiff Equations)
ADVAN9 (General Nonlinear Kinetics with Equilibrium Compartments)
ADVAN13 (General Nonlinear Kinetics using LSODA)

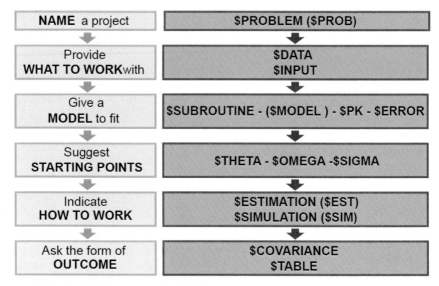

그림 5.1. 일반 선형 ADVAN을 이용한 코드의 구조

5.1 일반 선형 ADVAN

특수 ADVAN과 비교하였을 때, 일반 선형 ADVAN 코드의 특징은 $MODEL 구문이 추가되었다는 점이다. $MODEL 구문을 사용하여 모델에서 사용할 구획의 수와 특성을 정의할 수 있다. 다음에 언급될 비선형 ADVAN과 다르게 선형 ADVAN에서는 구획 사이의 1차 이동만을 가정하기 때문에, $PK 구문만으로 각 구획 간의 연결 관계와 속도상수를 정의할 수 있다. 구획들 간의 관계는 1차 이동 속도상수를 의미하는 알파벳 K와 구획내의 물질 이동의 시작과 끝의 구획번호를 사용하여 $PK 구문에서 정의한다. M 구획에서 n 구획으로의 이동상수는 Kmn으로 표현한다. 예를 들어, 파라미터 K12 는 구획1에서 구획2로 이동하는 속도를 설명하는 1차 이동 속도상수이다. 따라서 일반 ADVAN 모델에서 추정하는 주된 파라미터는 속도상수가 되며 이러한 추정은 행렬지 수(matrix exponential)에 대한 수치적 근사(numerical approximation)를 이용하여, 선형 미분방정식을 푸는 방식으로 이루어진다.

일반 선형 ADVAN에는 ADVAN 5와 7이 있으며, 보통 속도상수의 고유값(eigenvalue) 이 복소수(complex number)이며 복잡한 구조의 모델(ex. PBPK 모델)의 경우 ADVAN

표 5.2. 일반 선형 ADVAN 의 종류 및 특징 (Beal 2018)

Reason	ADVAN 5	ADVAN 7
When used?	Eigenvalues of the rate constant matrix are complex	Eigenvalues of the rate constant matrix are known to be real
Example	PBPK model	Many PK systems
Running time	Slower	Faster

5를 적용하고, 더 단순한 구조를 가지며 고유값이 실수(real number)인 일반적인 약동학 모델에서는 상대적으로 더 빠른 ADVAN 7을 적용할 수 있다.

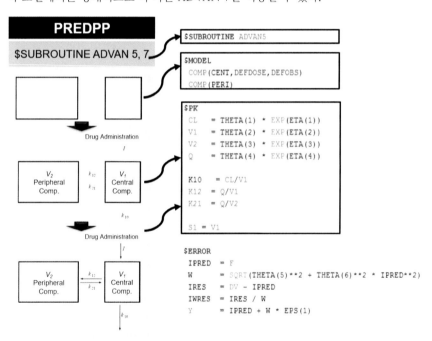

그림 5.2. 일반 선형 ADVAN을 이용한 코드 예시

일반 선형 ADVAN의 코드를 보면 $SUBROUTINE 구문을 통해 어떤 ADVAN을 사용할 지 설정한 후, $MODEL 구문에서 모델에서 사용할 구획의 수와 특성을 정의한다. 특수 ADVAN 과 달리 999개까지 사용자가 원하는 만큼 구획의 수를 설정할 수 있다.

표 5.3. 일반 비선형 ADVAN 의 종류 및 특징 (Bonate 2011)

	ADVAN 6	ADVAN 8
When used?	Linear or non-linear transfer between compartments	Big difference in the time constants (long half life: Ka vs Ke)
Method	Runge-Kutta method	Gear method

$PK구문을 이용하여 각 구획 간 물질의 이동 관계를 설정하고 약동학 파라미터(ex CL, V)와의 관계도 정의할 수 있다.

5.2 일반 비선형 ADVAN

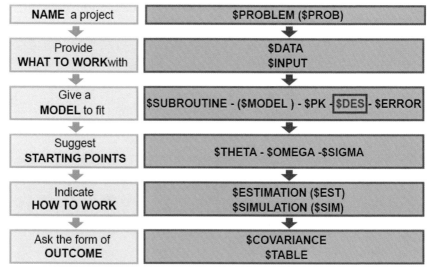

그림 5.3. 일반 비선형 ADVAN을 이용한 코드의 구조

일반 비선형 ADVAN에서는 구획 간 물질 이동에 있어 선형 관계(1차 이동)뿐만 아니라, 비선형 관계를 허용하기 때문에 이러한 특성을 설명하기 위하여, 반드시 $DES 구문을 이용한 미분 방정식을 작성하여야 한다.

일반 비선형 ADVAN에는 ADVAN 6, 8, 9, 13이 있으며, 이 장에서는 ADVAN 6와 8

에 대하여 다룬다. 보통 안정적이고 경직되지 않은(nonstiff) 모델의 경우 ADVAN 6 를 적용하고, 추정하는 속도상수 간 큰 차이를 보이는 불안정하고 경직된(stiff) 모델 (ex. 결합은 빠르면서, 긴 반감기를 가진 단일클론항체)은 ADVAN 6를 이용할 경우, 파라미터 추정 시간이 오래 걸리거나 추정에 실패할 수 있어 대안으로 ADVAN 8 을 적용할 수 있다. 경직된 모델이란 속도상수 추정을 위한 미분방정식 풀이에 있어, Runge-Kutta method와 같은 수치적인 방법(numerical method)를 적용하였을 때 수치적으로 불안정한(numerically unstable) 모델을 말하며, 이러한 경우 Gear method 를 이용한 ADNVA 8의 적용을 고려할 수 있다. (표 5.3)

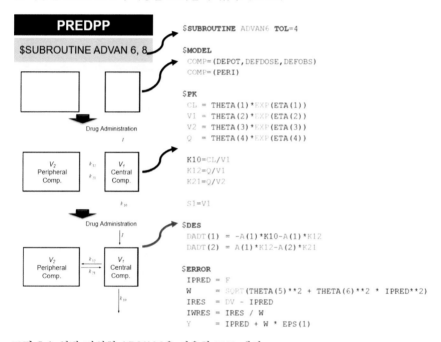

그림 5.4. 일반 비선형 ADVAN을 이용한 코드 예시

일반 비선형 ADVAN의 코드를 보면 앞에서 살펴본 일반 선형 ADVAN과 유사한 구조를 보이나, $PK에 이어 미분방정식을 표현하는 $DES 구문이 추가된다.

비선형 ADVAN을 사용할 경우, $SUBROUTINE 구문에 적용할 ADVAN(ex. ADVAN 6 or 8)을 지정한 후, TOL 이라는 명령어를 추가해야 한다. TOL 은 tolerance 의 약자로, 각 구획의 내부값(질량, 농도, 효과) 계산에 필요한 숫자의 정확한 자릿수(NRD, number of required digits)를 의미하며, 일반적으로 $ESTIMATION 구문에 설정하는 SIG 값보다 1 또는 2 큰 숫자로 설정한다.

$MODEL 구문에서는 일반 선형 ADVAN 과 동일하게 모델에서 사용할 구획의 수와 특성을 정의한다. DEPOT, CENTRAL, PERI 는 사용자가 임의로 써주는 명칭인 반면, default name 이라고 불리는 DEFDOSE, DEFOBS 는 NONMEM 에 정의되어 있는 특정한 의미를 지닌 용어이다. DEFDOSE 와 DEFOBS 는 각각 용량과 관찰값을 배정한 기본구획으로 정의한다. 구획을 정의하는 데이터 항목(CMT)이 데이터셋에 포함되어 있지 않을 때 이러한 기본구획들을 정의할 필요가 있으며, 데이터셋의 CMT 를 사용할 경우에는 생략할 수 있다. DEFDOSE 를 입력하지 않을 경우, "DEPOT" 으로 지정된 첫째 구획에 용량이 투여된 것으로 NONMEM 이 인식하며, "DEPOT"을 지정하지 않는다면, 여러 구획 중 첫째 구획에 용량이 투여된 것으로 인식한다. 마찬가지로 DEFOBS 를 입력하지 않을 경우 "CENTRAL" 로 지정된 첫째 구획에 관찰값이 배정된 것으로 NONMEM 이 인식을 하며, "CENTRAL"을 지정하지 않는 다면, 여러 구획 중 첫째 구획에 관찰값이 배정된 것으로 인식한다 (Beal 2018). 데이터셋에 CMT 항목을 만들고, DEFDOSE 와 DEFOBS 를 데이터셋과 반대로 설정하더라도, NONMEM 은 데이터셋에 지정된 대로, 용량과 관찰값을 인식한다. 따라서 데이터셋에 정확히 용량과 관찰값의 구획을 지정해주는 것이 중요하다.

마지막으로, 사용자가 의도한 각 구획 간의 물질 이동 상태에 맞게 $DES에 미분 방정식을 작성하면 된다. 미분 방정식의 각 식은 DADT(i)로 나타내며, 여기서 i는 해당 구획의 번호이다. 예를 들어 1번 구획에서 약이 1차 속도로 제거되는 것은 `DADT(1)= -KA * A(1)`으로 나타낼 수 있다. 여기에서 A(1)은 구획 1에서의 시간에 따라 변한다고 가정한 내부값(약의 양)을 의미한다. $DES 구문 안에서 시간 의존적인 파라미터를 추정할 경우, 시간 변수는 T 로 표현하여야 하며 이는 데이터셋에 주어진 이산형의 시간 (TIME)과 다른 연속변수를 의미한다.

$$\frac{dA_1}{dt} = -A(1) \cdot k_a$$
$$\frac{dA_2}{dt} = A(1) \cdot k_a - A(2) \cdot (k_{23} + k_{20}) + A(3) \cdot k_{32} \tag{5.1}$$
$$\frac{dA_3}{dt} = A(2) \cdot k_{23} - A(3) \cdot k_{32}$$

코드 5.1. 2구획 경구모델을 ADVAN5로 구현한 코드 예시

```
$SUBROUTINE ADVAN5
$MODEL
  COMP(DEPOT, DEFDOSE)
  COMP(CENTRAL, DEFOBS)
```

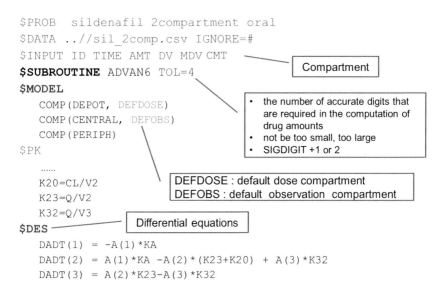

```
$PROB   sildenafil 2compartment oral
$DATA ..//sil_2comp.csv IGNORE=#
$INPUT ID TIME AMT DV MDV CMT
$SUBROUTINE ADVAN6 TOL=4
$MODEL
    COMP(DEPOT, DEFDOSE)
    COMP(CENTRAL, DEFOBS)
    COMP(PERIPH)
$PK
    ......
    K20=CL/V2
    K23=Q/V2
    K32=Q/V3
$DES
    DADT(1) = -A(1)*KA
    DADT(2) = A(1)*KA -A(2)*(K23+K20) + A(3)*K32
    DADT(3) = A(2)*K23-A(3)*K32
```

> Compartment
>
> • the number of accurate digits that are required in the computation of drug amounts
> • not be too small, too large
> • SIGDIGIT +1 or 2
>
> DEFDOSE : default dose compartment
> DEFOBS : default observation compartment
>
> Differential equations

그림 5.5. $DES 구문 적용을 위한 코드 예시

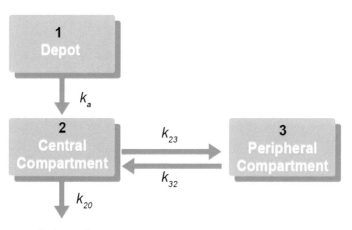

그림 5.6. 2구획 경구모델

```
  COMP(PERIPH)
$PK  ; Define basic PK relationships
  CL = THETA(1)*EXP(ETA(1))
  V2 = THETA(2)*EXP(ETA(2))
  V3 = THETA(3)*EXP(ETA(3))
  Q  = THETA(4)*EXP(ETA(4))
  KA = THETA(5)*EXP(ETA(5))

  S2 = V2
  K12= KA
  K20= CL/V2
  K23= Q/V2
  K32= Q/V3
$ERROR
  Y  = F*(1+EPS(1))
```

동일한 2구획 경구모델(그림 5.6)을 일반 선형(ADVAN5, 코드 5.1) 및 비선형(AD-VAN6, 코드 5.2) ADVAN 코드를 이용하여 추정할 수 있다. 일반 선형 ADVAN은 비선형 ADVAN에 비하여 더 간단하게 코드를 작성할 수 있으며, 비선형 ADVAN은 좀 더 다양한 형태의 약물 동태에 적용할 수 있는 장점이 있으나, \$SUBROUTINE 구문에 TOL 명령어를 작성하고 \$DES에 각 구획의 물질 이동을 설명하는 미분방정식을 작성하여야 한다.

코드 5.2. 2구획 경구모델을 ADVAN6로 구현한 코드 예시

```
$SUBROUTINE ADVAN6 TOL=4
$MODEL
  COMP(DEPOT, DEFDOSE)
  COMP(CENTRAL, DEFOBS)
  COMP(PERIPH)
$PK  ; Define basic PK relationships
  CL = THETA(1)*EXP(ETA(1))
  V2 = THETA(2)*EXP(ETA(2))
  V3 = THETA(3)*EXP(ETA(3))
  Q  = THETA(4)*EXP(ETA(4))
```

```
KA = THETA(5)*EXP(ETA(5))


S2 = V2
K20= CL/V2
K23= Q/V2
K32= Q/V3
$DES ; Define differential equations
DADT(1) = -A(1)*KA
DADT(2) = A(1)*KA - A(2)*(K23+K20) + A(3)*K32
DADT(3) = A(2)*K23 - A(3)*K32
$ERROR
Y  = F*(1+EPS(1))
```

6

기타 ADVAN

임동석

6.1 ADVAN9 – General Nonlinear Model with Equilibrium Compartments

ADVAN9는 ADVAN6와 같은 상황에서 쓸 수 있는 또 다른 ADVAN으로 ADVAN6 보다 좀 더 robust 한 방법으로 주장되고 있으나 이는 상황 별로 달라서 어떤 것이 낫다고 할 수는 없다. Holford가 제안한 하나의 방법은 $EST 에서 MAXEVAL=0로 한 후 ADVAN6와 9을 각기 돌려보고 둘 중 소요시간이 짧은 것을 선택하여 쓰는 것이다. (Holford 2010)

6.2 ADVAN10 – One Compartment Model with Michaelis–Menten Elimination

1분획 모델로서 정맥주입하는 약물의 Michaelis–Menten 제거 모델을 사용할 경우 ADVAN10을 쓰면 되는데, 실제 모델링에서 쓰이는 사례는 매우 드물다. Michaelis–Menten 과 같은 제거 모델이 필요할 경우 ADVAN6에서 수식으로 구현하는 것이 다른 제거모델과의 비교나 분포분획의 숫자, 흡수 모델 등에 있어서 훨씬 유연한 방법이기 때문이다.

6.3 ADVAN11과 12 – Three Compartment Linear Model (IV and First Order Absorption)

ADVAN1~4의 경우와 같이 ADVAN11과 12는 3분획으로 분포하며 정맥주사와 1차 경구흡수되는 모델들이다 (그림 6.1). ADVAN1~4만큼 자주 쓰이지 않으나 투여 간격이 매우 길다거나 마지막 용량 투여 후 오랜 시간 동안 지속적으로 농도를 측정한다든지 하여 3개의 기울기가 존재하는 것이 의심되는 상황 등에서 시도해 볼 수 있다.

ADVAN11의 예를 들면 앞의 장들에서 소개된 것과 마찬가지로 TRANS 옵션을 선택해야 하는데 TRANS1을 쓰면 Vd를 제외한 약동학 파라미터들을 micro constant(K, K12, K21, K13, K31)들을 써서 표현하며, TRANS4를 쓰면 CL, Q2, Q3를 쓰되 이들과 micro constant들과의 관계식을 함께 써 주어야 한다. TRANS6를 쓸 경우 시간에 따른 농도변화를 지수함수 형태로 나타낼 수 있으며, 역시 지수함수의 파라미터들과 micro constant들과의 관계식을 써 주어야 한다. 이들 중 TRANS4를 사용하여 CL, Q 로써 모델링하는 것이 가장 흔히 쓰이는 방법이고, TRANS1이 간혹 쓰이며, TRANS6를 사용하는 경우는 드물다.

6.4 ADVAN13 – General Nonlinear Model using LSODA

NONMEM 7.12 버전에 추가된 SUBROUTINE으로서 LSODA라는 기법을 사용하여 stiff, nonstiff 미분방정식을 풀어준다. 보통의 ESTIMATION 방식에서는 별 이점이 없으나 좀 더 많은 계산을 필요로 하는 방식들(MCMC, BAYESIAN, IMP MAP)을 쓸 때 속도가 빨라진다고 알려져 있다.

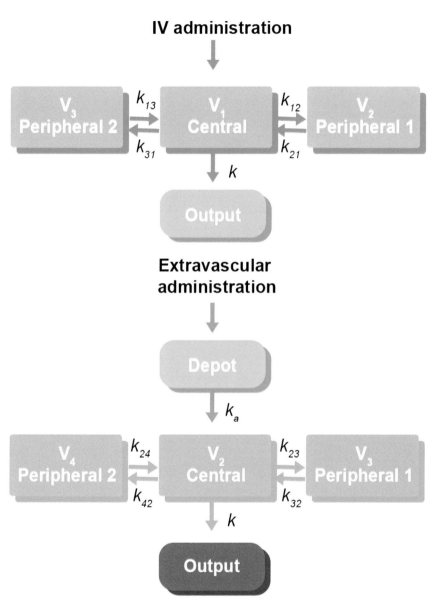

그림 6.1. ADVAN11(위)과 ADVAN12(아래)의 모델 구조와 micro constants의 이름들

7

$PRED: ADVAN을 쓰지 않는 코딩

임동석

7.1 $PRED와 PREDPP library 사용할 때의 차이

PREDPP built in 모델들인 ADVAN들 중에서 하나를 골라서 쓰는 방식을 앞서 장들에서 보아왔지만 이번에는 미리 만들어 놓은 모델이나 파라미터를 쓰는 것이 아닌 연구자가 원하는 대로 모델의 구조를 만들어 볼 수 있는 $PRED를 소개한다. 이것은 PK관련된 식이든, 어떤 함수든 모든 식을 어떤 그 코드 안에 풀어 쓰는 것이므로 약속된 용어(reserved word)도 전혀 없다. 물론 데이터셋의 칼럼 이름들을 정의해주는 $INPUT 뒤에 적어주는 ID, TIME, DV, MDV는 공통으로 쓰지만 특정 ADVAN을 쓸 때 투여량을 나타내는 AMT, 분획을 의미하는 CMT 등의 용어들은 $PRED를 쓸 때는 미리 약속된 이런 의미를 가지는 용어가 아니라 그냥 칼럼의 제목에 지나지 않는다. 물론 $DES와 함께 쓰는 ADVAN6, 8, 9, 13의 경우에도 특정 모델에 얽매이지 않고 연구자가 상상하는 모델의 구조를 주고 테스트할 수 있지만 이들은 미분방정식의 형태로 넣어주는 것이므로 $PRED와는 다르다.

제어구문 파일의 맨 앞에 $PROBLEM으로 프로젝트 이름을 쓰고 $DATA, $INPUT 에서 데이터셋을 불러 들여오고, 그 다음에 $SUBROUTINE, $MODEL, $PK, $DES, $ERROR들을 적절히 골라 적었으나 $PRED를 쓸 때는 이들이 필요 없게 된다. 그림 7.1의 예는 1분획 모델을 ADVAN2 대신 $PRED로 적은 것이다. 이후 나머지 초기값 주는 것, estimation 방법 등은 $PRED를 쓰건, 다른 ADVAN을 쓰건 동일하다. 데이터셋에서도 약속된 용어가 통하지 않으므로 그림 7.2와 같이 차이가 난다.

AMT와 같은 용어는 PREDPP library를 사용할 경우($SUBROUTINE 쓸 때) 한

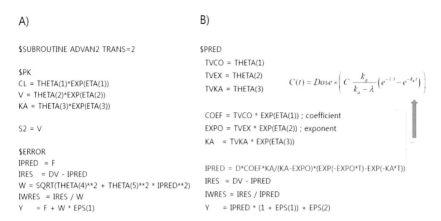

그림 7.1. 1구획 모델의 ADVAN2, $PRED 제어구문 파일 비교

A) Dataset for ADVAN2

#ID	TIME	AMT	DV	MDV
1	0 .		0	0
1	0	150000 .		1
1	0.25 .		.	1
1	0.5 .		55.51	0
1	0.75 .		348.7	0
1	1 .		1518	0
1	1.5 .		3325	0
1	2 .		3690	0
1	3 .		2645	0
1	4 .		2329	0
1	6 .		1216	0
1	8 .		541.3	0
1	12 .		145.8	0
1	24 .		.	1

B) Dataset for $PRED

#ID	TIME	AMT	DV	MDV
1	0	150000	0	0
1	0.25	150000 .		1
1	0.5	150000	55.51	0
1	0.75	150000	348.7	0
1	1	150000	1518	0
1	1.5	150000	3325	0
1	2	150000	3690	0
1	3	150000	2645	0
1	4	150000	2329	0
1	6	150000	1216	0
1	8	150000	541.3	0
1	12	150000	145.8	0
1	24	150000 .		1

그림 7.2. ADVAN과 $PRED의 데이터셋 차이

번의 투여간격 사이에 주는 용량이라는 의미로 약속되어 있어서 $INPUT에서 데이터셋의 칼럼 이름으로 명시해 주어야 하고, 그림 7.2의 A)와 같이 0시간에 한번 주면 몸 속으로 흡수되어 24시간까지 계속 영향을 주는 값으로 약속되어 있다. 그러나 $PRED를 사용할 때는 B)와 같이 마치 어떤 공변량처럼 그 칼럼에 계속 같은 숫자로 표시해 주어야 하는 것이다. 이는 그림 7.1의 제어구문에서 IPRED = D*COEF*KA/(KA-EXPO)*(EXP(-EXPO*T)-EXP(-KA*T))의 용량을 나타내는 변수 D에 해당된다. 데이터셋 맨 윗줄의 칼럼 이름들은 제어구문에서 읽어 들일 때 무시되고 $INPUT 뒤에 적어준 칼럼 이름들을 따르게 된다. 앞서 기술한 것처럼 $INPUT 뒤에

AMT건 DOSE건 D건 무슨 단어를 써도 그냥 칼럼의 제목이라는 의미만을 가진다. 단지 $PRED 블록 내에서 쓸 때와 동일하여야 하므로, 그림 7.1의 예에서는 $INPUT 뒤에 나오는 네번째 칼럼 이름은 "D"라고 써주면 될 것이다.

미분방정식으로 각 분획간의 물질이동의 식만 주면 알아서 각 분획 별 물질의 양을 구해주는 $DES와는 달리 $PRED를 쓸 경우 우리가 얻고자 하는 값(예컨데 특정 분획에서의 약물 농도)을 라플라스 변환을 이용하든지 하여 수식으로 풀어서 넣어 주어야 한다.

7.2 $PRED를 써야 하는 경우

편리한 ADVAN들이 이미 여러 가지가 나와 있는데 똑같은 모델을 굳이 복잡한 수식을 풀어서 열거하는 $PRED로 처리해야 할 필요는 없다. 그러나 지금까지 나와 있는 PREDPP의 ADVAN들 만으로 표현할 수 없는 모델을 써야 할 경우는 자주 있다. PK/PD 모델들 역시 ADVAN만으로 처리할 수 있는 것들도 있으나 그 성격이 다양하여 연구자가 직접 모델을 만들어 테스트해야 하는 경우도 많다. (코드 7.1)

코드 7.1. 약력학 모델과 같이 다양한 수식들을 써야 하는 경우 ADVAN 보다는 $PRED 블록 안에서 수식을 직접 적어주는 것이 편리하다.

```
$PROB Sigmoidal PD Model
$DATA ../sigmoidal_effect.csv IGNORE=@
$INPUT ID CP RESP=DV
$PRED
  E0=THETA(1) ; Baseline
  EMAX=THETA(2) ; Max Effect
  C50=THETA(3)*EXP(ETA(1)) ; C50
  ; only parameter with interindividual variability
  GAM=THETA(4) ; Gamma
  ; do not add an ETA to this - very hard to fit
  IPRD=E0+(EMAX-E0)*CP**GAM/(CP**GAM+C50**GAM)
  Y=IPRD+EPS(1)
$THETA
...
```

8

초기추정값

한승훈

IE(initial estimate, IE)은 NONMEM 제어구문의 필수 구성 요소이다. 단 한 번의 모델링 경험만으로도 IE을 결정하는 것이 단순한 작업이 아니라는 것과 IE에 따라 FPE(final parameter estimate, FPE)이나 NONMEM 실행 시간이 달라질 수 있다는 것을 알게 된다. 특히, 계량약리학 분야의 초보자들은 일반적으로 NONMEM의 작동 방식과 제어 구문 구성 요소에 대한 이해의 폭이 좁기 때문에, IE의 개념, 역할 및 가치에 관한 지식이 부족할 수 있다. 그러나 모델의 구조나 IE의 역할에 대한 충분한 이해 없이 IE을 선택하는 경우, 전혀 타당하지 않은 FPE을 얻을 수 있으므로 이 문제를 간과해서는 안 된다. 따라서, 모델 구축 작업과 관련하여 일반적으로 받아들여질 수 있는 적절성을 확보하기 위해서는 IE에 관한 정확한 정보와 지식을 갖는 것이 중요하다 하겠다.

IE은 단순한 값들의 집합(파라미터의 개수에 대응하는)이 아니라 모델의 구조와 그러한 구조를 구성하는 요소인 파라미터의 값의 추정을 위해 반드시 요구되는 출발점이다. 그러기에 IE을 적절히 선택하기 위해서는 NONMEM의 추정 알고리즘에 대한 지식과 함께 모델을 해석할 수 있는 수준의 약동-약력학 지식이 필수적으로 요구된다. 실제로 초보자가 이러한 모든 지식을 온전히 이해하고 IE을 적용하는 것은 거의 불가능하지만, 본 문서에서 다루는 내용 정도에 준해 IE의 기본적인 사항을 이해한다면, IE을 무작위로 혹은 부적절하게 선택함으로 인해 발생하는 FPE의 오류를 어느 정도 피할 수 있을 것으로 생각되며, 이를 통해 불필요한 시간 낭비를 줄일 수 있을 것이다.

8.1 초기 추정값의 의미와 역할

NM-TRAN 제어구문을 작성할 때에는 여러 파라미터에 대한 IE을 반드시 선택하여 입력하여야 한다. 여기에서 파라미터라 함은 일반적인 약동-약력학 파라미터와는 다른 모델의 파라미터를 의미하는데, 제어구문의 기초적 내용에서 다뤄지는 THETA(θ), OMEGA(ω), SIGMA(σ)가 그것이다. 모델의 구조에 따라, 하나의 약동-약력학 파라미터는 각각 1개의 θ, ω에 대응될 수도 있고, 2개 이상의 모델 파라미터를 이용하여 표현될 수도 있다. 또한, 잔차 모델의 특성에 따라 1개 혹은 2개 이상의 σ가 필요할 수도 있다. 중요한 것은 IE이 '약동-약력학 파라미터 별'로 결정되는 것이 아니라 '모델 파라미터 별'로 결정되어야 한다는 것이다. 따라서, 제어구문 작성 시에는 모델에 포함된 θ, ω, σ의 개수 총합에 해당하는 수의 IE이 필요하게 된다.

IE이 필요한 이유는 NONMEM이 파라미터 추정을 위해 Newton-Raphson 방법과 유사한 접근 방식(quasi-Newton-type minimization algorithm)을 사용한다는 것이다. 이 방법의 구체적인 내용을 여기에 다루지 않으나, 이것이 특정한 출발점에서부터 시작하여 NONMEM의 목적함수 값을 최소화(관측값의 발생가능성을 최대로 한다는 것과 동일한 의미임 - NONMEM의 추정 방법 관련 내용 참고)하는 파라미터 값들의 조합을 찾아가는 방법이라는 것만은 이해하여야 한다. 다시 말해, NONMEM의 추정이라는 것은 목적함수값을 최소화하는 파라미터 값들의 조합을 찾는 것이며, 이때의 파라미터 값을 FPE를 최소화된 목적함수값과 함께 보고해 주는 것이다. 따라서, NONMEM은 각각의 파라미터에 대해 추정을 시작할 수 있는 시작점을 필요로 하게 되고, 이것이 사용자가 제어구문에 각 파라미터 별로 IE을 입력해 주어야 하는 유일하면서도 불가피한 이유인 것이다.

다음 절에 대한 이해를 위해 여기에서 추정 알고리즘에 대해 약간 더 설명한다. 다음은 NONMEM이 목적함수값을 최소화하는 파라미터 값을 찾아가는 논리를 나타낸 것이다. 효율적인 설명을 위해 파라미터가 단 하나인 상황을 가정한다.

1. 목적함수를 그래프로 그렸을 때, 그 함수값이 최소화되는 점(극값)에서 목적함수의 미분값은 0이다.
2. 따라서, 목적함수의 도함수를 구한 후, 이 값이 0이 되는 값을 찾으면 된다.
3. 이를 위해 우선 IE에서의 도함수의 기울기(이계도함수값)를 가지며, 도함수 값을 지나는 직선을 구한다.
4. 3.에서 구한 직선과 x축의 교점을 찾고, 교점의 x값에 해당하는 값으로 3.의 IE을 업데이트한다.

5. 더 이상 유의한 수준의 목적함수값 감소가 없는 때까지 3., 4.의 작업을 반복한다. (최종 지점에서는 이계도함수값이 양의 값을 가져야만 최소값을 구할수 있다.)

3., 4.의 과정에서 업데이트 되는 파라미터값을 수식으로 표현하면 식 (8.1)과 같다.

$$x_{i+1} = x_i - (\frac{d^2Y}{dx_i^2})^{-1}(\frac{dY}{dx_1}) \tag{8.1}$$

또한, 이러한 일련의 과정을 그림 8.1을 통해 보다 쉽게 이해할 수 있다.

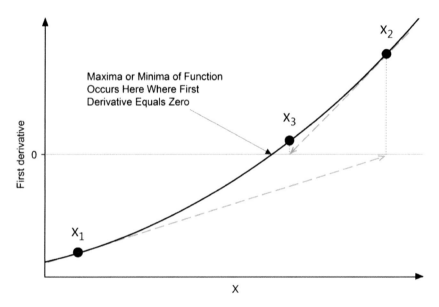

그림 8.1. Newton-Raphson 방법을 이용한 함수의 최소값 추정 알고리즘의 개념도

이러한 과정의 핵심은 파라미터 값의 업데이트이며, 이러한 업데이트 과정을 1회 거치는 것을 1회의 iteration이라고 지칭한다. 물론 NONMEM의 목적함수는 파라미터가 여러 개이며, 함수의 형태 자체도 복잡하므로, 실제 추정작업을 이처럼 단순한 함수 관계로 나타내기는 어렵다. 그러나 기본적인 원리는 이와 유사하기 때문에 이 정도 이해만으로도 충분히 초기값이 파라미터 추정에서 어떠한 역할을 하는지는 파악할 수 있을 것이다.

8.2 왜 좋은 초기추정값을 선택해야 하는가?

8.1에서 다룬 바만으로도 IE을 실제 최종 추정값으로부터 먼 값으로 줄수록 추정에 시간이 더 많이 걸릴 것이라는 정도는 이해할 수 있다. 보다 더 여러 번의 iteration이 필요할 것이기 때문이다. 그러나 이는 잘못된 IE이 발생시킬 수 있는 사소한 문제에 지나지 않는다. 더욱 중요한 문제는 IE을 잘못 선택했을 때, 잘못된 최종 추정값을 얻을 수 있다는 것이다. 8.1의 내용을 제대로 이해한 독자라면 Newton-Raphson 방법이나 그 유사 방법이 찾는 것은 "극값"이라는 점을 알 수 있을 것이다. 엄밀히 말하면 제시한 IE으로부터 가장 가까운 곳에 있는 극값을 의미한다. 문제는 대부분의 약동-약력학 데이터 분석의 상황에서 목적함수의 형태가 단순한 형태가 아니며 따라서 그러한 함수가 여러 개의 극값을 가질 수 있다는 것이다. 아래의 단순화된 사례를 확인해 보자. 이 사례는 Peter L. Bonate가 지은 Pharmacokinetic-pharmacodynamic modeling and simulation 중 Nonlinear models and regression 절에 소개되어 있다.

$$Y = 5x^6 - 36x^5 + \frac{165}{2}x^4 - 60x^3 + 36 \tag{8.2}$$

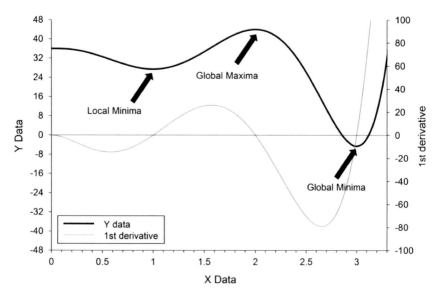

그림 8.2. 복잡한 함수에서 Newton-Raphson 방법의 한계

표 8.1. 초기값에 따른 최종 도달지점의 변화 (Han, Jeon, and Yim 2016)

i	x_i	$\frac{dY}{dx_i}$	$\frac{dY}{d^2x_i}$	x_{i+1}
Starting	Value: 0.70			
1	0.7	−13.19	22.16	1.30
2	1.3	17.85	52.24	0.95
3	0.95	−2.72	56.64	1.00
4	1	0.09	60.09	1.00
Starting	Value: 1.60			
1	1.6	25.80	−7.68	4.96
2	4.96	16956.16	25498.56	4.30
3	4.3	5419.61	10714.92	3.79
4	3.79	1696.52	4601.51	3.42
5	3.42	507.53	2070.60	3.18
6	3.18	135.68	1036.75	3.04
7	3.04	26.45	649.51	3.00
8	3	2.08	548.97	3.00
9	3	0.02	540.07	3.00
10	3	0.00	540.00	3.00
11	3	0.00	540.00	3.00

위의 그림 8.2에서 목적함수의 극값은 3개이며, 2개는 극소값, 1개는 극대값이 된다. 이 때, 당연히도 도함수가 0과 교차하는 점은 3개가 되고, 2개는 이계도함수값이 양의 값을, 1개는 이계도함수값이 음의 값을 가지게 되는 것이다. 즉, 2절에서 제시한 요건을 만족하는 지점이 2개가 된다. 그렇다면 이 상황에서 초기 조건은 최종 도달지점에서 어떤 영향을 미칠 것인가? 아래의 표 8.1를 통해 확인할 수 있다.

이 사례에서 초기값을 0.70으로 선택하면 Newton–Raphson 방법에 의해 추정되는 극값은 x가 1.00일 때이다. 그러나 이 값은 전체 함수의 실제 최소값이 아닌 극값(local minima)이므로, 극값의 위치를 찾았다 하더라도 실제 최소값을 찾는 데에는 실패한 것이다. 최소값에 해당하는 극값의 위치를 정확히 추정하기 위해서는 그러한 위치에 보다 가까운 초기값을 선택해야 한다. 이에 따라, 초기값을 1.60으로 잡았을 때, 그 최종 추정 지점이 3.00으로서 실제 최소값에 해당하는 극값의 위치(global minima)가 된다. 많은 PK-PD 모델링 시에도 마찬가지로, 각 파라미터가 가질 수 있는 타당한 값에 가까운 값을 초기값으로 선택하여야 적절한 FPE를 얻을 수 있을 것이다. 모델이 간단하거나, 모델을 지지하는 데이터의 양이 많은 경우에는, 비교적 덜 정확한 IE 값을 지정하더라도 안정적으로 최적의 FPE를 찾을 수 있는 경우가 있지만, 이러한 경우라도

모델링을 수행하는 전문가는 각 파라미터의 의미와 설명하려고 하는 데이터의 관계를
정확하게 파악하여 가급적 예상되는 FPE에 근접한 값을 사용하는 것이 추천된다.

8.3 고정효과, 임의효과 파라미터의 의미와 초기추정값의 지정

집단 내 약동-약력학 파라미터의 분포를 설명할 때에는, 각 파라미터 별로 두 개의
특성을 제시해야 한다. 하나는 집단의 대표값이며, 다른 하나는 그러한 대표값과 각
개인 파라미터의 차이(변이)가 얼마나 큰가를 나타내는 값(분산, 표준편차 등)이다.
집단의 대표값은 THETA (θ)를 사용하여 정의되며, 이는 해당 인구집단에 속한 개
인이라면 이 대표값과 유사한 파라미터 값을 가져야 함을 의미한다. 따라서, 이 값은
고정효과(각 개인 혹은 측정값에 따라 달라지지 않는 값)로 처리된다. θ에 대한 IE는
\$THETA 블록에 제시하며, θ의 개수보다 적은 수의 값을 지정하면 NONMEM은 에
러 메시지를 출력하고 실행되지 않는다. 각 파라미터의 개인 간 변이(between-subject
variability, BSV)의 크기를 설명하는 값은 ω^2을 이용하여 표현된다. BSV와 관련된
내용은 제어구문을 처음 배우는 사람이 가장 혼란스러워 하는 부분이기도 한데, 이는
THETA와 달리 ω^2이라는 용어가 모델의 구조를 표현하는 부분에서는 전혀 등장하지
않기 때문이다. 모델의 구조에서는 하나의 파라미터에 대해 집단의 대표값과 각 개인
값 간의 편차를 ETA (η)를 이용하여 표현한다. 예를 들면, $P_{ij} = \theta_i + \eta_{ij}$ (P_{ij}는 j번째
개인의 파라미터 값)와 같은 형태이다. 즉, 대상자 별로 다른 η 값을 부여함으로써, 개인
별로 서로 다른 파라미터 값을 만들어 내는 것이다. 중요한 것은 이러한 편차의 원인이
모델에 제시되지 않기 때문에 이 η는 임의효과로 처리된다는 것이다. NONMEM에서
임의효과를 나타내는 값들은 공통적으로 특정한 분포를 갖는다. 임의효과는 말 그대로
임의적 효과이며, 따라서, 한 집단에서 이러한 효과가 어느 한 방향(양 또는 음)으로
치우쳐 나타나지 않는다.(특정한 방향으로 치우치는 변인이 있다면 이는 임의효과로
처리할 수 없음) 따라서, 모든 η의 평균은 0이다. 이 원리를 이용해 $P_{ij} = \theta_i + \eta_{ij}$와
같은 구조에서 집단의 대표값이 θ값이 될 수 있는 것이다. 또한, θ값은 단순히 하나의
값이기 때문에, 결국 η_{ij}의 변이가 P_{ij}의 변이를 대변하게 된다. 이러한 상황에서 사용
자가 지정할 수 있는 초기값은 이 변이의 크기를 나타내는 값이며, 이 값이 바로 ω_i^2
으로 η_{ij}의 분산을 뜻한다. 즉, $\eta_{ij} \sim N(0, \omega_{i2})$이며, 모델 구조를 표현할 때는 η_{ij}를
사용하여 관계를 정의하지만, 이에 대해 실제로 지정해야 하는 IE는 η_{ij}에 해당하는
ω_i^2인 것이다. 이 값은 \$OMEGA 블록에 제시하며, 사용된 η의 개수보다 적은 수의
값을 지정하면 NONMEM은 에러 메시지를 출력하고 실행되지 않는다.

이상의 내용에서 각 개인에서 표준적인 시간-농도 또는 시간-효과 관계(모델 예측값)를 만들어 내기 위한 두 개의 파라미터를 살펴보았다. 구조 모델은 한 집단 내에서 모든 대상자에게 공통으로 적용되는 사항이므로, 이 구조 모델을 구성하는 파라미터의 값들을 개인 별로 다르게 지정함으로써, 각 개인마다 다른 모델 예측값을 얻을 수 있는 것이다. 그러나 아직 해결되지 않은 문제는 각 시간에 얻어진 모델의 예측값과 관측값 간의 편차를 어떻게 정의할 것인가이다. 위의 내용을 잘 이해한 독자라면, 이를 임의효과로 처리해야 한다는 것 역시 알 수 있을 것이다. 이 편차 역시 측정 오류, 분석 기기의 정밀도 한계 또는 일시적인 신체의 변화 등 예측 불가능한 원인으로 발생하는 것이기 때문이다. 일반적으로 '잔차(residual error)'라는 용어가 이를 뜻하며, 개인 간 변이와 마찬가지로 모델 자체에서는 EPSILON (EPS, ε)을 이용하여 모델의 예측값과 관측값 간의 관계를 정의하고, IE로서는 그 분산인 σ^2의 값을 제시한다. 구조 모델과는 달리, 이러한 잔차 모델은 \$ERROR 블록 내에 Y = F + ε_1 (Y는 관측값, F는 모델 예측값) 등의 형태로 제시하고, IE는 \$SIGMA block에 제시한다. 앞의 식에서 보이는 바와 같이, 이 잔차 모델은 개인 별로 다르게 적용되는 것이 아니며, 집단의 모든 관측값에 대해 공통적으로 적용되는 사항이다. 즉, 모든 관측값은 각각의 ε 값을 가지게 되면, σ^2값은 모든 관측값에서 확인된 잔차의 분산이 된다. 경우에 따라서는 Y = F · (1 + ε_1) + ε_2와 같이 두 개 이상의 ε 을 사용할 수도 있다.

8.4 THETA의 초기추정값 지정

일반적으로 IE 정확성이 문제가 되는 것은 주로 고정효과 파라미터(θ)이다. 집단 약동-약력학 분석에서 1차적인 관심사는 집단의 대표적인 약동-약력학 파라미터 값을 추정하는 것이기 때문이다. 또한, 임의효과 파라미터에 대해 IE를 제시하는 것은 추정의 시작점을 제시한다기보다는 해당 파라미터의 추정을 허용한다는 의미가 더 큰 것이며(뒤에 추가로 설명함), 실제로는 고정효과 파라미터의 IE가 이러한 시작점 역할을 하기에 IE가 적절치 않을 때 위 8.3에서 제시한 문제를 유발하는 것도 고정효과 파라미터라고 보는 것이 옳다.

고정효과의 IE는 FPE에 대한 대략적인 사용자의 추정값이라고 할 수 있다. 이러한 추정의 정확성을 높여 좋은 IE를 제시하기 위해 사용자는 각 파라미터가 가지는 생리학적인 의미를 파악할 수 있어야 하며, 이에 비추어 특정한 파라미터 값이 타당한 값인가를 판단할 수 있어야 한다. 이를 고려할 때, 많은 의약품에서 CL, V_d, 그리고 1차 속도론적 흡수속도상수(ka)는 1 - 100 L/h, 10 - 1000 L, and 0.1 - 10 h^{-1} 정도의 범위에 있는 것이 타당하다. 또한, 혈관 내 투여에 대한 정보 없이 혈관 외 투여 후의 약동학 데이터를 다룰 때는 생체이용률(F, 0-1 범위에 있음)로 나누어진 CL, V_d 등의 값이 구해진다는 것 역시 염두에 두어야 한다. 이러한 이해를 기반으로 문헌 등에 제시된 유사 사례에서의 고정효과 파라미터 값을 참고할 수 있으며, 그 값이 타당한 경우 IE 값으로 사용할 수 있다. 문헌과 분석용 데이터 간의 인구집단 특성, 질병 관련 요인, 제형의 차이 등을 고려하여 그러한 변인들의 약동-약력학적 영향을 파악할 수 있다면, 보다 적절한 IE 값을 선택할 수 있을 것이다.

보다 정교한 IE 값의 선택을 위해서는 탐색적 데이터 분석(exploratory data analysis) 과정을 철저히 수행하는 것을 추천한다. FPE는 제시된 구조 모형과 사용된 파라미터 등을 고려할 때, 주어진 데이터셋에 가장 적절한 파라미터 값이다. 다시 말해, 확보한 데이터가 FPE를 결정하는 것이며, 데이터셋을 보다 면밀히 파악함으로써 사용자는 더 좋은 IE 값을 제시할 수 있다. 간단히 y축을 로그 척도로 하여 시간에 따른 집단의 평균 농도를 그려 보는 것만으로도 매우 중요한 정보들을 얻을 수 있는데, 그림 8.3을 통해 이를 설명하도록 하겠다.

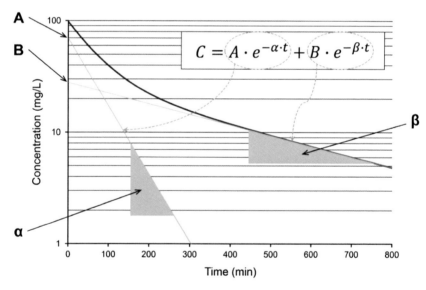

그림 8.3. 탐색적 데이터 분석을 통한 IE 값 결정

이 그림은 일반적으로 관찰되는 혈관 내 투여 후 시간-농도 관계로서, 2구획 모델로 설명하기에 적절한 데이터이다. 따라서, 두 개의 직선의 합으로써 농도 변화를 설명할 수 있으며, 각 직선의 시작점과 기울기 등 상수 값들을 얻을 수 있다. 이후 이러한 상수 값을 다음의 변환 과정을 통해 빈번하게 사용하는 약동학적 파라미터 값으로 변환하면,

FPE에 상당히 근접한 IE 값을 얻게 된다.

$$k_{21} = \frac{A \cdot \beta + B \cdot \alpha}{A + B}$$

$$k_{10} = \frac{\alpha \cdot \beta}{k_{21}}$$

$$k_{12} = \alpha + \beta - k_{21} - k_{10}$$

$$V_c = \frac{Dose}{A + B} \tag{8.3}$$

$$V_p = V_c \cdot \frac{k_{12}}{k_{21}}$$

$$Q = V_c \cdot k_{12} = V_p \cdot k_{21}$$

$$CL = V_c \cdot k_{10}$$

많은 약동–약력학 모델에 대해 유사한 방법으로 IE 값을 얻는 전략이 Gabrielsson과 Weiner의 Pharmacokinetic and Pharmacodynamic Data Analysis, 5th ed. 중 'Chapter 2. Pharmacokinetic Concepts', 'Chapter 3. Pharmacodynamic Concepts'에 잘 정리되어 있으므로 이를 읽어보기를 추천한다. (Gabrielsson 2006)

또한, 집단의 대표값과 각 개인 파라미터 값의 관계를 어떻게 설정했는가에 따라 θ 의 값은 약간씩 달라질 수 있는데, 예를 들어 개인 간 변이를 가법적으로 설정한 경우 ($P_{ij} = \theta_i + \eta_{ij}$)에 θ 값은 해당 파라미터의 집단 평균값에 가까워질 것이며, 이를 지수적으로 설정했다면($P_{ij} = \theta_i \cdot EXP(\eta_{ij})$), θ 값은 중앙값에 가까워질 것이다. 이러한 맥락에서 모델링을 수행하는 사람이라면 본인이 작성한 제어구문의 구조가 파라미터 추정값에 어떠한 영향을 미치는가를 이해할 수 있어야 한다고 하겠다. 특히, 공변량 관계가 적용된 모델에서는 공변량 효과 역시 고정 효과로써 반영이 되므로 공변량이 적용되는 파라미터에는 1개 이상의 θ 가 추가되며, 이는 기존에 THETA 하나를 이용하여 집단의 대표값을 설명하는 경우와는 다른 고려가 필요하다. 예를 들어, 집단의 분포용적 대표값이 100 L일 때, 이를 θ 하나로 표현하면 그 값이 그대로 100 L/hr 이겠으나, V = θ_1*WT + θ_2 (WT는 체중)라는 구조로 표현한다면, θ_1 의 값은 100 을 WT의 평균으로 나눈 값과 유사한 값이 될 것이므로, 이를 반영하여 IE를 설정해 주어야 할 것이다.

8.5 OMEGA의 초기추정값 지정

파라미터의 개인 간 변이의 크기는 NONMEM을 이용하여 추정을 수행하기 전에는 정확히 어느 정도인지를 가늠해 보기가 쉽지 않다. 또한, ω^2와 같은 임의효과의 IE를 조금 부정확하게 지정했다고 해서 θ에서와 같이 시작점이 크게 어긋나는 문제가 발생할 가능성은 적기 때문에, FPE와 근접한 IE 값을 설정하기 위해서 two-stage method 와 같은 다른 집단분석방법을 별도로 수행하는 것 역시 효율적이지는 않다. 따라서, 실제 모델링 과정에서는 ω^2의 IE는 어느 정도 타당한 값(지수적 관계의 개인 간 변이 구조에서는 0.01-0.1 정도)으로서 일괄 지정하는 경우가 많다. 그리고 IE 값 자체의 중요성이 상대적으로 떨어지기 때문에, 오히려 IE를 지정했는가 아니면 이를 0으로 고정하였는가의 여부가 더 중요하게 생각된다. 모델링 초기에는 θ의 추정에 집중하는 경향이 있기 때문에 IE를 지정하지 않고, 대부분의 ω^2를 0으로 고정한 상태로 모델링이 진행되며, 이후 중요성이 높은 ETA에 대해 IE를 지정하여 ω^2를 추정하거나, 모든 ω^2의 추정을 동시에 허용한 후 ω^2가 잘 추정되지 않는 ETA에 대해서는 이를 다시 0으로 고정하는 방법을 사용하기도 한다.

특정한 run에서 신뢰성 있게 추정된 ω^2 값이 있다면, 이 값을 다음 run의 IE로 사용하는 것도 좋은 접근일 수 있다. 앞서 언급한 바(0.01-0.1)와 같이 정보가 부족한 IE를 주기보다는, 이미 추정된 값을 IE로 제시하는 것이 NONMEM 실행에 훨씬 도움이 되기 때문이다. 다만, 추정을 허용하는 ω^2의 개수가 증가할수록 관찰값의 개인 간 변이를 설명할 수 있는 방법이 많아지는 것이기 때문에 일반적으로 이전에 추정되었던 ω^2의 값이 감소하는 경향을 보인다는 점은 이 과정에서 고려해야 할 요소이다. 또한, 특정한 경우에는 상대적으로 큰 값의 IE를 제시하거나, 그러한 정도 FPE가 출력되었을 때에도 그것이 타당하다고 보아야 하는 때가 있는데, 흡수속도상수나 약력학 파라미터와 같이 일반적인 disposition 파라미터에 비해 그 생리적인 변이 정도가 본래 큰 파라미터에 대한 ω^2이거나, 대상자 수가 적어 개인 간 변이의 정도가 과장되는 상황이 이에 속한다. 이와 더불어, 신장으로 제거되는 약물의 청소율과 분포용적 등 생리학적으로 비례 관계를 가질 수 있는 파라미터들에 대해서는 사전에 OMEGA BLOCK 등을 이용해 상관성을 반영해야 할 가능성을 염두에 두고 공분산에 대한 IE를 허용하는 것도 고려하며 모델링을 수행하는 것이 추천된다.

8.6 SIGMA의 초기추정값 지정

각 파라미터에 대한 ω^2과는 달리 1개 이상의 σ^2에 대한 IE는 반드시 지정해야 한다. 개인 간 변이가 없는 모델은 있을 수 있지만 잔차가 없는 모델은 있을 수 없기 때문이다. ω^2에 대해서도 마찬가지이겠지만, σ^2의 IE를 지정할 때 반드시 고려해야 하는 것은 특정 σ^2에 상응하는 ε이 어떻게 구조화되어 있는지이다. 만약, 잔차 모델이 $Y = F + \varepsilon_1$의 구조를 가진다면 잔차는 관측값에 가법적인 관계가 있으므로, 어느 정도 관측값의 크기를 고려하여 그 IE를 정해야 할 것이다. 만약, 관측값이 100-10,000, 정도의 값을 가진다면, σ^2의 값은 최소한 1,000 정도에서 시작하는 것이 옳을 것이다. 그러나, 관측값이 1-100 정도의 값을 가질 때, IE를 1,000으로 지정했다면, 잔차의 크기를 너무 크게 가정한 것이 되며, 이 경우 NONMEM은 잔차의 크기를 최대한 크게 만들면서, 각 파라미터의 값들을 정확하게 추정하지 못하는 방식으로 실행을 멈출 가능성이 크다. 또한, $Y = F \cdot (1 + \varepsilon_1)$의 형태로 잔차 모델을 정했다면, 이 경우 적절한 σ^2의 IE 는 1 미만의 값이라고 볼 수 있다. 이 모델에서는 잔차가 예측값의 크기에 비례하여 정해지기 때문에, 관측값의 크기는 고려할 필요가 없다. $Y = F \cdot (1 + \varepsilon_1) + \varepsilon_2$와 같이 잔차의 유형 두 가지를 동시에 쓰는 경우에도, 개별 ε들은 동일한 특성을 유지한다. 따라서, ε_1은 비례적 잔차에 준해 IE를 제시해야 하며, ε_2는 가법적 잔차에 준해 IE 를 제시하는 것이 바람직하다. 너무 큰 값의 IE를 허용하는 것은 앞서 언급한 이유로 추천되지는 않지만, 많은 전문가의 의견에 따르면, σ^2에 대해서는 상대적으로 작은 값의 IE로 추정을 시작하는 것보다, 비교적 큰 값의 IE로 추정을 시작할 때, NONMEM 이 보다 쉽게 추정을 마무리하는 경향이 있다. 따라서, 타당성을 확보한 범위 내에서 가급적 큰 값의 IE를 허용하여 추정을 시작하는 것이 보다 효율적인 방법으로 생각된다.

9

파라미터 추정 방법 및 세팅

김정렬

9.1 추정 방법 및 관련 옵션

$ESTIMATION NOABORT MAXEVAL=9999 METHOD=1 INTER PRINT=10 SIGDIGITS=3

$ESTIMATION 레코드에는 종종 위와 유사한 구문을 쓰게 되고, 이는 NONMEM 으로 하여금 어떤 방식으로 파라미터를 추정하고 그 결과를 출력할 것인지에 대한 옵션을 제시하는 것이다. 이중에는 NONMEM이 실행되기 위해 반드시 정의되어야 하는 옵션이 있는 반면, 일부는 생략하더라도 사전에 정해진 값이 적용되어 아무런 문제없이 NONMEM을 실행할 수 있다.

9.1.1 NOABORT

NONMEM이 파라미터를 추정하는 동안 함수 계산을 하다 보면 계산이 불가능한 상황이 발생하기도 하며 이 경우 NONMEM은 더 이상 추정 과정을 실행하지 않고 그 상태로 중단된다. 지나치게 크거나 작은 값과 같이 적절하지 않은 초기 추정값이 지정되었거나 주어진 정보의 양에 비해 추정하고자 하는 파라미터가 지나치게 많을 때 종종 발생한다. 이때 NOABORT 옵션을 주면 NONMEM 자체의 기능을 통해 적절하게 값을 복구(recovery)함으로써 추정 과정을 계속하게 됨으로써 이런 상황을 일부 회피할 수 있다. 그러나 이 옵션만으로 모든 문제를 완벽하게 해결할 수 있는 것은 아니며, 개발한 모델 구조가 자료를 제대로 설명하지 못한다면 이 옵션을 사용했음에도 중단되는 경우가 많다.

9.1.2 MAXEVAL

NONMEM이 목적함수 값(objective function value)을 계산하기 위해 지나치게 많은 추정을 반복하다 보면, 실행 속도가 느려질 뿐만 아니라 추정된 최종 파라미터가 지나치게 크거나 작은 값으로 나오는 등 부적절한 경우가 있다. 이때 목적함수 계산이 적절한 수준에 이르면 그만해도 좋다는 옵션을 MAXEVAL 값으로 줄 수 있다. 예를 들어 `MAXEVAL=10000`으로 정의하면, 10,000번 까지만 계산하고 더 이상 진행하지 않고 마지막 계산된 파라미터를 최종 값으로 확정하라는 의미이다. 통상의 NONMEM 결과에서 MAXEVAL 값은 자료량이 충분해 파라미터가 잘 추정되면 10번 이내인 경우도 있고, 추정 파라미터가 많고 모델이 복잡한 경우라도 100을 넘지 않기 경우가 많다. 따라서 10,000번 이상 계산해야 한다는 것은 부적절할 수 있으니 불필요한 계산을 지속하지 않도록 하는 것이다. 물론 자료가 매우 많고 파라미터 추정이 쉽지 않은 복잡한 모델이라면 계산을 지속할 수 있으니 지나치게 낮은 값으로 설정할 필요는 없다. 컴퓨터 성능이 떨어져 NONMEM 실행에 오랜 시간이 걸리던 과거에는 프로그램 실행 시간을 줄이고 효율적인 작업을 위해 해당 옵션이 필요했을 것으로 생각되지만, 현재 컴퓨터 성능이라면 시간이 오래 걸리지 않기 때문에 해당 옵션은 설정하지 않아도 될 것이다.

9.1.3 METHOD

NONMEM이 파라미터를 추정하는 방법은 METHOD 옵션으로 설정한다. 이중 First Order (FO) 방식은 `METHOD = FO` 또는 `METHOD = 0` 같이 설정하며, 이 값이 기본(default) 설정이므로 FO 방식을 적용하고자 한다면 생략해도 무방하다. 이 방식은 NONMEM이 파라미터를 추정할 때 근사하는 Taylor series 식에 이용되는 개별 η 값의 합을 0으로 가정하여 계산하는 방식을 말하며, 복잡한 계산식이 단순하게 되어 파라미터 추정을 빠르게 할 수 있는 장점이 있다. 그런데 계산이 빨라지는 대신 추정 파라미터에 비뚤림(bias)이 발생하게 되므로, 각 파라미터의 대략의 값을 추정하고자 한다면 FO 방식을 이용할 수 있다.

FOCE 방식은 단순 FO가 아닌 Conditional Estimation을 의미하며, 개별 η 값의 합을 0으로 가정하는 FO 방식과 달리 실제 추정한 η 값의 합을 이용하므로 계산식이 복잡해 실행 시간이 오래 걸리는 반면 보다 정확한 값을 얻을 수 있는 것으로 알려져 있다. 이 방식은 `method = cond` 또는 `method = 1`로 표현할 수 있다. FO 방식에 비해

표 9.1. FO와 FOCE의 비교

비교	FO	FOCE
연산속도	빠르다	느리다
자료의 양	Sparse	Dense
Ω의 크기	작을 때	클 때
비선형 정도	작다	크다
실례	새로운 자료를 분석, 최신 모형을 적용	집단약력학 모형, 범주형 또는 이산형 자료

비뚤림이 적게 발생하기 때문에 개별 값을 좀더 정확하게 추정하기 위해서는 FOCE 방식을 쓴다.(표 9.1)

9.1.4 INTERACTION

파라미터 추정 시 η 와 ε 사이의 상호작용을 가정할 때 해당 옵션을 설정한다. 개체간 차이를 의미하는 η 와 잔차인 ε 사이의 예상되는 상호작용을 무시하면 파라미터 추정 시 비뚤림이 발생하게 된다. 특히 $Y = F * (1 + \varepsilon)$ 또는 $Y = F * (1 + \varepsilon_1) + \varepsilon_2$ 같은 잔차 모델을 사용하는 경우 상호작용을 고려하는 것이 통계학적으로 적절하며, $Y = F + \varepsilon$ 와 같이 표현되는 잔차 모델에서는 이런 상호작용 설정이 파라미터 추정 결과와 무관한 것으로 알려져 있다.

9.1.5 PRINT

NONMEM이 실행되면 파라미터를 추정하기 위해 되풀이(iteration)를 반복하게 되는데 그 중간 과정을 보여달라는 옵션이다. 이 옵션을 설정하지 않으면 처음에 시작한다는 문구가 뜬 후 바로 이어 최종 결과가 제시된다. 즉 중간에 어떤 과정으로 진행되었는지 알 수 없으며, 추정하는데 시간이 오래 걸리는 경우 제대로 실행되고 있는지 확인하기 어렵다. 그래서 중간중간 진행 과정을 확인하기 위해 해당 옵션을 이용할 수 있다. 예를 들어 10으로 설정하면 되풀이를 10번 할 때마다 중간 과정을 보여주기 때문에 이를 통해 각 파라미터가 어떤 값으로 수렴하는지 확인할 수 있다. 그런데 최근 컴퓨터는 계산을 빠르게 처리하기 때문에 중간 과정이 순식간에 지나가 실제 값을 확인하기 어려워 설정하는 의미가 없는 경우도 있다.

9.2 NONMEM 추정

NONMEM은 목적함수(objective function)를 최적화하는 방식으로 파라미터를 추정하게 되고, 이때 최적화된 목적함수 값(Objective Function Value, OFV)이 산출된다. 개발한 모델로부터 산출된 OFV는 가능도비 검정(Likelihood Ratio Test, LRT) 방법을 이용함으로써 보다 적절한 모델을 선정할 수도 있다. 여기 제시된 내용은 수학자가 아닌 이상 정확하게 이해하기는 쉽지 않지만, 개념적으로 간단히 도식화하면 그림 9.1과 같다.

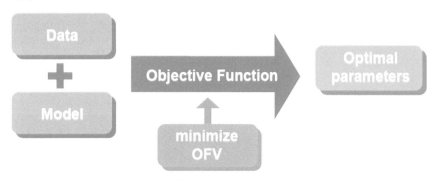

그림 9.1. NONMEM 추정 도식화

일반적으로 우리는 주어진 자료를 설명하기 위해 다양한 파라미터가 포함된 모델을 개발하게 되고 이를 NONMEM으로 실행하게 될 것이다. 이때 NONMEM은 목적함수를 계산하게 되고 이 값이 최소화되는 파라미터 조합을 output 파일을 통해 제시한다. 어떤 형태로 목적함수를 설정하느냐에 따라 OLS, WLS, ELS 방법 여러 가지 방식들이 이용된다.

9.2.1 OLS 방식

OLS (ordinary least square) 방식은 단순 선형회귀(linear regression)를 하는 걸 말하며, 흔하게 사용된다. 이는 SAS, SPSS 등 통계 프로그램에서 사용하는 선형회귀 방식과 동일하다. 예를 들어 용량에 따른 약동학 파라미터 AUC의 상관관계를 파악하기 위해 그래프를 그리고 가상의 선을 설정하여 "용량에 따라 AUC는 증가한다"는 결론을 내리는 것이 전형적인 OLS 방식이다.(그림 9.2)

회귀를 통해 자료를 설명할 때 관찰값과 예측값 간의 차이를 잔차(residual) 또는 오차

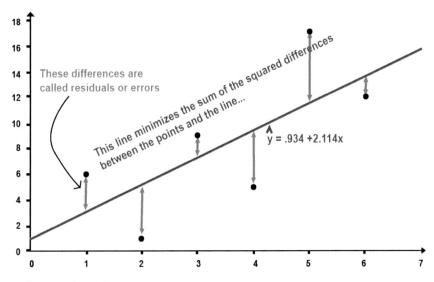

그림 9.2. ordinary least square

(error)라고 표현하는데, OLS 방식에서는 아래 수식 (9.1)과 같이 이 잔차를 제곱해서 나온 값의 합, 즉 잔차제곱합을 최소화하는 파라미터 조합을 찾게 된다.

$$OBJ_{OLS} \propto \sum \left(Y_{obs} - Y_{pred}\right)^2 \tag{9.1}$$

그림 9.2에서와 같이 직선 형태의 1차 함수로 자료를 설명하는 경우, 모델은 기울기 및 y 절편의 두 개 파라미터를 갖게 되고 이 두 개 파라미터의 조합으로 다양한 직선이 그려지며 그로부터 각각 잔차제곱합이 산출될 것이다. 이중 기울기가 2.114이고 y 절편은 0.934인 파라미터 조합일 때 잔차제곱합이 가장 작게 되고, 이 값을 모델의 파라미터로 추정하는 방식이 OLS 방식이다.

9.2.2 WLS 방식

WLS (weighted least square) 방식은 관찰값별로 정해진 가중요소(weighting factor) 를 주어 선형회귀를 한다는 점이 OLS와 다른 점이다.

$$OBJ_{WLS} \propto \sum \left\{ W \times (Y_{obs} - Y_{pred})^2 \right\} \tag{9.2}$$

OLS 방식에서는 관찰값이 모두 동일한 가치를 지니고 있으므로 특히 어떤 관찰값에서의 잔차를 최소화 해야 하는가에 대한 기준이 없다. 반면 WLS 방식에서는 보다 정확하게 회귀해야 하는 값에 더 큰 가중요소를 부여함으로써 선형회귀를 하게 된다. 이때 가중요소는 관찰값 분산의 역수로 설정하는 경우가 많지만, 다른 방식도 가능하다. 다시 말해 특정 시점의 값이 유사하게 관찰되어 관찰값 분산이 가장 작다면 그 시점에 가장 큰 가중요소를 부여함으로써 잔차제곱합을 최소화할 때 해당 관찰값의 잔차를 줄이는 것이 보다 영향력을 갖도록 하는 방식이다.

그런데 예측값이 아닌 관찰값 변이를 가중요소로 이용하면 관찰 자체에 따른 변이도 포함되어 가중요소 설정이 부정확할 수 있다. 모든 시점의 관찰값 변이가 유사하면서 작을 경우 파라미터 추정을 신뢰할 수 있지만, 관찰값 변이가 균등하지 않거나 전반적으로 크다면 일부 가중요소는 부적절하게 설정되며 이를 활용하여 산출한 파라미터의 신뢰도에 문제가 제기될 수 있다.

9.2.3 ELS 방식

관찰값 변이를 이용한 WLS 방식에서의 가중요소 설정 한계를 보완하기 위해 예측값 변이를 고려하는 것이 ELS (extended least square) 방식이다. 이 방식은 NONMEM 에서 실제 활용하고 있는 것으로, 실행 시간은 오래 걸리지만 보다 정확한 값을 추정할 수 있는 것으로 알려져 있다.

$$\mathrm{OBJ_{ELS}} \propto \sum \left[W \times (Y_\mathrm{obs} - Y_\mathrm{pred})^2 + \ln \left\{ \mathrm{Var}\left(Y_\mathrm{pred}\right) \right\} \right] \tag{9.3}$$

9.3 Likelihood

가능도(likelihood) 개념은 확률(probability)과 함께 이해하는 것이 좋다. 확률이라는 것은 파라미터 값이 주어졌을 때 아직 관찰되지 않은 결과를 예상할 때 사용한다. 즉, 앞면이 나올 가능성이 ½인 동전을 10번 던졌을 때 앞면이 몇 번 나올 것인지와 같은 물음에서 확률의 개념을 이해할 수 있다. 반면 가능도라는 것은 관찰된 결과를 알고 있는 상태에서 그런 결과가 예상되는 가능한 파라미터를 추정하는 것과 관련이 깊다. 앞서 예시를 응용하면, 동전을 10번 던져 앞면이 5번 나왔다는 사실에 근거할 때 동전의 앞면이 나올 확률은 ½일 가능성이 가장 높다고 말할 수 있다. 다시 말해 확률이 파라미터가 주어졌을 때 관찰값에 대한 함수라면, 가능도는 관찰값이 주어졌을 때 파라미터에 대한 함수로 볼 수 있다. 이런 이유로 가능도는 여러 추정 가능한 파라미터에 대한 분포 형태로 표현되며, 앞서 예시에서 실제 확률은 ½이 아닐 수도 있지만 ½일 가능성이 가장 높은, 즉 최대가능도(maximum likelihood) 값을 갖는 파라미터는 ½이라고 할 수 있다.

우리가 모델을 통해 확인하고자 하는 파라미터는 NONMEM에서 θ 형태로 표현되며, 약동학에서 청소율, 분포용적 등이 이에 해당하고 앞서 예시의 경우 앞면이 나올 확률 이다. 아래 그림 9.3은 동전을 던져 앞면이 일곱번 나왔을 때 동전 앞면이 나올 확률, 즉 추정하고자 하는 파라미터에 대한 가능도를 나타낸 것이다. 예상한 바와 같이 앞면이 나올 확률이 0.7인 경우 가능도가 가장 크며, 이는 앞면이 나올 확률이 0.7인 동전일 때 관찰 결과를 가장 잘 설명함을 의미한다.

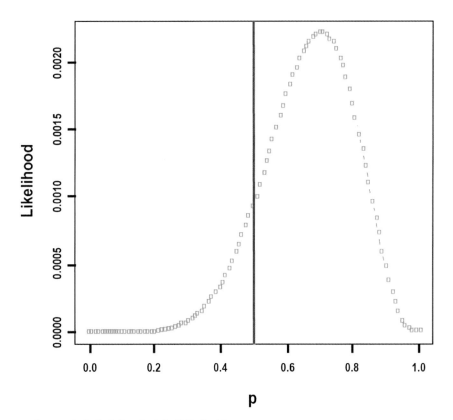

그림 9.3. 동전 앞면이 7회 나올 확률의 가능도

평균이 μ 이고 표준편차가 σ 인 정규분포를 따르는 확률변수 x를 가정할 때, 파라미터 θ 의 가능도를 구하는 함수는 아래와 같다.

$$L\left(\theta|x\right) = P\left(x_1\,\middle|\,\hat{\theta}\right) \times P\left(x_2\,\middle|\,\hat{\theta}\right) \times \cdots \times P\left(x_n\,\middle|\,\hat{\theta}\right)$$
$$= (2\pi)^{-\frac{1}{2}n} \times \prod_{i=1}^{n}\left((\sigma_i^2)^{-\frac{1}{2}} \times e^{-\frac{1}{2\sigma_i^2}\left(x_i - \hat{\theta}\right)^2}\right) \tag{9.4}$$

위 식의 양변을 로그변환한 식 및 그 식에 -2를 곱한 식은 각각 아래와 같다.

$$\ln\left(L\right) = -\frac{1}{2}n\ln\left(2\pi\right) - \frac{1}{2}\sum_{i=1}^{n}\left(\ln\left(\sigma_i^2\right) + \frac{\left(x_i - \hat{\theta}\right)^2}{\sigma_i^2}\right)$$
$$-2\ln\left(L\right) = n\ln\left(2\pi\right) + \sum_{i=1}^{n}\left(\ln\left(\sigma_i^2\right) + \frac{\left(x_i - \hat{\theta}\right)^2}{\sigma_i^2}\right) \propto \text{OFV} \tag{9.5}$$

이처럼 가능도 식을 로그변환하여 -2를 곱하면 목적함수 계산식을 얻을 수 있고, 가능도를 최대로 한다는 건 목적함수 값을 최소로 한다는 것과 같은 의미로 해석됨을 알 수 있다.

9.4 Taylor 전개식

$$f(x) = \sum_{n=0}^{\infty} \frac{f^{(n)}(\alpha)}{n!}(x-\alpha)^n \tag{9.6}$$

위 식은 미분가능한 함수를 다항식 형태로 변환한 것으로, 이런 변환을 통해 참값에 근사한 해를 구할 수 있다. 엄밀한 해를 구하기 위해서는 무한대 차수까지 모든 도함수의 합을 활용해야 하지만, NONMEM에서 FO 및 FOCE 방법으로 파라미터를 산출하는 경우 첫 번째 도함수만 활용하고 이후 도함수는 모두 무시하여 근사한 해를 구하고 Laplacian 방법에서는 두 번째 도함수까지 활용하여 해를 구한다.

9.5   Likelihood Ratio Test

단순한 모델에 파라미터를 추가해 보다 복잡하게 만드는 등 하나의 모델이 다른 모델의 특수 형태인 서로 관련된 모델간 적합도를 비교하기 위해 가능도비를 검정한다. 각 모델에서 산출된 목적함수 값의 차이는 모델에서 사용된 파라미터 개수 차이를 자유도로 갖는 X_2 분포를 따른다는 특성을 이용한다. 즉 가능도를 로그변환한 것이 목적함수 형태로 표현되므로, 모델간 가능도비를 로그변환한다는 것은 목적함수 값의 차이를 의미한다. 이 목적함수 값의 차이와 해당 자유도에서의 X_2 분포 값을 비교함으로써 통계적으로 우수한 모델을 판정할 수 있다. 이때 비교하고자 하는 목적함수 값은 동일한 자료를 이용하여 동일한 잔차 형태를 가정한 모델로부터 산출된 것이어야 한다.

10

NONMEM 실행결과 해석 및 Xpose4 사용법

전상일

NONMEM을 실행시키면, 다양한 보고파일들이 도출되는데, 본 장에서는 도출된 보고파일들 중 실행결과(output) 파일에 대해 설명하고, table 파일들을 이용하여 진단 플롯을 그리는 방법에 대해 다루고자 한다. 실행결과 파일은 제어구문 파일과 파일 이름은 같지만, 확장자가 .out인 파일이다. 실행결과 파일을 보면 데이터셋과 제어구문의 내용이 요약되어 나오고 실행의 결과와 추정한 파라미터 값 등을 확인할 수 있는데, 구성을 크게 3개로 나누어 살펴보면, 전체 결과 요약 부분, 추정 단계 부분, 공변량 부분으로 구분할 수가 있다. 결과 요약 부분에는 제어구문의 내용, NONMEM을 실행한 날짜와 시간, 제목, 읽어 들인 데이터 요약 등이 나와 있고, 추정 단계 부분에는 최소화의 성공여부와 목적함수값(OFV, Objective Function Value), 최종 파라미터 추정치 등이 나와 있다. 공변량 부분은 제어구문에 $COVARIANCE 를 추가한 경우에만 나오게 되며 추정치의 표준오차, 공분산 행렬, 상관 행렬 등이 나와 있다. 제어구문의 파일명을 만들 때 영문 8글자 이하로 만드는 것을 추천하는데, 이는 제어구문의 파일명이 영문 8글자를 넘어가게 되면 실행결과 파일명의 뒷부분이 물결(~) 모양으로 표시되어 어떤 파일을 실행시켰는지 한눈에 알아보기가 어렵기 때문이다.

실행결과 파일의 내용을 구체적으로 살펴보면 아래와 같다.

초반부 내용은 해당 부분에 쓰여진 설명을 참고하도록 하고, 154행부터 보면 APPEND, PRINT, HEADER 라고 쓰여진 부분이 있는데, 이는 $TABLE 블록에서 표 파일을 만들 때 준 옵션에 대한 설명이다. APPEND는 표 파일에 DV, PRED, RES, WRES 부분을 추가하겠다는 옵션으로 NOAPPEND라고 쓰면 표 파일에 이부분이 추가되지 않는다. PRINT는 표 파일의 내용을 실행결과(OUTPUT) 파일 내에 출력하겠다는 의미로, NOPRINT를 사용하면 출력되지 않는다. HEADER는 열이름(ID, TIME,

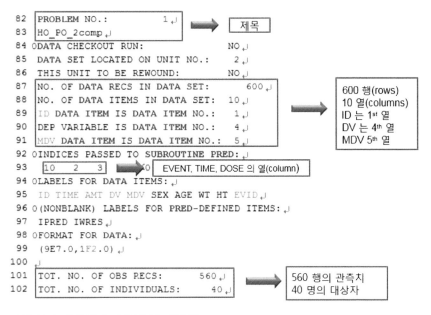

그림 10.1. 실행결과 파일의 82-102행

AMT 등)을 주는 경우에 사용하여, NOHEADER라고 쓰면 열이름이 표시되지 않고,
ONEHEADER라고 쓰면 표 파일의 첫번째 행에 열이름이 표시된다. 각 표들을 엑셀
등으로 실제로 열어서 옵션이 어떻게 적용되고 있는지 살펴보면 이해가 쉽다.

185행부터는 모델의 구조(ADVAN4)와 그 구조를 설명하기 위해 사용된 파라미터
(TRANS4)에 대해 나와있으며, 195~200행에는 현재 모델 구조에서의 각 구획 별
설명이 나와있다. ADVAN4에서 'DOSE'에 대한 구획은 1구획, 'OBSERVATION'
은 2구획이 기본값으로 되어있으며, 1~3구획까지 모두 'DOSE'가 허용된다고 되어
있다(DOSE ALLOWED: YES). 이 때문에 정맥투여와 경구투여 데이터가 같이 있는
2구획 모델의 경우 ADVAN4를 사용하여 하나의 모델로 설명할 수 있는데, 이 때는
투여 경로를 명시해주어야 하므로 CMT를 데이터셋에 추가해야 한다. 표 10.1와 같이,
경구투여인 경우 CMT를 1로, 정맥투여인 경우 CMT를 2로 주면 된다.

227행부터는 $ESTIMATION 구문에 대해 설명해주는 부분으로, 사용자가 준 옵션에
대한 설명이 나와있다. 아래와 같이 옵션을 주면, 위의 결과가 나오게 된다.

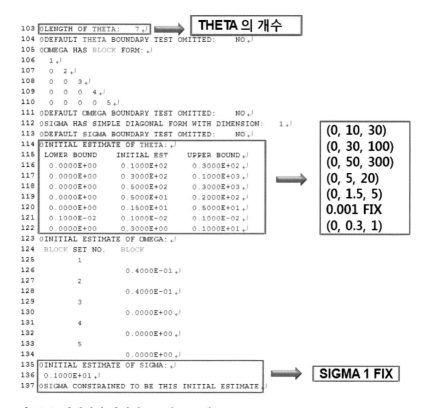

그림 10.2. 실행결과 파일의 103행-137행

표 10.1. 투여경로에 따라 CMT가 기록된 데이터셋

ID	TIME	AMT	DV	MDV	CMT
1	0	100	.	1	1
1	1		10	0	2
1	2		20	0	2
1	4		15	0	2
2	0	100	.	1	2
2	1		30	0	2
2	2		40	0	2
2	4		35	0	2

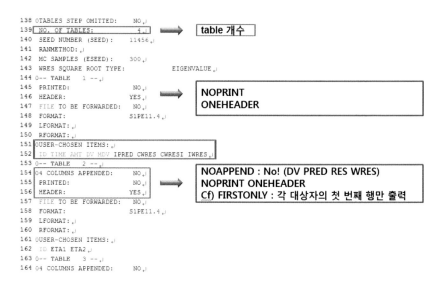

그림 10.3. 실행결과 파일의 138행-164행

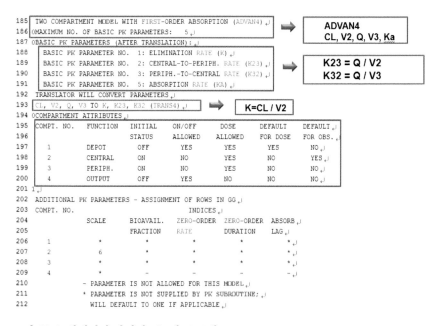

그림 10.4. 실행결과 파일의 185행-212행

```
227 ESTIMATION STEP OMITTED:              NO
228 ANALYSIS TYPE:                        POPULATION
229 CONDITIONAL ESTIMATES USED:           YES
230 CENTERED ETA:                         NO
231 EPS-ETA INTERACTION:                  YES
232 LAPLACIAN OBJ. FUNC.:                 NO
233 NO. OF FUNCT. EVALS. ALLOWED:         9999
234 NO. OF SIG. FIGURES REQUIRED:         3
235 INTERMEDIATE PRINTOUT:                YES
236 ESTIMATE OUTPUT TO MSF:               NO
237 ABORT WITH PRED EXIT CODE 1:          NO
238 IND. OBJ. FUNC. VALUES SORTED:        NO
```


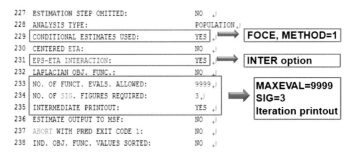

그림 10.5. 실행결과 파일의 227행-238행

```
271 MONITORING OF SEARCH:
272
273
274 0ITERATION NO.:    0    OBJECTIVE VALUE:   5472.39197354452        NO. OF FUNC. EVALS.:   8
275  CUMULATIVE NO. OF FUNC. EVALS.:         8
276  NPARAMETR:  1.0000E+01  3.0000E+01  5.0000E+01  5.0000E+00  1.5000E+00  3.0000E-01  4.0000E-02  4.0000E-02
277  PARAMETER:  1.0000E-01  1.0000E-01  1.0000E-01  1.0000E-01  1.0000E-01  1.0000E-01  1.0000E-01  1.0000E-01
278  GRADIENT:  -1.8601E+01 -6.5120E+01  4.6172E+00  5.1100E+01  6.9685E+01 -2.5906E+01  1.6558E+00  7.4193E+00
279
280 0ITERATION NO.:   10    OBJECTIVE VALUE:   5463.66422245968        NO. OF FUNC. EVALS.:   9
281  CUMULATIVE NO. OF FUNC. EVALS.:       100
282  NPARAMETR:  1.0131E+01  3.0763E+01  4.8190E+01  4.7071E+00  1.4127E+00  3.0654E-01  3.8226E-02  2.5806E-02
283  PARAMETER:  1.1952E-01  1.3606E-01  5.5926E-02  2.0288E-02  1.5446E-02  1.3093E-01  7.7325E-02 -1.1914E-01
284  GRADIENT:  -9.8570E-01 -1.4582E+01  5.9293E-02  2.4674E+00  1.2653E+01 -1.3883E+00  4.9524E-01 -1.4987E+00
285
286 0ITERATION NO.:   17    OBJECTIVE VALUE:   5463.43821707640        NO. OF FUNC. EVALS.:  12
287  CUMULATIVE NO. OF FUNC. EVALS.:       186
288  NPARAMETR:  1.0154E+01  3.0848E+01  4.8035E+01  4.7107E+00  1.3877E+00  3.0708E-01  3.7854E-02  2.8467E-02
289  PARAMETER:  1.2304E-01  1.4007E-01  5.2077E-02  2.1283E-02 -9.3990E-03  1.3351E-01  7.2423E-02 -7.0066E-02
290  GRADIENT:   1.1347E-03 -3.2097E-03  1.3014E-03 -5.8916E-04  2.0602E-03  1.7243E-03 -1.5633E-04  1.1052E-03
```


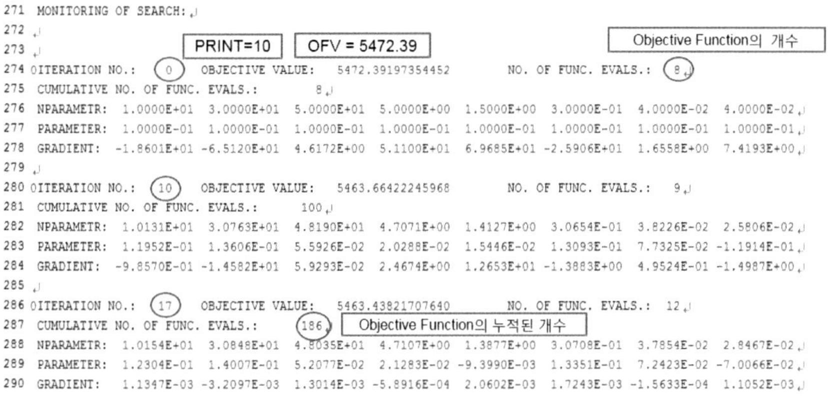

그림 10.6. 실행결과 파일의 271행-290행

```
$ESTIMATION MAXEVAL=9999 SIG=3 PRINT=10 METHOD=1 INTER
```

MAXEVAL은 추정동안 함수평가의 최대수를 의미하는 것으로, 추정과정이 무한대로 지속되는 것을 방지하기 위해 주는 옵션이다. 0으로 주면 파라미터의 추정을 진행하지 않는다. SIG는 SIGDIGITS (SIGDIG)의 약자로, NONMEM에서 최소화를 진행할 때 파라미터의 유효자리 숫자를 의미하며, 기본값은 3으로 되어있다. 원하는 유효자리의 결과를 얻지 못하여 최소화에 실패하는 경우, SIG=2 등으로 변경하면 성공하는 경우가 많다. PRINT 옵션은 추정과정의 내용을 되풀이 간격마다 찍도록 해주는 옵션으로 0번째와 마지막은 기본적으로 인쇄된다. `METHOD=0` 은 1차 추정법 (first-order method, FO)이고, `METHOD=1`은 1차 조건부 추정법(first-order conditional estimation, FOCE)

이며, INTER는 INTERACTION의 약자로, ETA-EPS 간의 상호작용을 감안하도록 해주는 옵션이다.

```
292  #TERM: ↵
293  0MINIMIZATION SUCCESSFUL. ↵      ⟹   Objective Function 이 최소값에 도달
294  NO. OF FUNCTION EVALUATIONS USED:    186 ↵
295  NO. OF SIG. DIGITS IN FINAL EST.:  3.6 ↵        η = N(0,ω²)
296 ↵
297  ETABAR IS THE ARITHMETIC MEAN OF THE ETA-ESTIMATES, ↵
298  AND THE P-VALUE IS GIVEN FOR THE NULL HYPOTHESIS THAT THE TRUE MEAN IS 0. ↵
299 ↵
300  ETABAR:      1.7817E-03  1.0465E-04  0.0000E+00  0.0000E+00  0.0000E+00 ↵
301  SE:          2.8678E-02  2.0664E-02  0.0000E+00  0.0000E+00  0.0000E+00 ↵
302  N:                  40          40          40          40          40 ↵
303 ↵
304  P VAL.:      9.5046E-01  9.9596E-01   귀무가설을 기각하지 않으므로 ETABAR는 0.
305 ↵
306  ETAshrink(%):  5.5889E+00  2.1553E+01  1.0000E+02  1.0000E+02  1.0000E+02 ↵
307  EBVshrink(%):  6.6771E+00  2.2376E+01  0.0000E+00  0.0000E+00  0.0000E+00 ↵
308  EPSshrink(%):  8.1761E+00 ↵
309 ↵
310  #TERE: ↵
311  Elapsed estimation time in seconds:    5.80 ↵
```

그림 10.7. 실행결과 파일의 292행-311행

293행을 살펴보면, MINIMIZATION SUCCESSFUL이 나와있는데, 이는 추정과정이 성공적으로 끝났다는 것으로 목적함수의 값이 성공적으로 최소화 된 것을 의미한다. 297행부터는 ETABAR에 대한 설명으로 ETABAR는 ETA 값들의 평균을 의미한다. NONMEM에서 ETA는 평균이 0이고 분산이 ω^2 인 표준정규분포를 따른다고 가정하는데, 이 가정에 대한 통계적 유의성을 확인하는 부분이다. "ETA의 평균은 0이다" 라는 귀무가설이 주어져있고, 0과 가까운 매우 작은값의 ETABAR와, 이에대한 P-value가 제시되어 있다. 위의 예시에서는 P-value가 모두 0.05이상으로 귀무가설을 기각하지 않으므로(유의수준 0.05) 가정이 틀리지 않음을 알수 있다. 만약 P-value가 0.05보다 작은값이 나오면 가정이 틀렸다는 얘기로, 해당 ETA(의 분산)값은 모델에 반영될수 없으므로 0으로 고정해야 한다.

306행에는 ETA shrinkage(%) 가 나오는데, 보통 이 수치가 30% 이상이면 파라미터가 너무 많은상황(over-parametrization)이 되었다는 의미로, 모델을 단순화 시키는 작업이 필요하다. 즉 모델에서 추정해야할 파라미터의 수를 줄여야 한다는 것으로, 해당 ETA 값을 0으로 고정하는 것이 그중 하나의 방법이다.

345행부터는 목적함수(OFV)의 값과 THETA, ETA의 최종 파라미터 추정치를 확인할 수 있으며, TH1 (THETA 1)의 결과 1.02E+01 은 10.2 라고 생각하면 된다. ETA 부분에 주어지는 값들은 ω^2 값으로, 행렬 형태로 제시된다. 예시에서 ETA1은 CL의 ETA의

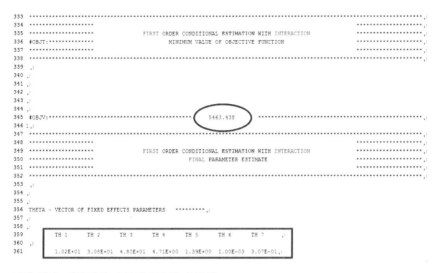

그림 10.8. 실행결과 파일의 333행-361행

ω^2, ETA2는 V2의 ETA의 ω^2 값이며, 그 사이의 값은 두 파라미터의 공분산 값이다. 현재 모델에서는 공분산을 추정하지 않았기 때문에 0으로 나온 것이며, 두 파라미터 사이에 상관관계가 있다고 판단되면, $OMEGA 부분에 0.04 0.02 0.04 이런 식으로 초기값을 주어 추정하게 하면 된다.

다음으로, $TABLE을 통해 생성된 표 파일들을 이용하여 진단 플롯을 그리는 방법을 알아보도록 하자. $TABLE은 코드 10.1과 같이 많이 쓰는데, 이를 통해 생성되는 표 파일들과 R의 xpose4 package를 이용하여 진단 플롯을 그릴 수 있다. (Hooker et al. 2020)

코드 10.1. $TABLE의 예

```
$TABLE ID TIME AMT DV MDV DV IPRED CWRES IWRES ONEHEADER NOPRINT FILE=sdtab3
$TABLE ID ETA(1) ETA(2)                    ONEHEADER NOPRINT FILE=patab3
$TABLE ID SEX                              ONEHEADER NOPRINT FILE=catab3
$TABLE ID AGE WT HT                        ONEHEADER NOPRINT FILE=cotab3
```

Sdtab은 Standard Table, patab은 Parameter Table, catab은 Categorical Covariates Table을 의미하며, cotab은 Continuous Covariates Table을 의미한다. 이 네 개의 테이블 이름은 xpose4 package에서 미리 약속된 이름으로 그대로 사용하여야 하며, 그 뒤에 숫자(Run Number라고 한다)만 바꾸어 사용하게 된다. $TABLE의 옵션들은

```
365  OMEGA - COV MATRIX FOR RANDOM EFFECTS - ETAS  ********↵
366 ↵
367 ↵
368             ETA1      ETA2      ETA3      ETA4      ETA5   ↵
369 ↵
370  ETA1 ↵
371 +       3.79E-02↵
372 ↵
373  ETA2 ↵
374 +       0.00E+00  2.85E-02↵
375 ↵
376  ETA3 ↵
377 +       0.00E+00  0.00E+00  0.00E+00↵
378 ↵
379  ETA4 ↵
380 +       0.00E+00  0.00E+00  0.00E+00  0.00E+00↵
381 ↵
382  ETA5 ↵
383 +       0.00E+00  0.00E+00  0.00E+00  0.00E+00  0.00E+00↵
384 ↵
385 ↵
386 ↵
387  SIGMA - COV MATRIX FOR RANDOM EFFECTS - EPSILONS  ****↵
388 ↵
389 ↵
390             EPS1   ↵
391 ↵
392  EPS1 ↵
393 +       1.00E+00↵
```

$$(\omega_{CL})^2$$

$$Cov(\eta_{CL},\ \eta_V)\quad (\omega_V)^2$$

그림 10.9. 실행결과 파일의 365행-393행

앞에서 설명하였으니 생략하기로 하고, 추가적인 옵션들은 NONMEM 설치 폴더의 help 폴더 안에 있는 $table.ctl 파일을 참고하도록 하자.

Xpose4 package 가 설치되어 있다면, R 실행 후 아래와 같이 입력하여 Basic goodness-of-fit plots(그림 10.10)과 individual plots(그림 10.11)을 그릴 수 있다.

```
library(xpose4)
xpose4()
# Run number (3, in this case)
# Selection: 4
# Selection: 2 or 5
```

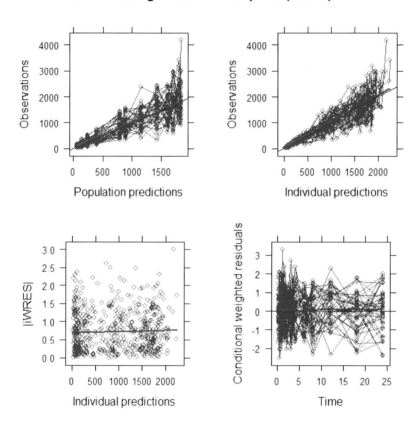

그림 10.10. Basic goodness-of-fit Plots

Basic goodness-of-fit plots에서 좌측 위 그림은 observations (DV) vs population predictions (PRED) 그림으로 집단 대표값을 통해 예측된 값(X축)과 관측값(observation, Y축)을 나타낸 그림으로, 개별 값들과 그 추세선(빨간선)이 기울기 1인 직선(일치선, line of identity)과 가까이 붙어있는 것이 가장 좋다. 우측 위 그림은 Observations (DV) vs Individual predictions (IPRED) 그림으로, 파라미터들의 개인간변이(ETA)를 반영하여 예측한 값(개인 예측값, X축)과 관측값(Y축)을 그린 그림으로, 이역시 개별 값들과 추세선(빨간선)이 일치선과 가까이 붙어있는 것이 좋다. 개인간변이가 모델에 반영이 되어 있다면, PRED로 그린 그림보다 IPRED로 그렸을 때 개별 값들이 일치선에 더욱 밀착되어 있다.

아래 두개의 그림은 잔차(residual)에 대한 진단 플롯으로, 좌측은 |IWRES| vs Individual predictions (IPRED), 우측은 Conditional weighted residuals (CWRES) vs Time 을 나타낸 그림이다. IWRES는 개인 가중잔차(Individual Weighted residuals)이고 |IWRES|는 개인 가중잔차에 절대값을 씌운 값이다. 잔차 모델이 적절하다면, CWRES 플롯의 모든 점들이 0을 기준으로 대칭 분포하게 되며, CWRES 값들의 흩어진 정도가 시간이나 개인 예측값에 따라 경향성이 없고, 그 범위가 -3과+3 사이에 분포할 것으로 기대된다.

Xpose4에서는 Basic goodness-of-fit Plots 외에도 각 개체별로 개인 예측값의 적합도를 확인할 수 있으며(그림 10.11), 파라미터 간의 상관관계 및 공변량에 대한 탐색도 가능하다.

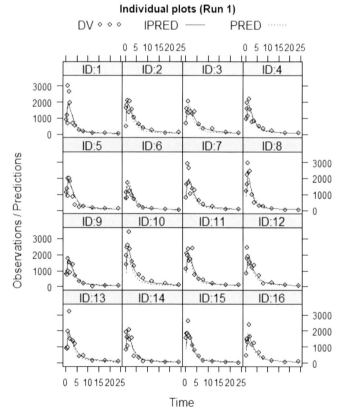

그림 10.11. Individual plots

마지막으로, NONMEM을 실행시켰는데 성공적으로 최소화되지 않았다면 아래와 같은 시도를 해 볼 수 있다.

1. 초기값을 다르게 줘 볼 것
2. 모델에서 THETA, ETA의 수를 줄여볼 것
3. ETA 값을 0으로 고정해볼 것
4. 유효숫자 자릿수를 바꿔볼 것 (예, SIG=2)
5. 이상치(outlying data point)를 제거해볼 것
6. 단순 가법 오차 모델을 사용해볼 것
7. 보다 좁은 상한, 하한 값(upper and lower bound)을 줘 볼 것
8. FOCE 방법(method=1)으로 시도해보기 전에 FO 방법(method=0)을 시도해 볼 것

11

공변량 분석

한승훈

모델링-시뮬레이션은 관찰한 현상을 일관된 모델로서 정립하여 현상 안에 담긴 의미를 일반화하는 것이며, 이렇게 일반화된 지식을 토대로 특정한 상황에서 약동-약력학적 결과를 예측하여, 의사 결정 등에 활용하고자 하는 것이다. 특히, 임상시험 수행 혹은 시판 후 상황 등에서 환자 요인, 약물 요인, 질병 요인에 따라 달라지는 약물의 치료 효과 등을 예측하는 것은 임상 개발 전략 또는 임상시험 설계 등을 결정하는 데에 핵심적인 정보가 된다. 예를 들어, 성인을 대상으로 수집한 약동-약력학 데이터로부터, 연령이 증가할수록 관심 대상 약물의 청소율이 감소하는 현상을 모델로서 구축할 수 있으며, 이러한 모델을 이용해 50세 이상 환자군과 50세 미만 환자군을 나누어 시뮬레이션함으로써, 특정 용량-용법 투여 시 약물 효과를 두 군에서 비교 예측해 볼 수 있다. 이 때, '연령'과 같이 약동-약력학 모델의 구조 또는 파라미터에 유의미한 영향을 끼치는 다양한 요인을 공변량(covariate)라 한다. 즉, 모델링-시뮬레이션의 작업 흐름(workflow) 속에서 공변량은 모델의 핵심적인 구성 요소 중 하나라 하겠다.

공변량이라 함은 단순히 데이터 수집 단계에서 모아진 정보의 항목들을 의미하는 것이 아니라, 그러한 항목들 중 통계학적인 분석을 통해 모델에 반영하는 것이 적절하다고 입증된 것만을 의미한다. 수집된 데이터 중 약동-약력학 분석에 종속변수로서 사용되는 약물의 농도 또는 작용에 대한 측정값(바이오마커로서 측정되는 경우가 많음)을 제외한 데이터 항목들(인구학적 정보, 질환 특성 등)은 실제 모델에 반영된 공변량과 구분하여, 잠재적 공변량(potential covariate)이라 지칭한다. 즉, 공변량 분석(covariate analysis)이란 잠재적 공변량에 대한 적절한 통계분석을 통해 모델링의 대상이 되는 약물의 약동-약력학 모델에 유의미한 영향을 미치는 공변량을 찾아내는 과정이라 할 수 있으며, 여기에는 데이터 항목 평가(variable evaluation), 스크리닝(covariate screening),

전진선택(forward selection), 후진제거(backward elimination), 검증(validation)의 과정이 포함된다.

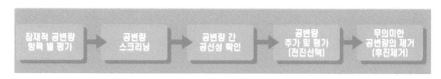

그림 11.1. 공변량 분석의 workflow

약동–약력학 모델에 적절한 공변량이 반영되기 위해서는 다음의 요건이 갖추어져야 한다.

1. 공변량 분석에 가치가 있는 항목들에 대한 정보가 충분히 수집될 것 (정보의 충분성)
2. 잠재적 공변량 간의 관계 파악을 통해 정보의 중복성을 최소화할 것 (관계의 독립성)
3. 적절한 통계학적 절차를 통해 필수적인 공변량만을 선택할 것 (절차의 정당성)
4. 약동–약력학적 지식을 통해 공변량의 의미를 해석할 수 있을 것 (임상적 유의성)

위 요건 중 어느 하나라도 간과한다면 적절한 공변량 분석이 이루어질 수 없으며, 이는 결과적으로 부적절한 공변량이 모델에 반영된다거나, 적절한 공변량이지만 잘못된 관계로 모델에 반영되는 결과를 초래한다. 이렇게 잘못 구축된 공변량 모델(covariate model, 공변량을 포함하는 약동–약력학 모델)은 비록 원래의 데이터를 잘 설명할 수 있다 하더라도, 시뮬레이션 과정에서 문제를 일으키므로 잘못된 의사 결정에 이르게 한다. (이후 절에서 구체적으로 설명) 따라서, 시뮬레이션에 활용하고자 하는 목적이 있는 모델링 과정에서는 특히 공변량 분석 과정에 주의를 기울어야 할 것이다.

11.1 공변량 분석의 일반적 절차

11.1.1 항목 평가 (variable evaluation)

항목 평가란 약동–약력학 분석에 종속변수를 제외한 잠재적 공변량 항목 전체에 대하여 각 항목이 이후 공변량 분석 단계에 사용될 수 있을 것인가를 평가하는 과정이다.

모델링의 목적에 대한 고려 하에서 각 항목이 적절한 분포 특성을 보일 때 이를 적절한 항목이라 한다. 이 과정에서 적절하다고 판단된 데이터 항목만이 다음 단계인 **스크리닝** 의 대상이 된다.

11.1.1.1 기술통계분석과 부적절한 항목 또는 수준의 제거

이 단계의 핵심적 절차는 각 항목이 어떠한 척도로 조사되었는가를 확인하고, 해당 척도에 적합한 방법으로 기술 통계 분석을 실시하는 것이다. 즉, 비척도로 조사된 항목은 평균, 표준편차, 분위 수 등의 값을 산출하여야 하고, 서열척도나 명목척도로 조사된 항목은 각 수준(level) 별로 빈도를 파악한다. 등간척도의 경우에는 상황에 따라 적절한 기술통계 방법을 선택한다. 실제 모델링 수행 시에는 완성된 기반 모델 (base model)의 제어구문 맨 뒤에 \$TABLE로서 잠재적 공변량의 상세 사항을 출력한 후, R package 인 xpose4 (ver. 4.5.X 기준) (Hooker et al. 2020)를 사용하면, 6: Covariate model 〉 2. Numerically summarize the covariates 기능을 이용하여 이 과정을 간단히 수행할 수 있다. (구체적인 방법은 xpose4 매뉴얼[1] 참조) 이러한 분석의 결과로는 다음과 같은 표를 얻을 수 있다.

각 개인의 특성 중 약동–약력학 파라미터에 유의미한 영향을 미치는 항목과 그 정량적 관계를 파악하는 것이 공변량 분석의 목적임을 고려할 때에, 기술통계분석 결과를 통해 1차적으로 수행하여야 하는 작업은 각 개인의 특성으로서 모델에 반영하기에 적절하지 않은 항목 또는 수준을 제외하는 것이다. 적절하지 않다 함은 다음의 두 가지 상황으로 요약할 수 있다.

1. 결측치가 너무 많음 (〉25~30%)
2. 공변량 분석에 포함하기에 적절한 분포 특성을 가지지 않음

각각의 상황에서의 처리 방법은 이어지는 하위 절에서 다루도록 한다.

11.1.1.1.1 결측치가 많은 항목

결측치는 많은 임상연구에서 필연적으로 발생한다. 그러기에 결측치를 대체(impu-tation)하기 위한 다양한 방법들이 존재한다. 그럼에도 불구하고, 지나치게 결측치가 많은 경우, 약동–약력학 파라미터에 대한 해당 항목의 영향을 정확하게 평가하는 것이 불가능하므로 해당 항목을 분석에서 제외하는 것이 좋다. 특정 항목을 분석에서 제외하여야 하는 결측치 비율이 정확하게 정해져 있는 것은 아니므로, 결측치가 발생함으로써

---

[1] https://cran.r-project.org/web/packages/xpose4/xpose4.pdf

```
+----+--------+--+----+
|    |Category|N |%   |
+----+--------+--+----+
|SEX |1       |59|79.7|
|    |2       |15|20.3|
+----+--------+--+----+
|ACE |0       |27|36.5|
|    |1       |47|63.5|
+----+--------+--+----+
|DIG |0       |26|35.1|
|    |1       |48|64.9|
+----+--------+--+----+
|DIU |0       |4 |5.4 |
|    |1       |70|94.6|
+----+--------+--+----+
|COMP|0       |2 |2.7 |
|    |1       |72|97.3|
+----+--------+--+----+


+----+-----+-----+-----+------+-----+------+--+
|    | Mean|   SD|   Q1|Median|   Q3| Range| N|
+----+-----+-----+-----+------+-----+------+--+
| AGE|65.18|7.822|   59|    66|71.75| 43-78|74|
+----+-----+-----+-----+------+-----+------+--+
|  WT|78.51|15.81|68.25|    77|   88|41-125|74|
+----+-----+-----+-----+------+-----+------+--+
|CLCR|67.73|21.81|50.25|    65|80.75|35-142|74|
+----+-----+-----+-----+------+-----+------+--+
```

그림 11.2. 항목 평가에 필요한 잠재적 공변량 요약표

나타난 항목 분포와 모델링의 목적 등 다양한 요소를 고려하여 제외 여부를 결정한다. 그렇기 때문에 결측치의 비율이 상당히 높은 항목이라 할지라도, 해당 항목의 중요성이 높고, 충분히 정당화 가능한 근거가 있다면, 이를 분석에 포함하기도 한다. 예를 들어, 신장으로 배설되는 약물에 대해 혈중 크레아티닌 수치의 결측치가 발생하였을 때, 그러한 결측치가 특정 연령 대에서 집중적으로 발생하였다면, 해당 연령 대를 제외한 공변량 분석에 활용할 수 있을 것이다.

11.1.1.1.2 부적절한 분포를 보이는 항목

공변량 분석은 물론, 모든 약동-약력학 모델링에서 비례적 관계를 다루는 경우에, 각 연구자는 그러한 비례적 관계가 독립변수의 어느 범위에서 유효한가를 먼저 고민해야 한다. 그러한 범위 이외에서 같은 관계를 외삽하는 경우, 실제 값과 다른 예측 결과를

보일 수 있기 때문이다. 공변량이라는 측면에서 이러한 문제를 보이는 대표적인 사례
는 Cockcroft-Gault equation이다. 이 식은 토리여과율(GFR, glomerular filtration
rate)을 다른 신체적 변수 간의 관계를 통해 추정하는데, 해당 관계식에 포함된 체중
또는 연령의 값이 인구 평균에서 멀어질수록 예측 값과 실제 토리여과율 간의 차이가
확대되는 양상을 보인다.[2] (그림 11.3)

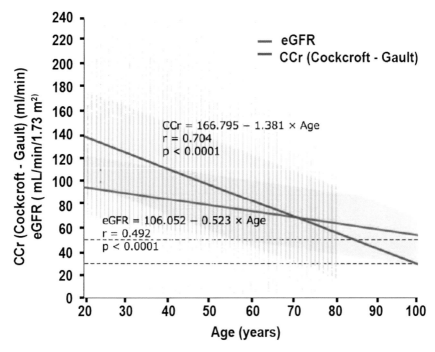

그림 11.3. 독립 변수의 변화에 따른 토리여과율 예측값과 실제값의 차이 : 연령의 예시

따라서, 이러한 식을 적용할 수 있는 독립변수의 범위가 어디인가를 설정하는 것은 매우
중요한 일이며, 약동-약력학 모델링에서도 청소율이나 효능 등 파라미터와 비례하는
공변량을 도입할 때 유사한 고려가 이루어져야 한다.

적절한 비례 관계 및 그 범위를 설정하는 첫 번째 작업은 기술통계분석 결과로부터 각
변수의 분포 특성을 확인하는 것이다. 많은 경우에 약동-약력학 데이터는 특정한 선정/
제외기준을 만족하는 인구집단으로부터 얻어지는데, 이러한 이유로 인해 다음과 같은
문제가 발생할 수 있다.

---

[2] "Estimated glomerular filtration ratio is a better index than creatinine clearance (Cockcroft-
Gault) for predicting the prevalence of atrial fibrillation in the general Japanese population"

1. 특정 독립변수 범위(주로 분포 범위의 양극단)에 대한 정보가 충분치 않음
2. 분포의 범위가 매우 좁거나, 편향됨

1.의 경우, 잠재적 공변량이 연속형 변수라면, 양극단에 있는 소수의 정보가 약동-약력학 파라미터와 잠재적 공변량 간의 비례 형태에 대한 잘못된 추론을 가능케 할 수 있으므로 이후 공변량 분석에서 이를 주의하여 수행하여야 한다. (그림 11.4 좌) 범주형 변수라면, 어느 한 수준의 측정값이 다른 수준에 비해 절대적으로 부족하게 되며(그림 11.4 우), 이 경우에는 그러한 수준을 가장 가까운 수준과 병합하거나 그 수준을 제외하고 이후 공변량 분석을 수행하여야 한다. 만약 수준을 단 2개만 가진 항목 (예) 성별, 환자 여부 등)이라면 아예 항목 자체를 제외하여야 할 수 있다. 그러나 특정 수준의 데이터 비율이 상대적으로 적은 경우라 할 지라도, 그 데이터 양이 충분(N > 30)하다고 판단된다면 이를 포함할 지 여부를 신중하게 고려하여 결정할 수 있다.

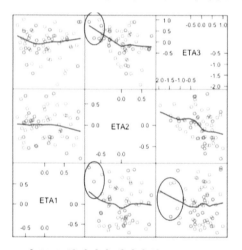

		Categcry	N	%
SEX	1		59	79.7
	2		15	20.3
ACE	0		27	36.5
	1		47	63.5
DIG	0		26	35.1
	1		48	64.9
DIU	0		4	5.4
	1		70	94.6
COMP	0		2	2.7
	1		72	97.3

그림 11.4. 부적절한 데이터 분포

2.의 경우는, 변수의 척도 특성과 상관 없이 해당 변수를 제외하는 것이 추천된다. 이는 첫번째로, 좁은 분포 범위로 인해 통계학적으로 유의한 상관관계를 얻기 힘들기 때문이며, 두번째로, 설혹 통계학적으로 유의한 상관관계를 보인다 할지라도, 임상적으로 유의한 범위의 상관성을 보여 주기 어렵기 때문이다. 대표적인 경우로는 건강인 대상자에서 얻은 인구학적 정보가 있다. 그러한 정보들 중 체중이나 연령 등이 분포용적 혹은 청소율과 선형적 비례 관계를 가지는 경우를 생각해 보자. 이 경우, 건강인 대상자의 특성으로 인해 체중이나 연령 등이 상당히 제한적인 범위에 머무를 가능성이 크며, 따라서 선형적 관계가 실제 관찰된 범위를 넘어 환자에게서도 동일하게 적용되리라는

가정을 하는 것은 상당히 위험하다. 따라서, 공변량 분석 자체가 의미 없는 상황이라고
할 수 있겠다.

11.1.1.2 잠재적 공변량 간의 상관 관계 분석

본 과정은 다음 11.1.3에서 소개할 공선성 분석을 위한 준비 단계로서, 각 대상자 별로
확보된 잠재적 공변량의 값들 간에 나타나는 비례관계 유무를 파악하는 것이다. 우선
적으로는 시각적 방법이 활용되며, 통계적 방법을 통해 이를 보강할 수 있다. 이 과정의
핵심적 절차는 각 대상자에서 관찰된 잠재적 공변량 항목들의 값을 그림 11.5와 같이
scatterplot matrix로 나타내는 것이다. 11.1.1에서 언급한 바와 마찬가지로, xpose4
(ver. 4.5.X 기준)의 6: Covariate model 〉 3. Scatterplot matrix of covariates 기능을
통해 간단히 수행할 수 있다. 그 수행 결과는 아래 그림 11.5에 나타난 바와 같다.

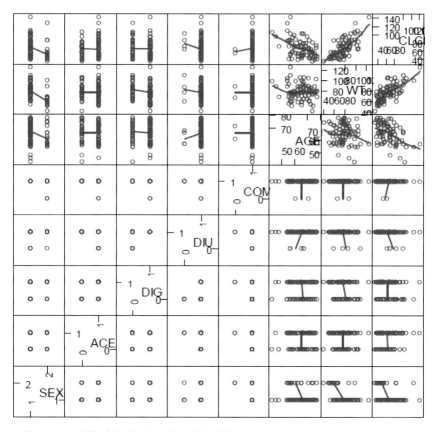

그림 11.5. 공변량 간의 상관 관계 탐색을 위한 scatterplot matrix

이러한 플롯을 통해 AGE, WT, CL 등 연속형 변수 간의 상관 관계, 연속형 변수와 AGE, WT, CL을 제외한 나머지 범주형 변수 간의 상관 관계에 대한 탐색적 정보를 확인할 수 있다. 다만, 범주형 변수 간의 상관 관계를 확인하기는 어렵다는 단점이 있으며, 범주형 변수 간의 관계 파악을 위한 통계학적인 방법(odds ratio 등)을 활용하면 도움이 된다. 연속형 변수의 경우에도 시각적인 정보가 충분치 않다면 잠재적 공변량 간의 상관 분석을 통해 상관계수 등을 구할 수 있다.

11.1.1에서는 수행 결과에 따라 일부 잠재적 공변량들을 제외 또는 수정하였지만, 이 절에서 수행한 사항의 결과에 따라 그러한 작업을 수행하지는 않는다. 그러나 궁극적으로 정확한 공변량 모델을 구축하기 위해 매우 핵심적인 작업이 이루어지는데, 이는 어떠한 잠재적 공변량들이 비례 관계를 가지고 있는가의 결과를 요약하여 기록해 두는 것이다. 그리고, 그러한 비례 관계가 나타난 원인에 대해 생리적, 의학적인 근거를 파악하여야 한다. 만일, 두 공변량 간의 비례 관계를 기존의 지식으로 설명할 수 없다면, 그것은 정보 부족 또는 우연에 의한 결과일 수 있다. 이러한 요약 및 부가 정보 자료들은 11.1.2의 수행 결과와 종합하여 실제 공변량 모델 구축을 위한 전략을 마련하는 데에 활용한다.

11.1.2 공변량 스크리닝 (covariate screening)

개별 공변량을 약동-약력학 파라미터에 반영하여, 모델 개선에 대한 유의성 여부를 평가하는 작업이 공변량 분석의 핵심적인 단계이기는 하지만, 잠재적 공변량의 개수는 물론 약동-약력학 파라미터의 개수가 상당히 많은 경우가 대부분이므로 각 잠재적 공변량을 각 약동-약력학 파라미터에 대응시켜 하나하나 이 작업을 수행하는 것은 매우 비효율적일 수 있다. 예를 들어, 약동-약력학 파라미터(ETA가 추정된)의 개수가 8개이고, 잠재적 공변량의 개수가 10개라면 80개의 개별적 모델링 과정을 거쳐야만 모든 공변량 분석을 완료할 수 있으며, 그 결과에 따라 발생하는 다양한 조합을 함께 평가해 보아야 하는 문제도 생겨나게 된다. 이를 피하기 위해서는 대상자 별로 확보된 잠재적 공변량의 값과 각 파라미터의 ETA 값을 이용하여, 실제 모델링을 통해 평가해 볼 만한 가치가 있는 관계들을 사전에 파악하는 단계가 필요한데 이를 공변량 스크리닝이라 한다. 스크리닝은 시각적 방법과 수치적 방법으로 수행할 수 있으며, 두 방법 중 어느 하나에서라도 의미 있는 상관성을 보이는 잠재적 공변량과 파라미터 간의 관계가 있다면, 이를 실제 모델링하여 평가하는 것이 추천된다.

11.1.2.1 시각적 스크리닝 (visual screening)

시각적 스크리닝의 핵심적 절차는 대상자 별로 확보된 잠재적 공변량의 값과 각 파라미터의 ETA 값을 각 조합 별로 하나의 그림에 나타내어 양의 혹은 음의 상관 관계가 보이

는가를 시각적으로 판단해 보는 것이다. 이 때, 보통 공변량을 원인 변수로, 파라미터의
ETA 값을 종속 변수로 보기 때문에(약동-약력학적 파라미터는 각 개인의 특성 또는
특정 상황에 따라 발생한 결과값이라 생각함), 잠재적 공변량 값을 x축에, ETA 값을
y축으로 하여 나타내게 된다. 잠재적 공변량이 연속형 변수라면 이를 scatterplot으로
나타내고, 범주형 변수라면 각 수준 별 boxplot으로 나타낸다. 이 절차는 xpose4(ver.
4.5.X 기준)의 6: Covariate model > 4. Parameters vs covariates 기능을 이용하여
간단히 수행할 수 있다. 그림 11.6은 그 예시로써, 패널(a), (b)는 scatterplot이며, (c),
(d)는 boxplot이다.

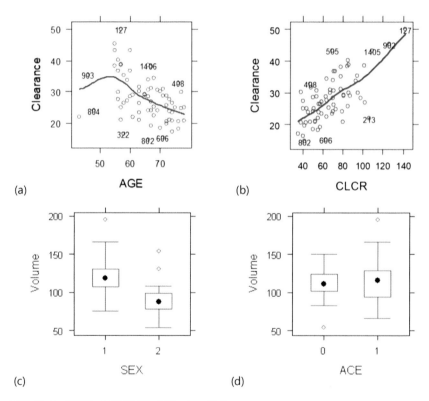

그림 11.6. 시각적 스크리닝을 위한 plot 예시

패널 (b)와 (c)에서는 명확한 상관관계를 확인할 수 있으며, (d)는 상관관계가 없는
것으로 보인다. 따라서, 이 경우, 청소율에 대해 CLCR을, 분포용적에 대해 SEX를 실제
모델링을 위한 잠재적 공변량으로 선정하고, ACE는 제외한다. 패널(a)의 추세선은
선형적 상관관계가 없는 것처럼 보이지만, 해당 패널을 좀 더 자세히 보면 불과 1-2개의

관측값이 추세선의 형태를 변형시키고 있다는 것을 알 수 있다. 이는 11.1.1.1.2에서
언급한 "특정 독립변수 범위(주로 분포 범위의 양극단)에 대한 정보가 충분치 않음"에
해당하는 것이다. 관측값이 조밀한 영역에서는 분명한 음의 상관관계를 보이고 있음을
알 수 있으므로, AGE 역시 청소율에 대한 유효한 잠재적 공변량으로서 다음 단계의
평가에 포함하는 것이 바람직하며, 이를 제외하는 오류를 범해서는 안 된다. 이러한
오류는 시각적 스크리닝 과정에서 가장 빈번히 일어나는 것이기도 하다. 일부 경우에는
다음과 같이 반드시 선형적 상관관계를 가진다고 단정 짓지 못하는 사례도 있을 수
있다.

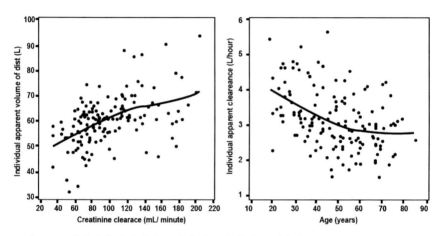

그림 11.7. 비선형적 상관관계를 가질 가능성이 있는 경우 (Owen 2014)

이러한 잠재적 공변량들은 물론 다음 단계 평가에 포함하는 것이 바람직하며, 선형적
관계 이외의 구조로서 공변량-파라미터 관계를 설명하였을 때 더욱 좋은 결과를 얻을
수 있을 가능성을 반드시 염두에 두어 향후 과정에서 이에 대한 비교가 이루어질 수
있도록 해야 한다. 범주형 공변량에 대해서도 마찬가지 작업이 이루어져야 하며, 이는
이후 절에 공변량 모형의 구조와 관련하여 보다 구체적으로 설명하도록 한다. 이러한
절차 이외에 잠재적 공변량의 값에 따른 weighted residual 값의 분포 경향을 plot으로
보는 절차(xpose4의 6: Covariate model 〉 6. weighted residual vs covariates)도 있
지만, 앞서 언급한 절차에 비해 중요성이 떨어지므로 여기에서는 구체적으로 다루지
않는다.

11.1.2.2 수치적 스크리닝 (numerical screening)

수치적 스크리닝의 대표적인 방법은 GAM(Generalized Additive Modeling)이다. GAM은 파라미터의 종류 별로 이루어진다. 또한, GAM은 우리가 직접 수행하는 것이 아니며, 컴퓨터가 파라미터 별로 최적의 모델을 찾을 때까지 자동으로 수행하는 절차이다. 따라서, 우리는 GAM을 실행할 수 있는 환경에서 파라미터를 선택하기만 하면 된다. 이는, Xpose4의 6: Covariate model > 7. GAM을 선택한 후, 파라미터 이름을 입력하는 것이다. 단, base model 제어구문에서 $TABLE에 지정한 파라미터 명으로 입력해야만 실행이 가능하다.(개인 별 파라미터를 파라미터명(e.g. CL, V …)으로 출력했다면 파라미터명을, 각 파라미터에 대한 EBE 값(e.g. ETA1, ETA2 …)으로 출력했다면 EBE명을 입력한다.

GAM을 특정 파라미터에 대해 실행하면 컴퓨터는 기본적으로 다음과 같은 작업을 수행한다.

1. dataset을 ETA 값 = 특정 값이라는 모델로 fitting하여 AIC 값을 얻는다. (AIC 는 이전 장에서 설명함)
2. 모든 잠재적 공변량에 대해 ETA ~ 잠재적 공변량 값이라는 선형 모델로 fitting하여 AIC 값을 얻는다. 즉, 잠재적 공변량이 5개였다면, 총 5개의 AIC 값을 얻게 된다.
3. 2.에서 얻은 값 중, 가장 낮은 AIC 값을 보인 잠재적 공변량을 선택하고, 그 AIC 값이 1)에서 얻은 값보다 낮으면, 해당하는 잠재적 공변량을 유효한 것으로 판단한다.

이러한 3가지의 절차를 1개의 'step'이라 한다. 하나의 step이 수행된 결과는 아래와 같이 표시되며, 이 사례에서는 CLCR이 최선의 결과로 선택되었다.

```
Start:  CL ~ 1; AIC= 509.3225
Trial:  CL ~   SEX + 1 + 1 + 1 + 1 + 1 + 1 + 1; AIC= 510.9846
Trial:  CL ~   1 + ACE + 1 + 1 + 1 + 1 + 1 + 1; AIC= 506.3714
Trial:  CL ~   1 + 1 + DIG + 1 + 1 + 1 + 1 + 1; AIC= 510.9526
Trial:  CL ~   1 + 1 + 1 + DIU + 1 + 1 + 1 + 1; AIC= 509.0554
Trial:  CL ~   1 + 1 + 1 + 1 + COMP + 1 + 1 + 1; AIC= 511.0383
Trial:  CL ~   1 + 1 + 1 + 1 + 1 + AGE + 1 + 1; AIC= 497.1803
Trial:  CL ~   1 + 1 + 1 + 1 + 1 + 1 + WT + 1; AIC= 495.3102
Trial:  CL ~   1 + 1 + 1 + 1 + 1 + 1 + 1 + CLCR; AIC= 467.8084
Step :  CL ~ CLCR ; AIC= 467.8084
```

그림 11.8. GAM에서 1개의 step을 실행한 결과

만일, 3)의 조건을 만족하는 잠재적 공변량이 없다면, GAM은 step 1에서 종료되고,

유의한 잠재적 공변량이 없다고 보고한다. 그러나 3)의 조건을 만족하는 공변량이 하나라도 있다면, GAM은 다른 step을 개시하며, 같은 작업을 반복한다. 다만, 다음 step에서는 1)의 기준 AIC가 이전 step에서 선택한 최적 모델의 AIC가 되며, 2)에서는 이전 step에서 선택된 잠재적 공변량을 모델에 유지한 채, 또 하나의 잠재적 공변량을 선형적 구조로서 가법적으로 이어 붙여 해당 모델의 AIC를 평가하게 된다.(예를 들어 CLCR이 이전에 step에서 포함된 상황이라면, `ETA1 ~ CLCR + SEX`와 같은 구조가 된다.) 이는 통계학적으로 다변량 선형회귀분석에서 사용하는 모델과 동일하다. 이 평가 과정 역시 모든 잠재적 공변량에 대해 이루어지며, 3)의 조건을 만족하는 잠재적 공변량이 없을 때까지 step이 반복된다. 중요한 것은 이미 모델에 포함되어 있는 잠재적 공변량일지라도, 각 step에서 한 번 더 평가가 이루어진다는 것이다.(e.g. `ETA1 ~ CLCR + CLCR`) 만일, 동일한 공변량이 두 번 이상 선택된다면, 이는 유의한 상관관계가 있지만, 잠재적 공변량과 파라미터 간의 상관 구조가 선형적이 아닐 수 있다는 것을 시사하는 것이므로, 앞서 그림 11.7에서 언급한 경우와 같이 기록해 두고 다음 과정을 진행하여야 한다.

이제 GAM이라는 의미를 다시 살펴보면, '모든 잠재적 공변량에 대해(generalized), 가법적으로(additive), 모델을 수행(modeling)하여, 각 결과를 비교하는 것이다.'라는 것을 알 수 있다. 파라미터 별 GAM 수행 결과는 그림 11.8[3]의 결과를 반복적으로 보여주는 형태로 확인하기도 하지만, 다음의 그림과 같이 모델 구조에 따른 AIC의 변화를 도식적으로 나타내어 선택된 잠재적 공변량들을 한 눈에 확인하는 경우가 많다.

11.1.3 공선성(co-linearity)에 대한 고려

앞선 11.1.1.2에서 잠재적 공변량 간의 상관 관계를 파악하는 작업에 대해 소개한 바 있다. 이는 이 절에서 논의하고자 하는 공선성에 대한 고려를 위한 준비 작업이라고 할 수 있다. 공선성이란 2개 이상의 잠재적 공변량이 서로 비례 관계를 가지는 상황에서, 그러한 잠재적 공변량들이 각각 하나의 약동-약력학 파라미터와 상관 관계를 가지는 경우를 나타내는 용어이다. 예를 들어, '공변량 스크리닝 결과 청소율에 체중과 신장이 동시에 가능성 있는 공변량으로 확인된 경우에 실제 공변량 평가 과정은 어떻게 이루어져야 하겠는가?'라는 질문이 발생할 수 있다. 이러한 질문에 대한 적절한 답을 얻기 위해서는 신장과 체중 간의 관계에 대한 파악이 우선되어야 하는 것이다.

어떠한 경우에는 약동-약력학 파라미터 간에도 서로 간에 상관 관계를 가지는 경우가 있어 2개 이상의 약동-약력학 파라미터와 2개 이상의 잠재적 공변량이 모두 상관관계를 보이는 상황도 발생할 수 있다. 예를 들어, 체중과 신장은 서로 비례 관계를 가지는 것이 일반적인 현상인데, 신장으로 제거되는 약물의 청소율 추정치(Cockcoroft-Gault

---

[3] `https://uupharmacometrics.github.io/xpose4/reference/xpose.gam.html`

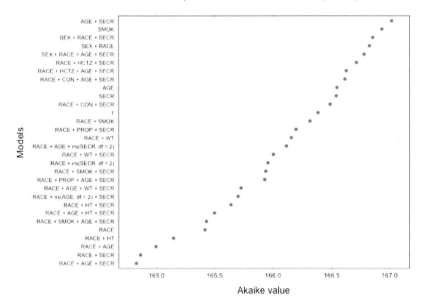

그림 11.9. GAM 실행 summary

식 등)과 분포용적 등은 동시에 이러한 신체적 요인들과 비례 관계를 가질 수 있다. 이 경우에도 마찬가지로 11.1.1.2의 공변량 간의 상관성 탐색 결과가 필요하다. 다만, 약동-약력학 파라미터들 간의 상관성 분석은 엄밀하게는 공변량 분석 이전의 기반 모델 구축 단계에서 온전히 수행되어야 하는 작업이므로 이 장에서는 다루지 않았다(이미 상관성에 대한 정보가 갖추어져 있다고 전제함). 혼합효과모형 분석에서는 개별 약동-약력학 파라미터를 각 개인에서 분명하게 추정 가능한 수준의 정보가 데이터셋에 갖추어져 있지 않은 경우에 파라미터의 ETA 간의 상관성이 유도(induction)되는 특성이 있어, 이러한 문제가 심한 경우에는 특정 파라미터의 ETA를 추정하지 않거나, 파라미터 재설정(re-parametrization) 등의 해결책을 사용한다. 그러나 정보가 충분히 확보된 경우에도 생리학적으로 상관성을 가질 수밖에 없는 파라미터들을 모델링의 목적에 따라 각각 독립적으로 추정해야 하는 경우가 많아, 공선성에 대한 고려는 필수적이면서도 상당히 까다로운 작업이 된다.

위의 경우에는 공변량에 대한 본격적인 평가에 앞서 뚜렷한 기준을 설정하여 접근하여야 한다. 일반적으로 아래와 같은 기준으로 최선의 평가 전략을 구축한다.

1. 개별 파라미터-공변량 관계는 생리학적으로 타당한가?
2. 공변량 스크리닝 단계에서 특정 파라미터와 보다 큰 상관성 혹은 AIC 감소를 보여준 관계는 무엇인가?
3. 공선성 관계를 가지는 하나의 파라미터-공변량 관계를 모델에 반영한 후에 또다른 파라미터-공변량 관계를 추가하고자 한다면, 이를 지지할 수 있는 생리학적인 혹은 수학적인 관계가 있는가?

공선성은 매우 많은 상황에서 다양한 유형으로 발생하기 때문에 공변량 평가를 위한 표준적인 기준을 제시하기는 어렵다. 따라서, 모델링의 목적 등에 대한 고려와 관계된 다양한 전문가들의 의견을 종합하여 궁극적인 평가 계획 및 공변량 포함 여부 등을 결정해야 할 것이다.

11.1.4 공변량 평가 : 전진선택(forward-selection)

이 절의 논의에 앞서 다시 한번 주지하고자 하는 것은 본격적인 공변량 평가 방법은 시간이 많이 걸리는 작업이라는 것이다. 이는 개별 파라미터-공변량 관계를 실제 제어 구문에 반영한 후, 이를 실행하여 그러한 관계가 모델에 긍정적인 영향을 주는가를 평가하는 작업이 파라미터-공변량 관계 별로 일일이 이루어져야 하기 때문이다. 따라서, 효과적인 평가 계획을 수립하는 것이 무엇보다도 중요하며, 11.1.1 ~ 11.1.3의 절차가 올바르게 수행되었다면, 이 절에서 수행하고자 하는 공변량 평가 과정에 투입되는 시간 과 노력을 절감할 수 있을 것이다. 이제부터는 공변량 평가의 첫 단계인 전진선택법에 대해 알아보도록 하겠다.

11.1.4.1 전진선택이란?

전진선택은 11.1.3에서 약동-약력학 파라미터와 유의한 상관관계를 가질 가능성이 있다고 평가된 공변량들을 실제 모델의 제어구문에 반영하여 평가하는 것이다. 제어 구문에 반영한다 함은 특정 약동-약력학 파라미터를 기반 모델에서와 같이 특정한 THETA에 대응시키는 것이 아니라, 공변량과 가장 가능성 있는 관계로서 표현하는 것을 의미한다.(공변량-파라미터 관계에 대해서는 다음 절에 설명함) 예를 들어, 분포 용적과 체중이 선형적 상관관계를 가질 수 있다고 판단한다면, 기반 모델의 제어구문을 다음과 같이 변경하면 된다.

```
V = THETA(i) → V = WT*THETA(i) + THETA(i+1)
```

제어구문이 변경되었다면 이제 이를 실행하여, 그러한 변경(공변량의 반영)이 모델의

표 11.1. 증가된 파라미터 개수 별로 통계적으로 유의한 OFV값 감소의 cutpoint

Δnumber of parameters	Δ-2LL		
	p = 0.05	p = 0.01	p = 0.001
1	3.84	6.63	10.8
2	5.99	9.21	13.8
3	7.81	11.3	16.3
4	9.49	13.3	18.5

성능을 개선하는가를 평가하여야 한다. 평가의 요소는 다음의 세 가지이다.(각각에 대해서는 하위 절에서 구체적으로 설명한다.)

1. 목적함수값(objective function value, OFV)가 이전 모델에 비해 특정 cut-point 이상 감소하는가?
2. 공변량을 반영한 파라미터에 대응하는 개인 간 변이(between-subject variability, BSV)가 이전 모델에 비해 감소하는가?
3. 이전 모델에 비해 잔차의 뚜렷한 증가가 없는가?

1.은 공변량이 전체 모델의 성능을 개선하는가를 평가하는 기준이다. 제시한 특정 cutpoint란 기반 모델 구축 시 적용한 바와 마찬가지로, 모델의 개선을 평가하기 위한 가능도비검정(Likelihood-Ration Test, LRT) 방법에 따라 정해진 p-value에 대응하는 OFV의 감소 값을 의미한다. 일반적으로 표 11.1를 참고한다.

2.는 매우 중요한 개념으로, ω_i^2의 감소로 판단한다. 이는 임의효과(random effect)로 남겨져 있던 해당 파라미터의 개인 간 차가 고정 효과(fixed effect)로 적절히 설명되어, 시뮬레이션 과정 등에 활용이 가능한가를 평가하는 기준이다. 다음의 그림을 통해 그 의미를 파악할 수 있다.

특정 개인이 아닌 전체 인구집단에서 공변량과 파라미터가 일정한 관계를 갖는다면 이는 더 이상 설명 불가능한 개인차가 아니다. 따라서, 이는 설명 가능한 개인차로서 모델에 반영이 되며, 이렇게 적절히 반영된 공변량은 고정효과가 되는 것이다. 그렇다면 설명 불가능한 개인차의 크기는 줄어드는데 이것이 모델에서는 다음과 같이 표현된다.

```
V = THETA(i)*exp(ETA(i)) → V = (WT*THETA(i) + THETA(i+1))*exp(ETA(i))
```

왼쪽의 경우와 오른쪽의 경우 ETA(i)의 의미는 어떻게 다르겠는가? 왼쪽의 경우, 분포용적에 대해 제공된 공정효과는 집단의 대표값인 THETA(i) 뿐이다. 따라서, 이 값과 각 개인의 분포용적 값 차이는 모두 ETA(i)로 설명된다. 이제 오른쪽을 보면, 고정효과로서 체중과의 선형적 관계가 제시되었다. 즉, 체중이 큰 사람은 분포용적이 크다는 일반적

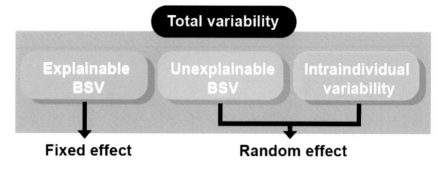

그림 11.10. 임의효과로 남겨져 있는 설명 불가능한 개인차

경향은 고정효과로 설명이 되는 것이다. 결국 이 경우 ETA(i)는 체중의 차이가 무시된 집단의 대표값과 각 개인 값의 차이가 아닌, 같은 체중을 가진 사람들의 대표값과 각 개인 값의 차이가 된다. 따라서, 각 ETA(i)의 크기는 왼쪽에 비해 오른쪽에서 줄어들게 되고, 이는 궁극적으로 ω_{i2}의 감소 효과를 일으키게 되는 것이다. 한 가지 추가할 사항은 시각적 스크리닝에서 본 바와 같은 공변량과 개인 별 파라미터 값 간의 scatterplot에 대한 것이다. 위에서 설명한 이유로 왼쪽의 ETA(i)는 체중과 일관된 경향을 가지는 값이 될 것이나, 오른쪽의 ETA(i)는 체중과 무관한 경향을 가지는 값이 되어야 한다.(체중의 영향은 고정효과로 설명이 되고, 남은 개인 간 차는 체중과는 무관한 차이일 것이므로) 따라서, 오른쪽 상황에서 체중과 ETA(i) 간의 scatterplot을 그리면 경향성이 없게 되는 것이 정상이며, 만일 경향성이 보인다면 공변량-파라미터 관계가 최적의 구조로 구현되지 않았다는 것을 의미하는 결과라 할 수 있다. 이 경우에는, 11.1.4.2를 참고하여 새로운 공변량-파라미터 구조 모델을 시도해 보아야 한다.

3.은 이상치(outlier)와도 관련이 있는 사항으로서, 대부분의 사람에서 설명력이 개선되는 경우 1., 2.의 조건을 만족하지만, 드물게는 새롭게 반영되는 공변량-파라미터 간의 고정효과와 완전히 다른 trend를 가지는 개인이 있어 잔차가 증가하는 상황이 발생하기도 한다. 따라서, 이 경우에는 추후 진행할 시뮬레이션 등의 목적 등을 고려하여 공변량을 반영할 것인가를 선택해야 할 수 있다.

특정 공변량이 위의 세가지 기준을 모두 만족하여 유의미한 공변량으로 확인된다면, 이제 해당 공변량은 모델에 그대로 둔 채로 새로운 공변량을 같은 방법으로 모델에 반영 및 평가하게 된다. 공변량 스크리닝 단계에서 평가 필요성이 제시된 모든 공변량에 대하여 이 과정을 반복 수행한다. 어떤 순서로 공변량을 모델에 반영하여 평가하여야 하는가에 대해 정해진 이론은 없다. 하지만, 일반적으로 공변량 스크리닝 단계에서 시각적으로 좋은 상관관계가 보였거나 GAM 단계에서 AIC의 감소가 컸던 순으로 전진선택을 수행하게 된다. 추가 사항은 J.S.Owen과 J.Fiedler-Kelly가 저술한 Introduction to Population Pharmacokinetic / Pharmacodynamic Analysis with Nonlinear Mixed Effects Models의 5.7.6-7절을 참고할 수 있다. (Owen 2014)

11.1.4.2 공변량-파라미터 간의 관계 모델

11.1.4.1에서 선형적 관계로 공변량을 반영하는 예시를 제시하였다. 많은 경우에 이러한 선형적 모델은 공변량 평가의 기본 구조가 된다. 그러나, 시각적 스크리닝 단계에서 선형적 관계가 아닌 것으로 보이거나, GAM 과정에서 2번 이상 선택되는 잠재적 공변량 등은 선형적 관계 이외에 보다 적합한 공변량-파라미터 관계를 가질 수 있다. 심지어 이러한 잠재적 공변량들은 단순 선형 모델을 이용한 공변량 반영 및 평가 시 11.1.4.1에 제시한 3가지 기준을 만족하지 못할 수 있으므로, 해당 잠재적 공변량들에 대해서는 선형적인 관계로 공변량의 유의성을 평가만을 수행해서는 안 되며, 이후 또다른 구조를 이용한 평가가 필요하다. 아래는 연속형 변수로 측정된 공변량에 대해 적용할 수 있는 다양한 구조들의 예시이다.

- Linear
    - $CL = CL_{pop} + slope * WT$
    - $CL = CL_{pop} + slope * (WT - WT_{pop})$ (Centered)
- Scaling
    - $V = WT * V_{kg}$ (Only permitted to WT)
- Piecewise linear
    - $CL = CL_{pop} + (WT < 40) * slope_1 * (WT) + (WT \geq 40) * slope_2 * (WT)$
- Power
    - $CL_i = CL_{pop} * WT_i^{exponent}$ (Allometric model: exponent=0.75)
    - $CL_i = CL_{pop} * (WT_i/WT_{pop})^{exponent}$ (Normalized by population mean)
- Exponential
    - $CL_i = CL_{pop} * exp(slope * WT_i)$

강조하고자 하는 바는 scaling에 관한 것으로, 이는 11.1.4.1에서 제시한 분포용적과 체중 간의 관계 중 절편 부분을 제거한 것이다. 일반적으로 이러한 관계 설정은 분포용적과 체중 간에만 정당화되는 것으로 알려져 있다. 체중 이외의 공변량에 대해서는 일반적으로 잘 사용하지 않는 구조이며, 다른 체중-파라미터 간의 관계에 대해 이 관계를 적용하기 위해서는 절편이 모델 개선에 도움이 되지 않는다는 객관적인 증거가 있어야만 한다. 다음은 범주형 변수로 측정된 공변량에 대한 구조들이다.

- Linear

  - $CL = CL_{pop, female} + Male_{diff} * SEX$

- Proportional

  - $CL = CL_{pop, female} * (1 + Male_{diff} * SEX)$

- Power

  - $CL = CL_{pop, female} * Male_{diff}^{SEX}$

- Exponential

  - $CL = CL_{pop, female} * exp(Male_{diff} * SEX)$

위의 예에서 SEX는 성별을 뜻하며, 여성은 0, 남성은 1의 방식으로 coding할 수 있다. 만일, 특정 공변량이 3개 이상의 범주를 가지는 경우에는 위의 예와 같이 일관된 수식으로서 표현하기 어려운 상황이 많아, 제어구문 중 IF문을 사용하여, 각 범주 별로 파라미터 값을 각각 추정하게 할 수도 있다. 이 때 범주 하나 당 하나의 THETA가 대응되므로, 11.1.4.1의 1. 기준 평가 시 이를 고려해야 한다. 또한, 범주 별로 분산을 같다고 가정할 지, 다르다고 가정할 지 역시 모두 OFV 등의 기준을 이용하여 평가해 보아야 한다는 어려움도 있다. 범주형 변수가 가진 수준의 수가 충분히 많아지면, 이를 연속형 변수와 유사하게 처리할 수 있다는 이론도 있으나, 일반적인 모델링에서는 용량 (증량 시험 등에서)을 제외하고 이렇게 다양한 수준의 범주형 자료가 수집되는 경우는 많지 않아 여기에서는 다루지 않는다.

11.1.5   공변량 평가 : 후진제거(backward-elimination)

후진제거는 전진선택이 완료된 후 수행하는 절차이다. 전진선택은 스크리닝에서 확인된 잠재적 공변량 중, 11.1.4.1의 세 가지 기준을 만족하여 유의한 공변량으로 선택되는 것이 더 이상 없을 때까지 진행한다고 하였으며, 이 절차가 끝났더라도 후진제거를 통해 선택된 공변량들을 재평가해야 한다는 것이 핵심이다. 후진제거 시에는 공변량이 모델에 포함된 순서의 역순으로 공변량을 하나씩 모델에서 빼 보면서, 그러한 공변량의 제거가 모델의 유의미한 악화를 유발하는가를 평가한다. 예를 들어, 전진선택 시 A, B,

C, D 네 개의 공변량이 순서대로 유의한 공변량으로 선택되었다고 하자. 이 경우 후진 제거는 A,B,D를 가진 모델, A,C,D를 가진 모델, B,C,D를 가진 모델 순으로 수행한다. 마찬가지로 11.1.4.1의 세 가지 기준을 이용하며, 특정한 공변량 제거 시에 유의미한 OFV의 증가가 있는가?, ω_{i2}가 증가하는가?, 잔차에 변화가 없는가?의 기준을 통해 세 가지를 모두 충족하는 경우 유의미한 공변량으로 확정한다.

이 작업을 수행하는 이유는 아래와 같이 매우 간단하다.

1. 앞서 전진선택 수행 시, 일반적으로 공변량 스크리닝 단계에서 시각적으로 좋은 상관관계가 보였거나 GAM 단계에서 AIC의 감소가 컸던 순으로 수행한다고 하였으나, 이러한 순서가 반드시 지켜지는 것은 아니다.
2. 전진선택의 기본적 원리는 단변량 대 단변량의 관계이므로, 여러 가지의 공변량-파라미터 효과가 종합된 모델에서 개별 공변량-파라미터 관계가 여전히 유효한 것인지를 확인할 수 없다.

분포 용적에 대해 체중과 BMI 모두 가능성 있는 잠재적 공변량으로 선택된 상황에서, 체중-BMI 순으로 전진선택을 수행하였고, 둘 모두 공변량으로 선택되었다 하더라도, 후진제거 실시 과정에서 체중은 유의미한 공변량이 아닌 것으로 확인될 수 있다. 이것이 후진제거가 필요한 단적인 상황으로서, 보다 파라미터와 상관관계가 좋으며, 이전에 포함된 공변량의 정보를 일부 가진 공변량이 전진선택에서 이후에 평가되었을 때, 이전에 포함된 공변량이 더 이상 필요 없음에도 불구하고 모델에 남아 있게 되는 상황을 피하고자 하는 것이다. 이는 앞서 언급한 공선성과 관련이 있는 문제이며, 사전에 공선성을 파악하여 보다 좋은 공변량을 선별적으로 선택할 수도 있지만, 판단이 어려운 경우에 후진 제거를 실시하면 정확한 통계적 근거를 통해 불필요한 공변량을 제거할 수 있다. 후진 제거 시에는 OFV 변화에 대해 전진선택보다 더 엄격한 p-value를 적용하기도 한다. 추가 사항은 J.S.Owen과 J.Fiedler-Kelly가 저술한 Introduction to Population Pharmacokinetic / Pharmacodynamic Analysis with Nonlinear Mixed Effects Models의 5.7.8절을 참고할 수 있다. (Owen 2014)

11.2 공변량 분석 관련 추가 고려 사항

공변량 분석에서 무엇보다도 중요한 고려 사항은 바로 생리학적 타당성이다. 항목 평가에서 후진제거에 이르기까지 생리학적 타당성은 늘 고려되어야 한다. 실제 모델링 수행 시 접하게 되는 가장 흔한 상황은 전진선택과 후진제거의 모든 절차를 완료한 후

(통계학적 타당성을 확보하였다는 의미임) 특정 파라미터에 대해 생리학적으로 관련성이 적은 항목이 모델에 유의한 공변량으로 남아 있는 경우이다. 이 경우, 이러한 결과를 생리학적으로 해석해 낼 수 있는가가 그러한 공변량을 최종적으로 선택할 것인지 말 것인지를 결정하는 핵심 요소가 된다. 예를 들어, 신장으로 제거되는 약물의 청소율이 간의 기능을 나타내는 혈중 알부민 수치나 프로트롬빈 시간(prothrombin time) 등과 비례 관계를 가지는 결과가 도출되었다 한다면, 이것이 생리학적으로 타당하지 않은 것인가? 일반적인 관점에서 이는 우연의 산물이거나, 해석할 수 없는 외부 요인의 결과라고 볼 수도 있겠지만, 이러한 데이터가 진행된 간경변 환자에서 확보된 것이라면, 간 기능 저하에 의한 신 기능 저하를 충분히 의심할 수 있을 것이다. 따라서, 생리학적 타당성이란 고정된 개념이 아니라, 데이터가 확보된 대상자의 특성과 연구 대상 의약품의 특성 등이 종합적으로 해석되어야 확보할 수 있는 것이라 하겠다. 반대로 이미 잘 알려져 있는 공변량-파라미터 관계가 있고, 공변량에 대한 정보도 충분히 확보되었음에도 불구하고 그러한 공변량-파라미터가 최종 모델에서 통계적으로 유의하게 선택되지 않을 때, 그 이유에 대한 정당화 역시 필수적으로 요구된다. 이 경우에는 모델링 과정에서 세운 가정이나 모델 구조 등에 문제가 없었는지를 다시 한 번 확인해야 하며, 혼란 변인 등의 역할에 대해서도 생각해 보아야 한다. 해당 내용은 최종 모델링 보고서 등에 포함하는 것이 추천된다.

공변량이 포함된 모델에 대한 평가(evaluation) 시에는 주요 공변량의 수준 별로 Visual Predictive Check (VPC)를 수행하는 것이 필수적이다. 앞서 특정 개인에게는 일반화된 고정 효과로서의 공변량-파라미터 관계가 잘 적용되지 않을 수도 있다고 설명하였는데, 이는 해당 공변량의 특정 수준에 대해서도 마찬가지이다. 가장 흔하게 접하는 경우는 여러 개의 용량이 포함된 데이터셋을 모델링하는 경우에, 용량-생체이용률 간 관계를 도입하는 경우이다. 또는, 연령이 광범위하게 분포하는 데이터셋에서 연령-청소율 간의 관계도 유사한 경향성을 가진다. 모델링 과정에서 OFV의 감소가 가장 구조로서 공변량-파라미터 관계를 표현하게 되는데, 이러한 방법의 가장 큰 문제는 측정값의 개수가 충분치 않은 공변량의 특정 수준을 잘 반영하지 못할 수 있다는 것이다. 이에 따라, 공변량 수준(특정 용량 또는 연령 범위 등)에 따라 VPC를 수행하면, 모든 수준에서 측정값과 모델 예측값이 적절히 대응하고 있는지를 평가할 수 있음과 동시에 앞서 언급한 문제에 의해 잘 예측되지 않은 수준이 어느 것인지도 확인할 수 있다. 심지어 공변량 모델링 시 간과한 부적절한 공변량-파라미터 관계까지도 확인할 수 있으므로, 이러한 평가 과정은 반드시 수행되어야 할 것이다.

II

모델 진단 및 약동학-약력학 연계 모델

12

모델 진단/평가 개론

한승훈

계량약리학에서 사용하는 다양한 방법론 중 가장 대표적인 것은 혼합효과 모델링-시뮬레이션이며, 이 일련의 과정에서 가장 핵심이 되는 것은 '신뢰할 수 있는', 그리고 신뢰할 수 있으므로 '유용하다고 인정되는' 모델이라고 할 수 있다. 계량약리학자는 이런 모델을 구축하고, 이를 기반으로 경험하지 못한 다양한 상황에 대한 가상 실험 (또는 임상시험)을 실시할 수 있다. 다만, '신뢰할 수 있는 모델은 이러이러한 것이다.'라는 식으로 정의하는 것은 거의 불가능에 가깝다. 어느 정도의 신뢰가 필요한지, 얼마나 실제 상황을 잘 모사하여야 신뢰할 수 있는 것인지에 대한 객관적이며 절대적인 지표가 없기 때문이다. 따라서, '신뢰할 수 있다'고 함은 상황에 따라 가변적인 것이며, 모델링의 대상이나 목적에 따라 사용한 모델이 '신뢰할 수 있음'을 적절히 입증하는 절차가 필요하다. 그리고 이런 입증을 위해 활용되는 방법론이 바로 모델의 진단 또는 평가라 하는 절차이다.

모델 진단/평가의 구체적 내용을 살펴보기 전에, 계량약리학의 본질적인 필요성과 연결지어 앞서 언급한 '신뢰성'이라는 개념에 대해 조금 더 구체적으로 생각해 볼 필요가 있다. 계량약리학 분석은 신약 개발 또는 임상 약물치료 상황에서 제시되는 특정한 질문들에 대한 타당한 해답을 얻기 위해 수행하는 것이다. 예를 들어, "목표 적응증을 가진 환자에서 임상적으로 적용 가능한 최적의 용량-용법은 어떤 것인가?"라는 질문에 대한 답을 얻기 위해서는, 기존에 확보한 약동-약력학 자료(비임상/임상)로부터 최선의 모델을 구현하고, 이를 이용한 다양한 시뮬레이션을 수행함으로써 최대의 유효성과 안전성을 충족하는 용량-용법을 찾게 된다.

이런 일련의 과정(그림 12.1)을 잘 생각해 보면 궁극적으로 도출되는 결과의 신뢰성에 다음의 영향 요인들이 있음을 알 수 있다.

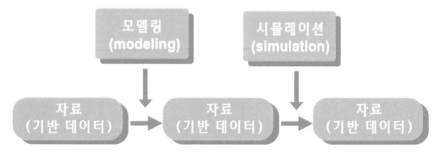

그림 12.1. 모델링-시뮬레이션 workflow 및 구성 요소

1. 자료 신뢰성 : 데이터의 품질(얼마나 정확한가?)과 양(얼마나 충분한가?)
2. 모델 신뢰성 : 주어진 자료에 비추어 판단한 모델의 정확성, 정밀성, 재현가능성
3. 예측 신뢰성 : 시뮬레이션 시나라오와 절차의 타당성

따라서, 독자는 '모델링의 절차'에 초점을 두는 이 장에서 다루고자 하는 신뢰성의 개념이 위에 제시한 3개의 요인 중 2번에 해당하는 것임을 미리 이해할 필요가 있다. 자료 신뢰성은 그러한 자료를 얻고자 하는 '실험 또는 시험의 설계와 수행'과 관련이 있는 것이며, 예측 신뢰성은 어느 수준의 신뢰성이 입증된 모델을 확보한 상황에서 수행하는 '시뮬레이션의 절차'와 관련이 있는 것이기 때문이다.

이제 모델 진단/평가의 정확한 개념과 개별 절차에 대한 개략적 설명을 통해 이 교재 전반에서 다루는 내용에 대한 독자의 이해를 증진하고자 한다.

12.1   모델 진단과 평가의 일반 특성

모델의 진단/평가라는 용어를 사용함에 있어 의문을 가지는 독자들이 있을 수 있다. 진단이면 진단이고, 평가면 평가지 왜 이 두 용어가 계속 같이 붙어 다니는 것인가? 이에 대한 답변을 얻기 위해서는 진단과 평가가 무엇인가에 대한 정의가 필요한데, 전문가마다 이에 대한 견해는 일부 차이가 있는 경우가 많아 어느 것이 옳다고 특정하기는 쉽지 않다. 그러나 본 교재에서는 설명을 위해 진단과 평가를 다음과 같이 정의하고자 한다.

- 진단(diagnostics): 모델의 불완전성을 파악하여, 이를 개선함으로써 최선의 모델을 얻고자 수행하는 절차
- 평가(evaluation): 최종 모델의 신뢰성을 입증하여 모델링-시뮬레이션의 타당성을 확보하자고자 수행하는 절차

다시 말해, 진단은 최종 모델을 구현하기 위한 일련의 과정 중 수행하는 것이며, 평가는 최종 모델을 확보하고 난 후 수행하는 것이라고 구분하고자 한다.

이제부터는 진단/평가라는 용어와 연결하여 그 구성 요소를 설명한다. 현재 대부분의 계량약리학 워크샵이나 교재 등은 모델링-시뮬레이션의 수행 절차에 그 초점을 두고 있다. 따라서, 절차적인 특성들을 기준으로 내용이 구성될 수밖에 없는데, 모델을 진단하거나 평가하는 것은 앞서 언급한 것처럼 의도는 다르지만, 각각의 구성 요소와 수행 절차가 같기 때문에 함께 진단/평가라는 용어로 합쳐서 설명하는 것이다. 이는 마치 임상시험 등에서 사용하는 QC/QA의 개념과 유사하다. 두 작업에서는 유사하게 근거 문서 대조 작업이나 표준작업지침서(standard operating procedure, SOP) 검토 등이 이루어지지만, 전자의 경우는 부족한 부분을 보완하여 시험이 적절하게 수행되도록 하는 데에 반해 후자의 경우는 해당 임상시험이 적절하게 수행되었음을 보증하는 데에 그 목적이 있다. 따라서, 모델의 진단/평가와 관련된 절차는 서로 다른 것이 아님을 이해해야 하며, 이보다는 최종 모델 확보 이전의 모델링 단계에서는 필요에 따라 적절한 진단 기법을 사용하고, 최종 모델 확보 이후에는 이것이 정당하다는 것을 가능한 모든 기법을 통해 입증해야 한다는 것이 보다 옳은 설명일 것이다(표 12.1[1]).

물론, 최종 모델에 대한 타당성 입증은 작업 전체의 흐름에 대한 확인 절차(예〉 파라미터 추가에 따른 최소 목적함수값(minimized values of objective function) 감소 추이 등) 등을 추가해야 할 수 있지만, 이 역시 기초적 방법론에서는 본 교재에서 설명하는 진단/평가 기법의 확장된 범위 안에 있다고 하겠다.

모델 진단/평가는 대상이 되는 모델의 NONMEM 실행결과가 적절히 얻어졌음을 전제로 한다. 즉, NONMEM 실행결과(output) 파일에서 NONMEM 실행이 적절히 이루어지지 않았다는 근거(예〉 MINIMIZATION TERMINATED 메시지 또는 PARAMETER NEAR BOUNDARY 메시지 등)가 있다면, 그 이후의 모델 진단/평가는 의미가 없다. 따라서, 특정 모델에 대한 NONMEM 실행 후에는 반드시 실행결과 파일을 확인하여 데이터에 대해 모델의 적합이 적절히 이루어졌음을 확인하는 것이 중요하다. 이를 조금 더 확장해 보면, "모델의 적합이 적절히 이루어졌다."라는 표현과 "최적의 모델이다."라는 표현의 차이를 이해할 수 있다. 어떤 모델이건 기본적으로 주어

---

[1]Modified from the contents from https://www.tutor2u.net/business/blog/qa-which-is-best-quality-control-or-quality-assurance

표 12.1. 모델 진단과 평가의 특성

Model diagnosis	Model evaluation
Defects in the model are pointed out	Quality is established to the model
Can be implemented as brief procedures	A medium to long-term process (e.g. simulations); cannot be implemented quickly
Focus on outputs - work-in-progress and individual models (NOT the final model)	Focus on process - how models are developed or established
Achieved by partial inspection on modeling outcome	Achieved by full validation on the final model
Targeted at modeling procedures	Targeted at model quality
Emphasis on the standards	Emphasis on the purpose

진 구조와 데이터의 적합이 최선으로 이루어진 결과를 바탕으로 진단/평가가 수행되는 것이고, 다양한 진단/평가 결과 가장 좋은 결과를 보이는 모델이 최적의 모델인 것이다.

12.2   모델 진단/평가의 요소

일반적으로 모델을 진단하거나 평가할 때 3가지의 요소를 확인한다. 이는 다음과 같다.

- 적합도(goodness-of-fit, GoF)
- 파라미터 정확성(accuracy)/정밀성(precision)
- 재현성(reproducibility)

적합도는 제시한 모델 구조를 통해 데이터의 전체적 경향과 개별 데이터가 만족스럽게 설명되는가에 관한 요소이며, 파라미터 정확성/정밀성은 제시한 모델로 데이터를 적합하였을 때 추정되는 파라미터의 신뢰성과 관련된 요소이다. 재현성이란, 원본 데이터에 준하는 상황에 대한 시뮬레이션을 수행하였을 때, 전체적인 경향이 원본 데이터와 유사한가에 관한 요소인데, 모델링-시뮬레이션 초보자 입장에서는 적합도와 재현성 간의 차이를 직관적으로 이해하기 어려울 수 있다. 이는 이후 내용에서 보다 구체적으로 다루도록 한다. 각각의 요소는 시각적인 방법과 수치적인 방법으로 확인할 수 있으며, 표 12.2로 구체적인 방법론을 요약하였다.

표 12.2. 모델 진단/평가의 요소 별 수행 방법론 요약

	Numerical	Visual
적합도 (goodness-of-fit, GoF)	Fit statistics (OFV, iOFV), Akaike information criterion (AIC) for non-nested model	Goodness-of-fit plot, Individual plot
파라미터 정확성 (accuracy) / 정밀성(precision)	Parameter estimates, Parameter imprecision estimates (by NONMEM), EBE shrinkage, Bootstrap median and confidence interval	Empirical Bayes Estimate (EBE) distribution
재현성 (reproducibility)	Posterior Predictive Check (PPC), Numerical Predictive Check (NPC)	Visual Predictive Check (VPC)

12.2.1 적합도의 확인 방법

적합도를 확인하는 가장 대표적인 척도는 목적함수값(objective function value)이다. Basic-1 과정을 이수한 독자라면 목적함수값에 대해 어느 정도 이해하고 있을 것이며, 이 값이 작을수록 적합도가 좋다는 것 역시 인지하고 있을 것이다. 이는 모델 전체의 적합도를 나타내는 대리자 역할을 하는데 이를 이용한 적합도 확인에 대해 설명하기 전에 중요한 전제조건 세 가지를 먼저 언급하고자 한다.

첫 번째 전제조건은 유효한 실행결과이다. 모든 NONMEM 실행에서 NONMEM은 주어진 구조 내에서 파라미터 값을 조정해 가면서 최적의 적합도를 가지는 파라미터를 추정하게 되므로, 이 과정 속에서 목적함수값은 지속적으로 감소하게 된다. 결국 NONMEM은 실행결과 파일에 제시된 구조 하에서 파라미터 값 조정을 통해 확보할 수 있는 목적함수의 값들 중에서 가장 작은 값을 보고하는데, 이것이 바로 최소화된 목적함수값(minimized objective function value)이며, 바로 이 값이 적합도 평가에 사용되는 값이라는 것을 반드시 기억해야 한다. 따라서, 이런 최소화가 적절히 이루어지지 않은 실행결과(MINIMIZATION SUCCESSFUL 메시지가 출력되지 않은 경우)에 보고된 목적함수값을 모델 진단/평가에 활용해서는 안 된다.

두 번째 전제조건은 목적함수값이 포함 관계를 갖는 모델(nested model) 간의 상대평가의 척도라는 것이다. 간단히 말해, 목적함수값은 데이터 레코드의 개수나 잔차모델의 구조에 따라 영향을 받는다. 따라서, '목적함수값이 OOO'라는 문구만을 통해서는 그 모델의 적합도가 좋다거나 나쁘다는 결론을 내릴 수 없다. 목적함수값을 이용해 적합도를 진단할 때에는 비교 대상이 되는 모델이 반드시 존재해야 하며, '목적함수값으로 판단할 때 A모델이 B모델보다 적합도가 좋다.'라는 식의 해석이 이루어져야 한다.

표 12.3. 증가된 파라미터 개수 별로 통계학적으로 유의(p=0.05)한 OFV값 감소의 cutpoint

ΔParameters	Δ-2LL
1	3.84
2	5.99
3	7.81
4	9.49

또한, 비교 대상이 되는 모델 간에는 포함(nested)관계가 존재해야 하는데, 한 모델의 구성 요소를 삭제하지 않은 상태에서 새로운 모델의 요소가 부가되어야 한다. 예를 들어, 2구획 모델은 1구획 모델을 포함하는 모델이다. 그러나, 같은 2구획 모델이라도 약물 제거에 관한 구조(linear vs non-linear)가 아예 다르거나, 보다 복잡한 흡수 모델 간에 포함 관계가 없는 경우 등에는 목적함수값만으로 두 모델을 비교해서는 안 되며, 이 경우에는 Akaike Information Criterion (AIC)이라는 값을 이용한다. 이는 아래와 같이 계산된다.

$$AIC = -2LL + 2k \quad (\text{k = number of parameters}) \tag{12.1}$$

여기서 -2LL은 일반적으로 NONMEM에서 사용하는 OFV 값에 해당하므로, 서로 포함관계가 없는 모델에서 파라미터 수가 더 많은 경우 그만큼 더 불리한 값(더 큰 값)을 만들어 주는 척도라 이해할 수 있다. 중요한 점은 잔차모델(error model) 역시도 이런 포함관계에 고려하여야 한다는 것이다. 일반적으로 가법잔차(additive error) 모델과 비례잔차(proportional error) 모델은 서로 포함관계에 있지 않다. 가법잔차와 비례잔차 간에 변환을 하기 위해서는 기존의 가법 요소 또는 비례 요소를 지우고 새로운 잔차구조를 정의해야 하기 때문이다. 따라서, 같은 구조모델을 가지고 있다하더라도 가법잔차와 비례잔차를 가진 두 모델을 OFV 값으로 비교하는 것은 옳지 않다.

세 번째 전제조건은 데이터셋의 관찰 레코드(observation record) 값이 같아야 한다는 것이다. OFV는 개별 관찰값을 적합하면서 나타난 예측값과 관찰값 간의 차이를 반영하는 값이다. 따라서, 관찰값의 개수가 많아지면 자연히 OFV값 역시 증가하는 경향을 가진다. 그러므로 동일한 데이터셋을 대상으로 서로 다른 모델의 적합도를 비교하는 경우에만 OFV를 사용해야 한다.

이런 전제 조건들을 만족한 상황에서, 특정한 모델 요소를 더함으로써 OFV 값을 기준으로 통계학적으로 유의하게 모델이 개선되었다(p=0.05)고 결론짓기 위해서는 다음과 같은 기준보다 더 큰 OFV 값의 감소가 관찰되어야 한다.

이는 OFV 값이 기본적으로 likelihood(가능도, 우도)의 함수라는 이유로 인해 likeli-hood 값 간의 통계학적인 비교를 가능케 하는 likelihood ratio test (LRT)라는 통계학적 방법에 근거를 둔다. 이전 모델에 비해 1개의 파라미터를 필요로 하는 모델 요소가 부가되었을 때, OFV가 3.84 이상 감소하였다면 이는 유의미한 모델의 개선이다. 물론, 더 낮은 p-value를 통해 통계학적인 유의성을 평가할 수도 있으며, 이 경우 p-value가 낮아질수록 더 큰 OFV값의 감소가 관찰되어야 유의한 개선이라 본다. 그러나 가장 일반적인 것은 p=0.05로 하는 경우이며, 따라서 여기에서는 이 기준에 맞추어 OFV 값의 비교를 설명하였다.

NONMEM의 최근 버전에서는 각 개인(individual) 별로 최소화된 OFV값을 자동으로 보고해 주는데 이 값을 iOFV값이라 하며, 전체 모델의 OFV값은 각 개인의 iOFV값의 합이다. 전체 모델의 OFV에서와 같이 관찰값을 많이 가진 개인은 그렇지 않은 개인에 비해 큰 iOFV값을 보인다. 만약, 관찰값의 개수가 모든 개인에서 같다면, iOFV값이 큰 개인일수록 사용자가 현재 제시한 모델 구조와 잘 맞지 않는 관찰값들을 가지고 있는 것으로 해석할 수 있다.(모델의 적합도가 클수록 OFV값은 떨어짐을 상기하자.) 이렇게 OFV값 증가에 영향을 크게 주는 개인들을 'influential individual'이라 한다. 따라서, iOFV 값은 모델 간의 적합도를 비교하는 데 사용되는 값이 아니라 전체 적합 상태 내에서 각 개인의 특성을 파악할 수 있도록 해 주는 값이라고 보는 편이 보다 타당한 해석이다.

시각적 방법을 이용한 적합도 확인에 대해서는 이후 "모델 적합 상태에 대한 진단" 장에서 구체적으로 설명한다.

12.2.2　파라미터의 정확성과 정밀성

NONMEM 실행 결과로 보고되는 파라미터들(THETA, OMEGA, SIGMA)은 기본적으로 현상을 설명하기에 적절한 값을 가지고 있어야 한다. 예를 들어, 비례잔차를 설정하였을 때 잔차의 분산을 나타내는 SIGMA 값이 10 이상으로 커진다거나, 흡수 속도상수에 해당하는 THETA 값이 30 이상인 경우 이런 적절성을 의심해 볼 수 있다. 즉, 추정이 적절히 이루어져 기존 지식으로 받아들일 수 있는 값이어야 한다는 것이다. 계량약리학 초보자라면 특정 모델의 특성(taxonomy) 등과 관련한 기존 지식이 부족하여 파라미터값의 적절성을 평가하지 못하는 경우를 겪을 수 있다. 따라서, 이를 평가하기 위해서는 자신이 구현하고자 하는 모델의 특성과 파라미터가 의미하는 바에 대한 기초적 지식을 가지고 모델링을 수행하여야 한다. 이와 더불어, 초기값 등 사소한 모델 변경 시 최종 보고 파라미터 값이 과하게 요동치지 않아야 한다. 보통 데이터셋에 해당 파라미터를 추정하기에 정보가 충분치 못한 경우 이런 현상이 나타난다. 다시 말해 정보에 비해 너무 많은 파라미터를 추정한 것(overparametrization)일 수 있으며, 이렇게 불안정한 파라미터는 추정을 포기할 것을 고려해 봐야 한다. 또한, THETA 값에 대해서는 NONMEM 제어구문에서 제시한 각 파라미터 별 추정 허용 한계(boundary) 값에 근접해 있지는 않은 지 확인해야 한다. NONMEM이 output file에서 'parameter near boundary'라는 메시지를 띄워주므로 이런 메시지가 확인되었다면, 해당 파라미터의 추정 범위를 재설정하거나, 모델의 구조를 변경해야 하는 상황으로 해석하면 된다.

OFV 값 최소화 시 고려되는 파라미터들(THETA, OMEGA, SIGMA)은 그 값과 더불어 서로 간의 상관관계를 확인해야 한다. 제어구문의 마지막 부분에 $COV($COVARIANCE)라는 블록을 정의하면, NONMEM은 파라미터들 간의 correlation matrix를 함께 output file에 출력한다. 생리학적인 타당성이 있지 않은 한, THETA나 OMEGA 들은 기본적으로 상호 독립이며, 각각 다른 약동/약력학적 의미를 가진다는 전제 조건 하에 모델링을 진행한다. 그러나, 때로는 이런 파라미터들 간에 유의미한 상관성이 확인되는데, 가장 대표적인 경우는 각 파라미터들을 정확히 구분하여 추정할 수 있는 정도로 충분한 정보가 데이터셋에 제공되지 않은 경우이다. 구체적인 설명은 입문 수준을 넘어서는 것이므로 이후 단계에서 다루도록 한다.

반복적인 데이터셋 재구성을 통해 집단을 구성하는 개인들이 변화해도 파라미터가 강건(robust)하게 유지되는지를 평가하는 붓스트랩(bootstrap) 방법, OFV 값의 최소화 단계 이후 각 개인에 대해 가장 적절한 개인 별 파라미터 추정치를 산출하는 Empirical Bayes Estimate (EBE) 관련 내용 역시 파라미터의 정확성/정밀성에 대한 평가 방법으로 이후 각 해당 장에서 다룰 것이다.

중요한 것은 적합도와 달리 파라미터의 정확성과 정밀성은 모든 실행에서 수행하여야 하는 진단 방법이 아니라는 점이다. 앞에 기술한 바와 마찬가지로 파라미터의 정확성과 정밀성은 데이터에 포함된 정보의 양과 모델이 복잡한 정도 간의 상대적인 관계에서 문제가 되는 경우가 많으므로, 어느 정도 모델이 복잡해진 상태에서 일정 수준의 정확성과 정밀성이 유지되는가를 평가하는 것이 적절하다. 모델에 여러 요소를 부가하다 보면 파라미터의 품질에 문제가 생기는 순간이 생기기 마련이고, 그러한 상황이 생기는 시점에서 모델의 요소들을 유지할 것인지, 보다 간단한 모델을 최종 모델로 선정할 것인 것 등을 고려하면 된다. 구조모델이 데이터셋이 지지하는 바와 어긋나는 경우에도 파라미터 품질에 문제가 생기지만, 이에 앞서 적합도가 좋지 않은 것이 확인될 것이므로, 기본모델(base model) 선정 시 파라미터 품질을 볼 필요는 없다. 오히려 서로 다른 두 개의 구조모델이 최종모델의 후보로 제안된 상황에서 파라미터 품질이 모델 선택의 기준이 될 수 있다. 즉, 파라미터의 정확성과 정밀성은 핵심 실행(key run)의 결과에 대해 평가하는 것이다.

12.2.3 재현성

최종모델 단계에서 적용하는 모델의 진단/평가 방법이다. 이는 기본적으로 최종모델을 이용한 시뮬레이션 결과와 모델 구축의 근간이 된 데이터셋 간의 일치성을 평가한다. Numerical Predictive Check (NPC), Visual Predictive Check (VPC) 등의 방법이 이에 해당하며, 파라미터 품질에 대한 바와 마찬가지로 각 해당 장에서 구체적으로 설명할 것이다.

12.3 맺음말

최종모델은 적합도, 파라미터 품질, 재현성 등 모든 기준을 만족해야 하며, 각각에 진단/평가 요소 별로 해당 모델이 일정한 기준을 충족하였음을 확인할 수 있는 자료를 제시하는 것이 바람직하다. 그러나 모델링을 수행하는 중간 단계에서는 이런 진단/평가 방법을 상황에 맞게 활용할 수 있어야 한다. 적합도를 기반으로 더 좋은 모델을 찾아 가면서, 파라미터의 개수가 비교적 많아진 모델에서는 파라미터 품질이 적절히 유지되고 있는가를 모니터링해야 하며, 최종모델 단계에서는 모델링 수행 절차 중 발견하지 못했던 문제들을 찾아 보완해야 한다. 이후 소개되는 여러 방법론들을 숙지하여 '신뢰할 수 있는' 모델을 구축하는 효율적이고, 바람직한 절차를 수행할 수 있어야 하겠다.

13

모델 적합 상태에 대한 진단

전상일

본 장에서는 모델의 적합 상태를 진단하는 방법 중, 잔차(residual)를 이용하여 진단하는 방법에 대하여 다루고자 한다. 그림 13.1의 모델링 과정을 보면, 모델을 가정하고 그 후에 시험을 디자인하고, 시험을 수행하고, 얻어진 데이터를 탐색하여 모델에 적용하고, 그 결과를 분석한 후에 다시 모델에 반영하는 과정을 거치는데, 이 중 모델의 결과(output)를 분석하는 방법 중 하나인 잔차에 근거하여 결과를 분석하는 방법에 대해 설명하고 자 한다. 이러한 잔차분석 방법에는 런검정(run test)과 basic goodness-of-fit(GOF) 플롯의 잔차플롯 을 확인하여 진단하는 방법 등이 있다.

잔차는 관측 값에서 예측 값을 뺀 값을 의미하며(그림 13.2, ε (epsilon)으로 표시한다 ($\varepsilon = C_{observation} - C_{prediction}$). 잔차가 양수면, 즉 관측값이 예측곡선보다 위에 있으면 과소예측(underestimation) 되었다고 표현하고, 잔차가 음수이면, 즉 관측값이 예측곡 선보다 아래에 있으면 과대예측(overestimation) 되었다고 표현한다.

잔차는 정규성(normality)과, 등분산성(homoscedasticity) 그리고 독립성(indepen-dency)이 있다고 가정을 한다. 정규성 가정에서는 잔차의 분포는 평균이 0이고 분산이 σ^2인 정규분포를 따른다고 가정한다($\varepsilon \sim N(0, \sigma^2)$). 이 때문에 잔차분석은, outlier를 찾아내는데 활용될 수 있고, 모델의 가정이 잘못되었는지 판단하거나 다른 구조 모델을 써야할 지를 결정하는데 도움을 줄 수 있다.

잔차의 분포는 다음과 같이 크게 네 가지 함수 형식을 사용하여 모델링 할 수 있는데, 가 법오차모델(Additive error model), 고정변동계수(Constant coefficient of variation, CCV)를 사용한 모델, 가법과 CCV를 더한 모델, 그리고 로그오차모델(Log-error model)이다.

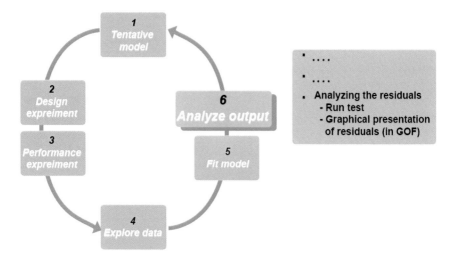

그림 13.1. Modeling carousel (Gabrielsson 2006)

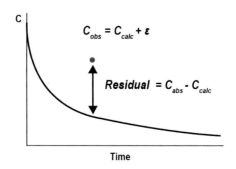

그림 13.2. Definition of residual (Gabrielsson 2006)

가법오차모델은 Y = IPRED + EPS(1) 과 같은 형태로 표현할 수 있으며 농도 범위가 상대적으로 좁은 (10배 미만) 데이터를 설명하는데 적합하다.

고정변동계수모델은 비례오차모델(Proportional error model)이라고도 하며, Y = IPRED * (IPRED + EPS(1))과 같이 쓸 수 있다. 농도 범위가 10배 이상으로 넓게 존재하는 데이터의 오차를 설명하는데 주로 쓰인다.

가법과 CCV를 더한 모델은 예측 값이 작을 때에는 가법요소가 변동을 설명하고, 예측 값이 클수록 곱셈형태의 요소가 커지게 되는 모델이며 Y = IPRED * (IPRED+EPS(1)) + EPS(2)의 형태로 표현된다.

로그오차모델은 예측농도가 증가함에 따라 잔차의 분산이 로그선형 형태로 증가함을 가정하는 모델로 `Y = IPRED * EXP(EPS(1))` 과 같은 형태로 로 표현할 수 있다.

예측값과 표준편차(σ) 사이의 관계를 그림으로 살펴보면(그림 13.3) 가법오차모델의 경우 예측값이 작은 경우와 큰 경우 모두 표준편차가 일정한 반면, 고정변동계수모델의 경우 예측값이 커짐에 따라 표준편차도 커지는데, 이를 CV(변동계수, Coefficient of variation)와 예측값의 관계로 볼 경우 일정하기 때문에 비례오차모델 혹은 고정변동계수(CCV; constant CV)모델이라고 한다. 위 두 모델을 같이 사용하는 경우를, 가법과 CCV를 더한 모델 혹은 혼합오차모델(combined error model)이라고 하는데, 예측값이 작은 경우에는 표준편차가 일정하고, 값이 커질수록 표준편차가 커지는 것을 가정한다.

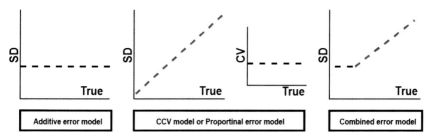

그림 **13.3.** Relationship between standard deviation of residual variability and predicted concentrations

실제 NONMEM 제어구문에서는 오차모델 사용 시 코드 13.1, 13.2와 같은 방식들을 많이 쓰는데, 위 아래 수식 모두 혼합오차모델의 형태이다. 코드 13.1은 가장 기본적인 형태이고, 코드 13.2의 수식 형태를 사용하는 경우에는 EPS(1)의 분산을 1로 고정하여 ($SIGMA 1 FIX) 사용하는데, 이 때는 THETA의 추정값이 각 변이들의 표준편차를 나타내게 된다. 즉, THETA(5)는 가법오차모델의 표준편차이고, THETA(6)는 비례오차모델의 표준편차이다. 가법오차모델만 사용하고 싶다면 THETA(6)을 0으로 고정하면 되고, 비례오차모델만 사용하고 싶다면 THETA(5)를 0과 가까운 매우 작은 값으로 고정(예, `0.0001 FIX`)하면 된다.

코드 13.1. $ERROR structure in NONMEM control stream: 기본형태

```
$ERROR
  IPRED = F
  Y     = IPRED * (1+EPS(1)) + EPS(2)
```

코드 13.2. $ERROR structure in NONMEM control stream: 가법오차모델의 표준편차 이고, 비례오차모델의 표준편차를 반영

```
$ERROR
  IPRED = F
  W     = SQRT(THETA(5)**2 + THETA(6) **2 * IPRED**2)
  IRES  = DV - IPRED
  IWRES = IRES / W
  Y     = IPRED + W * EPS(1)
```

Run test에서 run이란 같은 부호를 가진 잔차들의 일련의 묶음을 의미한다. 다시 말하면 같은 부호의 잔차가 연속으로 나올 때 이를 하나의 묶음으로 세는 것을 의미한다. 이러한 run을 세어봄으로써 잔차가 얼마나 무작위로 배치되어 있는가를 확인할 수 있다. 아래 예시를 보면 조금 더 쉽게 이해할 수 있다. (그림 13.4)

X	OBS	CALC	RES	W	SDYHAT	STAND	+/-
10.00	769.0	812.0	−43.03	1.000	19.47	−2.676	−
20.00	710.0	671.2	38.80	1.000	12.95	1.790	+
30.00	585.0	554.8	30.22	1.000	9.982	1.303	+
40.00	472.0	458.6	13.44	1.000	9.501	.5742	+
50.00	363.0	379.0	−16.03	1.000	9.947	−.6907	−
60.00	300.0	313.3	−13.29	1.000	10.40	−.5777	−
70.00	256.0	259.0	−2.956	1.000	10.58	−.1289	−
90.00	170.0	176.9	−6.920	1.000	10.11	−.2900	−
110.0	109.0	120.9	−11.87	1.000	8.944	−.5027	−
150.0	52.00	56.42	−4.420	1.000	6.112	−.1804	−

SUM OF WEIGHTED SQUARED RESIDUALS = 5101.94   Run count : 3
S = 25.2536 WITH 8 DEGREES OF FREEDOM
CORRELATION (Y, YHAT) = .996

그림 13.4. Example of run test (Gabrielsson 2006)

Run count가 너무 크거나 (+/−가 너무 많이 교차되어도), 너무 작아도 (+/−의 교차가 너무 적게 일어나도) 잔차의 분포가 무작위가 아님을 시사하지만, 이 결과만으로 결론 내기보다는 잔차에 대한 진단 플롯들과 함께 고려하여 판단해야 한다.

Xpose4 package를 이용하여 여러 진단 플롯들을 그릴 수 있는데, 그 중 하나인 basic goodness-of-fit plots에서(그림 13.5) 아래쪽 두 개의 그림이 잔차(residual)에 대한 진단 플롯이다. 좌측은 |IWRES| vs Individual predictions (IPRED), 우측은 Conditional weighted residuals (CWRES) vs Time을 나타낸 그림이다. IWRES는 개인 가중잔차

(Individual Weighted residuals)이고 |IWRES|는 개인 가중잔차의 절대값이다. 잔차 모델이 적절하다면, CWRES 플롯의 모든 점들이 0을 기준으로 대칭으로 분포하게 되며, CWRES 값들의 흩어진 정도가 시간이나 개인 예측 값에 따라 경향성이 없고, 그 범위가 −3과+3 사이에 분포할 것으로 기대된다(10장 NONMEM 실행결과 해석 및 Xpose4 사용법 참고).

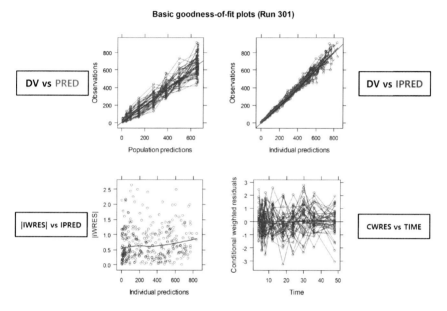

그림 13.5. Basic goodness-of-fit plots

잔차플롯을 활용하면

1. 잔차분포의 비정규성을 체크할 수 있고,
2. 데이터의 시간 순서를 알 수 있다면, 시간 효과(time effect)가 있는지 체크할 수 있고,
3. 등분산 여부에 대해 대해 확인하고, Y 값을 변환할 필요가 있는지 여부를 (LnY로 변환, 1/Y로 변환 등) 체크할 수 있고
4. 구조 모델에 고차 함수가 필요할지에 대해서도 체크할 수 있다.

그림 13.6을 보면, 구조 모델이 잘못된 경우와 잔차의 분산 모델이 잘못된 경우의 예시가 나와있는데, 이 중 몇 가지 예시를 살펴보기로 하자.

우선, 첫째로 구조모델이 잘못된 경우이다. 그림 13.7을 보면 시간에 따른 잔차의 모양

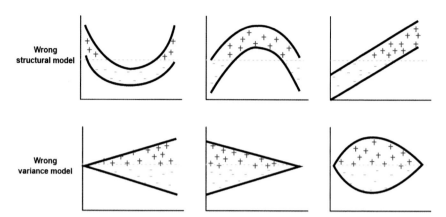

그림 13.6. Schematic illustration of wrong structural models (upper row) and wrong variance models (lower row) (Gabrielsson 2006)

이 곡선형태를 이루고 있는데, 이는 모델에 지연시간을 반영하지 않은 경우이다. Run test를 통해 +/-를 확인해보면 앞쪽 시간에서는 마이너스, 중간시간대에서는 플러스가 됐다가 이후 다시 마이너스가 되는 현상이 나타나고, 이를 그림으로 보면 말발굽 모양이 된다. (그림 13.7)

실제 goodness-of-fit 플롯의 CWRES 플롯에서도 이와 같은 형태를 발견할 수 있으며, 경구흡수의 지연시간을 추가했을 때 (그림 13.8) 이런 현상이 해결되는 것을 확인할 수 있다.

구조 모델이 잘못된 두번째 예시를 살펴보면, U자 형태의 커브가 관찰되는데, 2구획 모델을 1구획 모델로 설명하려고 하는 경우에 이와 같은 잔차 플롯이 흔히 관찰된다. (그림 13.9)

세 번째 예시는, 잔차의 모델이 잘못된 경우인데, 혼합오차모델(또는 비례오차모델)을 사용해야 하는 경우에 가법오차모델만 사용한 경우의 예시이다. 앞 시간대에서는 잔차가 크다가 뒤로 갈수록 잔차가 작아지는 형태인데, 약물 농도로 바꾸어 생각해보면, 약물 농도가 높아짐에(앞 시간대 약물 농도가 높으므로)따라 잔차가 커지는 경우이다. 잔차 모델을 가법오차모델에서 혼합오차모델 모델로 변경한 경우의 goodness-of-fit plots을 그림 13.10에서 확인할 수 있다.

추가로, 잔차 플롯들의 다양한 형태에 따른 개선 방안을 살펴보면(표 13.1) 크게 두 가지 경우로 요약할 수 있는데, 잔차값들이 흩어져 있는 정도가 어떤 경향성을 가진 경우와 잔차의 모양이 특정 경향성을 나타내는 경우이다. 첫째로, 잔차값들이 흩어져 있는 정도가 어떤 경향성을 가진 경우, 시간이나 농도에 따른 잔차 플롯이 깔때기 모양

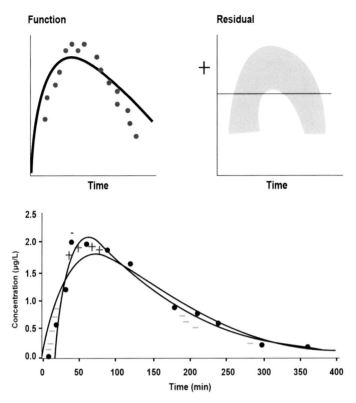

그림 **13.7.** Example of wrong structure model (lag time) (Gabrielsson 2006)

이 되며, 이 경우 잔차에 가중치를 줄 수 있는 모델을 써야 한다. 둘째로, 잔차값들이 흩어져 있는 정도는 일정하지만 그 모양이 상승 또는 하강하는 띠 모양이거나 휘어지는 띠 모양을 나타내는 경우에는 구조모델 자체를 다른 것으로 바꾸어 이 현상을 해결해야 한다. 자세한 내용은 표 13.1를 참고하도록 하자.

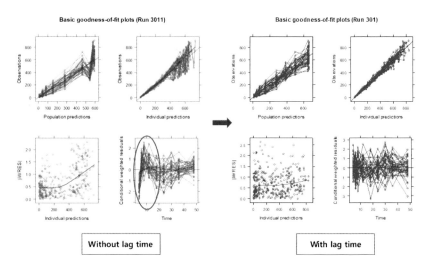

그림 13.8. Lag time 추가시의 GOF 변화

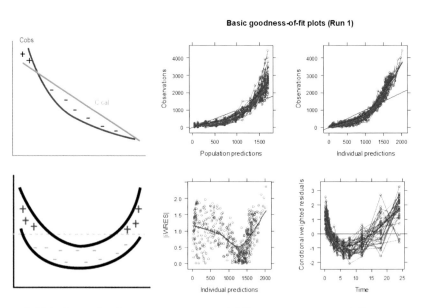

그림 13.9. Example of wrong structure model (2-compartment model)

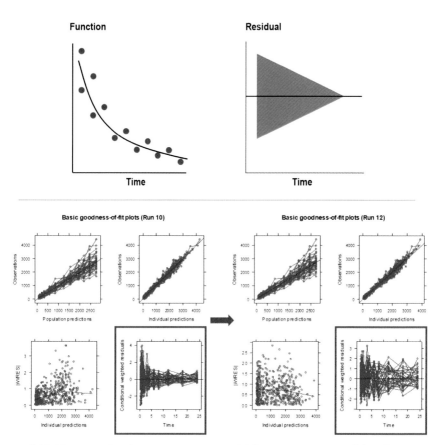

그림 13.10. Example of wrong variance model (incorrect error model with wrong weighting scheme)

표 13.1. 진단 결과에 따른 모델 개선 방안 (Draper 1998)

Unsatisfactory Plot	Plot of ε_i versus		
	Time order	Fitted $\hat{Y}_i$	X_{ji} values
Funnel indicating nonconstant variance	Use weighted least squares	Use weighted least squares or transform the Y_i	Used weighted least squares or transform the Y_i
Ascending or descending band	Consider adding first-order term in time	Error in analysis or wrongful omission of β_0	Error in the calculations; first-order effect of Xi not removed
Curved band	Consider adding first- and second-order terms in time	Consider adding extra terms to the model or transform the Y_i	Consider adding extra terms to the model or transform the Y_i

14

NONMEM의 $COVARIANCE

배균섭

NONMEM의 실행과정은 대체로 initialization step, estimation step(추정단계), co-variance step(공분산단계), table step(표단계)으로 나눌 수 있다. 공분산단계의 목적은 추정단계에서 추정된 파라미터(θ, $\varOmega$, $\varSigma$)들의 점 추정치(point estimate)에 대한 standard error(표준오차)를 구하는 것이다. 따라서, $COV 절을 제어구문 파일에 포함시키지 않으면 표준오차 결과를 볼 수 없다. 공분산단계는 원칙적으로 추정단계가 성공했을 때만 의미가 있으므로 성공한 후에 실행되는데, 만약 추정 실패 시에도 종료 시점에서의 값을 알고 싶으면 $COV에 UNCOND 옵션을 추가해주면 된다. 공분산단계가 추정단계와 별도로 분리된 이유는 NONMEM이 사용자가 준 original scale에서 목적함수를 최소화하는 것이 아니라, unconstrained parameter (UCP)를 사용하기 때문이다. UCP는 과거에 scaled and transformed parameter (STP)라고도 불리었다.

14.1 실제 사례

다음은 공분산단계의 결과물을 이해하기 위한 예제 제어구문 파일의 내용이다. (코드 14.1) Theophylline 데이터셋은 12명의 사람에게 320mg의 theophylline을 1회 경구 투여한 자료이며 NONMEM 설치시에 THEO 라는 파일 이름으로 포함되어 있다. 그림은 14.5절을 참고한다.

코드 14.1. Theophylline의 경구 투여 약동학 자료 모델링을 위한 제어구문 파일

```
$PROB THEOPHYLLINE ORAL
$INPUT ID AMT=DROP TIME DV BWT
$DATA ../THEO
$PRED
  DOSE = 320
  KA   = THETA(1) * EXP(ETA(1))
  V    = THETA(2) * EXP(ETA(2))
  K    = THETA(3) * EXP(ETA(3))
  F    = DOSE/V*KA/(KA - K)*(EXP(-K*TIME) - EXP(-KA*TIME))
  IPRE = F
  Y    = F + F*EPS(1) + EPS(2)

$THETA (0, 2) (0, 50) (0, 0.1)
$OMEGA BLOCK(3)
  0.2
  0.1  0.2
  0.1  0.1  0.2
$SIGMA 0.1  0.1
$EST MAX=9999 METHOD=ZERO POSTHOC
$COV PRINT=ERS
$TAB ID TIME IPRE CWRES
     FILE=sdtab NOPRINT ONEHEADER
$TAB ID ETA(1) ETA(2) ETA(3)
     FILE=IndiEta.txt NOAPPEND ONEHEADER FIRSTONLY
```

위의 $COV STEP에 의해 생성된 부분은 별첨 1과 같으며, 원래 output은 126열까지 까지 있으나, 지면의 제약으로 인해 104열이후는 생략하였다.

$COV에 의해 생성되는 첫 번째 부분(section)은 추정치의 표준오차 부분으로 출력의 직전 section인 FINAL PARAMETER ESTIMATE과 배치 모양이 똑같다. 이후의 출력들은 대개 이를 구하기 위해 필요한 중간계산 결과들이다.

$COV 출력의 두 번째 부분은 추정값(estimate)의 분산-공분산행렬(variance-covariance matrix)이다. 이 행렬의 대각원소에다 제곱근을 취한 것이 추정값의 표

준오차이다. 이는 뒤에 나오는 R matrix와 S matrix를 사용하여 $R^{-1}SR^{-1}$를 계산한 것이다.

$COV 출력의 세 번째 부분은 직전 부분인 분산-공분산행렬을 상관행렬(correlation matrix)로 변환한 것이다. 다만, 대각원소는 제곱근을 취하여 standard deviation(여기서는 standard error가 됨)을 표시하고 있다.

$COV 출력의 네 번째 부분은 분산-공분산행렬의 역행렬이다. 내부적으로는 이 행렬을 먼저 구한 뒤, 이것의 역행렬을 분산-공분산행렬로 삼는다. 이것의 의미는 Fisher's Information Matrix (NONMEM에서의 R matrix)와 유사하지만, 계산법은 더 보수적이어서 다르다.

$COV output의 다섯 번째 부분은 상관행렬로부터 구한 고유치(eigenvalue)들을 작은 것부터 순서대로 나열한 것이다. 만약 상관행렬이 positive definite(양정치)라면 이것은 모두 양의 실수로 나와야 한다. 여기에 대한 추가 설명은 14.6를 참고한다.

$COV 출력의 여섯 번째 부분은 R matrix이다. 이는 log likelihood를 parameter들로 이계미분한 것(hessian matrix)으로 Fisher's Information Matrix(FIM)이라고도 한다. 일반적인 최대가능도추정법(maximum likelihood estimation, MLE)에서는 이것의 역행렬을 분산-공분산 행렬로 삼지만 NONMEM에서는 다음에 나오는 S matrix와 함께 sandwich estimator를 사용한다.

$COV 출력의 마지막 부분은 S matrix이다. 이는 개별 대상자의 log likelihood를 파라미터들로 일계미분값(gradient vector)에 대한 cross product(n by 1 열벡터를 그것의 transpose(1 by n vector)와 곱한 것으로 n by n matrix가 된다)들을 모두 합한 것이다. MLE 이론에 따르면 이상적인 상황에서 S matrix와 R matrix의 기대값은 같다. 하지만, 실제로는 상당히 다를 수 있고, 정규분포 가정도 어긋날 수 있으므로 NONMEM은 $R^{-1}SR^{-1}$를 분산-공분산행렬로 삼는다.

만약 어떤 원인(예를 들어, R이 singular)에 의해 분산-공분산행렬을 구할 수 없고, 따라서, 표준오차를 구할 수 없다면 $COV에서 `MATRIX=R` 또는 `MATRIX=S` 옵션으로 단순화하여 표준오차를 구할 수 있다. 이 경우에는 대개 표준오차가 더 작게 나온다. 어떤 행렬이 singular(비정칙)이어서 역행렬을 구할 수 없다면 NONMEM은 pseudo-inverse matrix를 구하게 되는데, 이는 유일한(unique) 해는 아니므로 해석에 유의해야 한다.

$COV step이 실패하는 경우에는 먼저 파라미터 추정값에 이상이 없는지 살펴보고, 이상이 없어 보이면 붓스트랩이나 profile-likelihood등의 다른 방법을 이용하여 신뢰구간을 구하면 된다. 이 때 신뢰구간이 비대칭일 가능성이 크므로 표준오차는 제시하기

어려워진다. 혹자는 $COV에 의한 표준오차 보다 붓스트랩에 의한 신뢰구간이 (시간은
훨씬 많이 걸리지만) 더 좋다고 한다. 붓스트랩을 할 때는 $COV 절을 삭제하는 것이
시간을 절약하는 방법이다.

14.2 NONMEM document

NONMEM User's guide와 help file에는 $COV를 다음과 같이 설명한다. (Beal 2018)

$COVARIANCE

DISCUSSION:
Optional. Requests that the NONMEM Covariance Step be implemented.
This step outputs: standard errors, covariance matrix, inverse covari
ance matrix, and the correlation form of the covariance matrix.

OPTIONS:

MATRIX=c
    Specifies that the covariance matrix will be different from the
    default (R sup -1 S R sup -1). MATRIX=R requests that 2 times
    the inverse R matrix be used. MATRIX=S requests that 4 times the
    inverse S matrix be used. (R and S are two matrices from sta-
    tistical theory, the Hessian and Cross-Product Gradient matri-
    ces, respectively.) With MATRIX=R the standard errors will be
    more consistent with other nonlinear regression software imple-
    mentations.

PRINT=[E][R][S]
    Additional outputs will be printed besides the defaults.   E:
    print the eigenvalues of the correlation matrix. R: print the
    matrix .5*R. S: print the matrix .25*S.

REFERENCES: Guide IV, section III.B.15

REFERENCES: Guide V, section 9.4.2 , 10.6

14.3 이론적 배경 – MLE

NONMEM의 수행은 대체로 초기화단계, 추정단계, 공분산단계, 표단계로 나눌 수 있다. 이중 공분산단계에 대하여 설명하고자 한다. 추정단계가 끝나면 최종 파라미터 추정값이 구해진다. NONMEM에서는 Y의 분포가 정규이든 아니든 상관없이 정규분포의 가능도 함수(엄밀히는 이것을 약간 변형한 것)를 목적함수로 한다. 즉, maximum likelihood estimation (MLE) 방법을 사용한다.

MLE에서는 loglikelihood가 목적함수인 경우에 Fisher's Information Matrix의 역행렬을 이용하여 추정값들의 분산-공분산 행렬과 표준오차를 구할 수 있다. 표준오차는 분산-공분산 행렬의 대각원소를 1/2승 한 것이다.

MLE 이론에 따르면 log likelihood (l)를 파라미터 추정값에서 1계 편미분한 것의 제곱과 2계 편미분한 것이 부호만 반대인 같은 기대값을 가진다.

$$\int f(x;\theta)dx = 1$$
$$\int exp(lnf(x;\theta))dx = 1 \tag{14.1}$$

양변을 θ에 대해 미분하면

$$\int \left\{ \frac{\partial}{\partial\theta}lnf(x;\theta) \right\} exp(lnf(x;\theta))dx = 0$$
$$E_\theta \left[\frac{\partial}{\partial\theta}lnf(X;\theta) \right] = 0 \tag{14.2}$$

한 번 더 미분하면

$$\int \left\{ \frac{\partial^2}{\partial\theta^2}lnf(x;\theta) + [\frac{\partial}{\partial\theta}lnf(x;\theta)]^2 \right\} exp(lnf(x;\theta))dx = 0$$
$$E_\theta \left\{ \frac{\partial^2}{\partial\theta^2}lnf(X;\theta) + \left[\frac{\partial}{\partial\theta}lnf(X;\theta) \right]^2 \right\} = 0 \tag{14.3}$$

$$I(\theta) = E_\theta \left\{ \frac{\partial^2}{\partial \theta^2} ln f(X;\theta) \right\} = E_\theta \left\{ -\left[\frac{\partial}{\partial \theta} ln f(X;\theta) \right]^2 \right\}$$
$$= Var_\theta \left\{ \frac{\partial}{\partial \theta} ln f(X;\theta) \right\}$$

$$(14.4)$$

좀 더 복잡한 과정을 거치면 $\sqrt{n}(\hat{\theta}^{\mathrm{MLE}} - \theta)$는 점근적으로 $N(0, [I(\theta)]^{-1})$ 를 따름을 증명할 수 있다. (김우철 2012)

아주 이상적이지만(그러나 극히 드문) 상황에서는 목적함수의 1계 미분의 제곱과 2계 미분이 같겠지만, 실제 관찰값으로 계산하면 다르다. NONMEM에서는 1계 미분의 제곱행렬을 S matrix, 2계 미분 행렬(Hessian)을 R matrix라고 부른다. 대부분의 MLE software에서는 R matrix의 inverse만으로 estimate의 분산-공분산 행렬로 삼고 표준오차를 산출한다. NONMEM에서는 $R^{-1}SR^{-1}$ 을 estimate의 분산-공분산 행렬로 삼는다. 이것은 더 보수적인 방법이어서 신뢰구간이 더 넓게 나온다.

수식으로 표현하자면 다음과 같다. 여기에서 O_i는 개인(i)의 목적함수 값이며, O는 전체 목적함수 값이다.

$$O = \sum_i O_i$$
$$S = \sum_i \nabla_{O_i} \nabla_{O_i}{}^T = \sum_i \frac{\partial O_i}{\partial \theta} \frac{\partial O_i}{\partial \theta}^T$$
$$R = \frac{\partial^2 O}{\partial \theta^2}$$

$$(14.5)$$

14.4   R에서의 구현

14.1의 예제를 R로 풀이하면 다음과 같다. 우선 CRAN에 올라와 있는 nmw package 를 설치한다. (Bae 2018)

```
if (!require(nmw)) install.packages("nmw")
```

nmw::CovStep() 함수를 보면 covariance step의 전반적인 개요를 알 수 있다.

```
# nmw::CovStep
function ()
{
  e$STEP = "COV"
  StartTime = Sys.time()
  Rmat = hessian(Obj, e$FinalPara)/2
  Smat = CalcSmat()
  if (is.nan(Smat[1, 1]))
    stop("Error - NaN produced")
  invR = solve(Rmat)
  Cov = invR %*% Smat %*% invR
  SE = sqrt(diag(Cov))
  Correl = cov2cor(Cov)
  InvCov = Rmat %*% solve(Smat) %*% Rmat
  EigenVal = sort(eigen(Correl)$values)
  RunTime = difftime(Sys.time(), StartTime)
  Result = list(RunTime, SE, Cov, Correl, InvCov, EigenVal,
                Rmat, Smat)
  names(Result) = list("Time", "Standard Error",
                       "Covariance Matrix of Estimates",
                       "Correlation Matrix of Estimates",
                       "Inverse Covariance Matrix of Estimates",
                       "Eigen Values",
                       "R Matrix", "S Matrix")
  return(Result)
}
```

S matrix를 계산하는 internal obj functions 함수 nmw::CalcSmat()는 다음과 같다.

```
# nmw::CalcSmat
function ()
```

```
{
  Smat = matrix(rep(0, e$nPara * e$nPara), nrow = e$nPara,
                ncol = e$nPara)
  for (i in 1:e$nID) {
    e$DATAi = e$DataRef[[i]]
    e$ETAi = e$EBE[i, e$EtaNames]
    e$nReci = e$Oi[i, "nRec"]
    if (e$METHOD == "ZERO") {
      gr = grad(OiS0, e$FinalPara)
    }
    else {
      gr = grad(OiS1, e$FinalPara)
    }
    Smat = Smat + gr %*% t(gr)
  }
  return(Smat/4)
}
```

14.5 Theophylline 예제 데이터셋

R에는 기본적으로 nlme 패키지(Pinheiro, Bates, and R-core 2020)가 설치되어 있으며, NONMEM에도 있는 theophylline 데이터가 포함되어 있다. Theophylline 데이터를 그리면 다음과 같다.

위의 자료를 다음과 같이 경구 1 구획모델에 적합시켜 보기로 한다.

$$
\begin{aligned}
K_a &= \theta_1 e^{\eta_1} \\
V &= \theta_2 e^{\eta_2} \\
K &= \theta_3 e^{\eta_3} \\
C(t) &= \frac{\text{DOSE}}{V} \frac{K_a}{K_a - K}(e^{-Kt} - e^{-K_a t})
\end{aligned}
\tag{14.6}
$$

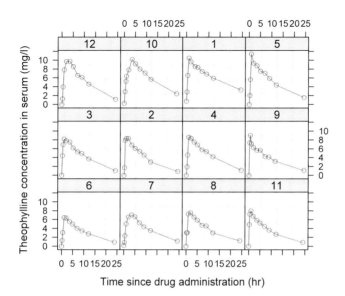

그림 14.1. Theophylline 경구 복용 후 농도-시간 곡선

NONMEM 제어구문 파일의 내용은 14.1에서 표시한 것과 같다.
R에서는 다음과 같은 준비 작업이 필요하다.

```
DataAll = Theoph
colnames(DataAll) = c("ID", "BWT", "DOSE", "TIME", "DV")
DataAll[,"ID"] = as.numeric(as.character(DataAll[,"ID"]))

nTheta = 3
nEta = 3
nEps = 2

THETAinit = c(2, 50, 0.1)
OMinit = matrix(c(0.2, 0.1, 0.1, 0.1, 0.2, 0.1, 0.1, 0.1, 0.2),
                nrow=nEta, ncol=nEta)
SGinit = diag(c(0.1, 0.1))

LB = rep(0, nTheta) # Lower bound
UB = rep(1000000, nTheta) # Upper bound
```

```
FGD1 = deriv(~DOSE/(TH2*exp(ETA2))*TH1*exp(ETA1)/
             (TH1*exp(ETA1) - TH3*exp(ETA3))*
                     (exp(-TH3*exp(ETA3)*TIME)-exp(-TH1*exp(ETA1)*TIME)),
          c("ETA1","ETA2","ETA3"),
          function.arg=c("TH1", "TH2", "TH3", "ETA1", "ETA2", "ETA3",
                                  "DOSE", "TIME"),
          func=TRUE, hessian=FALSE)

H = deriv(~F + F*EPS1 + EPS2, c("EPS1", "EPS2"),
          function.arg=c("F", "EPS1", "EPS2"),
          func=TRUE)

PRED1 = function(THETA, ETA, DATAi)   # for FO and FOCE
{
  FGDres = FGD1(THETA[1], THETA[2], THETA[3], ETA[1], ETA[2], ETA[3],
              DOSE=320, DATAi[,"TIME"])
  Gres = attr(FGDres, "gradient")
  Hres = attr(H(FGDres, 0, 0), "gradient")
  Res = cbind(FGDres, Gres, Hres)
  colnames(Res) = c("F", "G1", "G2", "G3", "H1", "H2")
  return(Res)
}
```

위 PRED 함수의 return 값 중에 F는 model prediction value이고, G들은 model pre-
dictiion function(structural model)을 각 η 에 대하여 편미분한 값들이다. H들은 잔
차에 대한 통계모형(model prediction에 noise가 섞여 관찰값을 이루는 모형)을 각
ε 으로 편미분한 값들이다. F, G, H는 목적함수값을 구할 때 필요하다. NONMEM
에서는 **nmtran**이 G와 H를 구하는 수식을 기호미분(symbolic differentiation)으로
구하나, R에서는 자동으로 해주는 것이 없으므로, 위와 같이 사용자가 직접 구성해
주어야 한다.

이후에 다음과 같은 R script를 실행하면 NONMEM output과 형태는 다르지만 내용
은 동일한 결과를 얻을 수 있다.

```
library(nmw)
# First Order Approximation Method
```

```
InitStep(DataAll, THETAinit=THETAinit, OMinit=OMinit, SGinit=SGinit,
        LB=LB, UB=UB, Pred=PRED1, METHOD="ZERO")
(EstRes1 = EstStep())
## $`Initial OFV`
## [1] 141.3076
##
## $Time
## Time difference of 2.999814 secs
##
## $Optim
## $Optim$par
##  [1]  0.560417594 -0.167835388  0.148962362  0.995143048  0.056166719
##  [6]  0.151227211 -1.032468525  0.005776729  0.110936464 -0.956899772
## [11] -0.205559310
##
## $Optim$value
## [1] 57.32106
##
## $Optim$counts
## function gradient
##       74       74
##
## $Optim$convergence
## [1] 0
##
## $Optim$message
## [1] "CONVERGENCE: REL_REDUCTION_OF_F <= FACTR*EPSMCH"
##
##
## $`Final Estimates`
##  [1]  3.16946754 38.25213460  0.10501808  1.19823325  0.13747849
##  [6]  0.03134899  0.37015671  0.04340042  0.25068582  0.01207782
## [11]  0.05427434
```

InitStep()과 EstStep()을 마친 후 CovStep()을 실행하면 아래와 같은 표준오차와
분산 행렬을 계산할 수 있다.

```
(CovRes1 = CovStep())
## $Time
## Time difference of 1.0468 secs
##
## $`Standard Error`
##  [1] 0.641076544 1.685217844 0.023072024 0.420617306 0.082197497
##  [6] 0.019812976 0.340273208 0.023052142 0.289524327 0.003576926
## [11] 0.032078283
##
## $`Covariance Matrix of Estimates`
##                [,1]          [,2]         [,3]          [,4]          [,5]
##  [1,]  0.4109791347  0.339158144  5.746694e-03  0.2058089645  2.003772e-03
##  [2,]  0.3391581437  2.839959182  5.032613e-03  0.3376028346  3.490465e-02
##  [3,]  0.0057466939  0.005032613  5.323183e-04  0.0016294512 -1.041991e-03
##  [4,]  0.2058089645  0.337602835  1.629451e-03  0.1769189182  1.951490e-02
##  [5,]  0.0020037724  0.034904655 -1.041991e-03  0.0195149026  6.756428e-03
##  [6,] -0.0021925236  0.012804811 -2.503963e-04  0.0032072246  1.504690e-03
##  [7,]  0.1215890847  0.149089319  7.111900e-03  0.0575731487 -1.010198e-02
##  [8,]  0.0009971098  0.023865634  6.271266e-05  0.0042158445  8.584714e-04
##  [9,]  0.0669924083  0.057326151  6.226096e-03  0.0179862543 -1.309239e-02
## [10,]  0.0010500117  0.001807746  5.805488e-05  0.0005143569 -7.516774e-05
## [11,] -0.0049728997 -0.009950377 -4.790610e-04 -0.0010145003  9.532948e-04
##                [,6]          [,7]         [,8]          [,9]         [,10]
##  [1,] -2.192524e-03  0.1215890847 9.971098e-04  0.0669924083  1.050012e-03
##  [2,]  1.280481e-02  0.1490893190 2.386563e-02  0.0573261514  1.807746e-03
##  [3,] -2.503963e-04  0.0071119003 6.271266e-05  0.0062260963  5.805488e-05
##  [4,]  3.207225e-03  0.0575731487 4.215844e-03  0.0179862543  5.143569e-04
##  [5,]  1.504690e-03 -0.0101019780 8.584714e-04 -0.0130923877 -7.516774e-05
##  [6,]  3.925540e-04 -0.0028272756 2.326326e-04 -0.0032697941 -2.051327e-05
##  [7,] -2.827276e-03  0.1157858558 3.116262e-03  0.0940102394  9.767199e-04
##  [8,]  2.326326e-04  0.0031162617 5.314013e-04  0.0018656807  2.786064e-05
##  [9,] -3.269794e-03  0.0940102394 1.865681e-03  0.0838243357  8.055388e-04
## [10,] -2.051327e-05  0.0009767199 2.786064e-05  0.0008055388  1.279440e-05
## [11,]  1.806783e-04 -0.0038608273 2.199601e-04 -0.0033970159 -2.824858e-05
##               [,11]
##  [1,] -4.972900e-03
##  [2,] -9.950377e-03
##  [3,] -4.790610e-04
```

```
## [4,]  -1.014500e-03
## [5,]   9.532948e-04
## [6,]   1.806783e-04
## [7,]  -3.860827e-03
## [8,]   2.199601e-04
## [9,]  -3.397016e-03
## [10,] -2.824858e-05
## [11,]  1.029016e-03
##
## $`Correlation Matrix of Estimates`
##              [,1]        [,2]       [,3]        [,4]        [,5]        [,6]
## [1,]   1.00000000  0.3139325  0.3885281  0.76325079  0.03802594 -0.1726174
## [2,]   0.31393253  1.0000000  0.1294350  0.47628061  0.25198153  0.3835018
## [3,]   0.38852814  0.1294350  1.0000000  0.16790689 -0.54943908 -0.5477629
## [4,]   0.76325079  0.4762806  0.1679069  1.00000000  0.56444374  0.3848509
## [5,]   0.03802594  0.2519815 -0.5494391  0.56444374  1.00000000  0.9239295
## [6,]  -0.17261745  0.3835018 -0.5477629  0.38485092  0.92392947  1.0000000
## [7,]   0.55738714  0.2599936  0.9058832  0.40225837 -0.36117699 -0.4193635
## [8,]   0.06747173  0.6143355  0.1179121  0.43479661  0.45306025  0.5093422
## [9,]   0.36093637  0.1174929  0.9320626  0.14769593 -0.55014251 -0.5700142
## [10,]  0.45790382  0.2998965  0.7034659  0.34187510 -0.25566008 -0.2894510
## [11,] -0.24181804 -0.1840655 -0.6472826 -0.07518893  0.36154098  0.2842792
##              [,7]       [,8]       [,9]      [,10]       [,11]
## [1,]   0.5573871  0.06747173  0.3609364  0.4579038 -0.24181804
## [2,]   0.2599936  0.61433553  0.1174929  0.2998965 -0.18406548
## [3,]   0.9058832  0.11791205  0.9320626  0.7034659 -0.64728263
## [4,]   0.4022584  0.43479661  0.1476959  0.3418751 -0.07518893
## [5,]  -0.3611770  0.45306025 -0.5501425 -0.2556601  0.36154098
## [6,]  -0.4193635  0.50934216 -0.5700142 -0.2894510  0.28427925
## [7,]   1.0000000  0.39727833  0.9542504  0.8024764 -0.35370524
## [8,]   0.3972783  1.00000000  0.2795381  0.3378856  0.29745513
## [9,]   0.9542504  0.27953807  1.0000000  0.7778421 -0.36576437
## [10,]  0.8024764  0.33788563  0.7778421  1.0000000 -0.24619292
## [11,] -0.3537052  0.29745513 -0.3657644 -0.2461929  1.00000000
##
## $`Inverse Covariance Matrix of Estimates`
##              [,1]        [,2]       [,3]        [,4]        [,5]
## [1,]   106.16085   -68.57396  6449.005   335.8698   -2554.409
```

```
## [2,]    -68.57396     58.03937   -4878.746    -302.1420    2175.297
## [3,]   6449.00514  -4878.74594  589180.809   26966.6055 -188642.065
## [4,]    335.86981    -302.14199   26966.605    1681.5577  -11681.346
## [5,]  -2554.40932   2175.29716 -188642.065  -11681.3456   84767.297
## [6,]   -386.87894    570.22260  -66147.099   -3404.8900   13635.511
## [7,]  -1202.16352    939.99684  -90186.464   -5086.8917   35747.140
## [8,]  10794.57609  -8973.04621  795473.397   47387.2333 -336778.082
## [9,]    -49.38187     87.68163  -10522.263    -442.6127    3308.451
## [10,] 11656.77324 -10122.84537  899033.055   53311.6422 -378718.161
## [11,] -1043.11500   1001.74635  -47225.438   -4879.5431   35063.038
##                [,6]         [,7]        [,8]          [,9]        [,10]
## [1,]      -386.8789   -1202.1635   10794.576     -49.38187    11656.77
## [2,]       570.2226     939.9968   -8973.046      87.68163   -10122.85
## [3,]    -66147.0986  -90186.4639  795473.397  -10522.26321   899033.06
## [4,]     -3404.8900   -5086.8917   47387.233    -442.61268    53311.64
## [5,]     13635.5106   35747.1396 -336778.082    3308.45066  -378718.16
## [6,]     72186.1449   10923.7488 -116902.668    2827.92008  -138707.39
## [7,]     10923.7488   16640.0641 -149635.854     965.72182  -166637.08
## [8,]   -116902.6684 -149635.8536 1416416.077  -14025.69870  1587796.18
## [9,]      2827.9201     965.7218  -14025.699     954.65511   -20047.21
## [10,]  -138707.3931 -166637.0784 1587796.183  -20047.20949  2031529.82
## [11,]    15687.7641   14275.7793 -151936.736     935.29881  -170271.34
##               [,11]
## [1,]     -1043.1150
## [2,]      1001.7464
## [3,]    -47225.4381
## [4,]     -4879.5431
## [5,]     35063.0376
## [6,]     15687.7641
## [7,]     14275.7793
## [8,]   -151936.7362
## [9,]       935.2988
## [10,]  -170271.3406
## [11,]    28036.5550
##
## $`Eigen Values`
##  [1] 0.0002519304 0.0096729015 0.0108358602 0.0233184643 0.0520725533
##  [6] 0.2982375053 0.5047779131 0.9114702297 1.2088053283 3.2082379737
```

```
## [11] 4.7723193401
##
## $`R Matrix`
##               [,1]         [,2]          [,3]         [,4]          [,5]
## [1,]    17.924787   -1.3343223   -162.767654   -4.1309683    21.546405
## [2,]    -1.334322    0.5507357     -7.672315    0.1118322    -1.462878
## [3,] -162.767654   -7.6723148  34333.363150   86.0269293   433.962384
## [4,]    -4.130968    0.1118322     86.026929   28.6263094  -177.270130
## [5,]    21.546405   -1.4628778    433.962384 -177.2701302  1930.445843
## [6,]    10.225928  -16.5210396     13.387686  272.9370786 -4270.878832
## [7,]   -11.022690    2.9849069    -90.741373  -52.9261900   210.709300
## [8,]    52.304346  -18.2457139    956.482064  164.3158075 -1421.957500
## [9,]     7.044855   -2.2338946  -1350.939646   24.4536958   -43.763546
## [10,]  248.456482 -120.7991176  -7033.212482   50.2328789 -1013.856688
## [11,]   -1.752135   -5.2052276  -1992.414213    6.0120604   124.417556
##              [,6]         [,7]         [,8]          [,9]        [,10]
## [1,]     10.22593   -11.022690     52.30435     7.044855    248.45648
## [2,]    -16.52104     2.984907    -18.24571    -2.233895   -120.79912
## [3,]     13.38769   -90.741373    956.48206 -1350.939646  -7033.21248
## [4,]    272.93708   -52.926190    164.31581    24.453696     50.23288
## [5,]  -4270.87883   210.709300  -1421.95750   -43.763546  -1013.85669
## [6,]  16610.43942  -139.814385   1113.59904    18.726078   4680.59998
## [7,]   -139.81438   213.228947   -555.99366  -151.083275     96.25915
## [8,]   1113.59904  -555.993663   4043.51428   130.794770   -555.76917
## [9,]     18.72608  -151.083275    130.79477   236.875935    -20.42601
## [10,]  4680.59998    96.259149   -555.76917   -20.426010 192857.05263
## [11,]   -46.02961   -62.941133   -201.26760    92.656857   6568.90926
##              [,11]
## [1,]     -1.752135
## [2,]     -5.205228
## [3,]  -1992.414213
## [4,]      6.012060
## [5,]    124.417556
## [6,]    -46.029614
## [7,]    -62.941133
## [8,]   -201.267605
## [9,]     92.656857
## [10,]  6568.909257
```

```
## [11,]   3974.804398
##
## $`S Matrix`
##              [,1]        [,2]         [,3]        [,4]        [,5]
## [1,]     78.316509  -4.6468525  -1295.13192  -11.873085   142.72165
## [2,]     -4.646852   0.7648878     64.36589    2.623533   -28.61925
## [3,] -1295.131915  64.3658917 183632.39790 -230.636173   840.38211
## [4,]    -11.873085   2.6235332   -230.63617   18.368716  -171.71679
## [5,]    142.721653 -28.6192545    840.38211 -171.716794  2005.81552
## [6,]   -145.835176  29.4905947   9000.10289  291.779615 -3809.95407
## [7,]    -26.707401   0.2387057   3794.27704  -19.686952    51.76139
## [8,]     44.375129  10.7614124 -10813.66435   84.841787  -765.19107
## [9,]     13.946014  -4.4042212  -6396.75146    3.480210    87.90129
## [10,] 2039.647982 -397.4745827  -4148.02643 -1170.279733  8916.77585
## [11,]   279.500822 -47.3111189 -60483.51062  -22.729230   670.78875
##              [,6]        [,7]         [,8]        [,9]       [,10]
## [1,]   -145.83518  -26.7074010     44.37513   13.946014   2039.6480
## [2,]     29.49059    0.2387057     10.76141   -4.404221   -397.4746
## [3,]   9000.10289 3794.2770370 -10813.66435 -6396.751456  -4148.0264
## [4,]    291.77961  -19.6869516     84.84179    3.480210  -1170.2797
## [5,]  -3809.95407   51.7613883   -765.19107   87.901295   8916.7758
## [6,]  12023.28652  188.5688359    667.62858 -711.894529  -3829.1367
## [7,]    188.56884  129.3349739   -292.66398 -155.764410   1796.9713
## [8,]    667.62858 -292.6639799   1121.03185  294.247258 -10631.8774
## [9,]   -711.89453 -155.7644099    294.24726  327.282119   1812.2113
## [10,] -3829.13667 1796.9713202 -10631.87742 1812.211286 419517.6543
## [11,] -3489.01512 -1105.9231026  2773.71160 2358.454995 18067.4267
##              [,11]
## [1,]    279.50082
## [2,]    -47.31112
## [3,] -60483.51062
## [4,]    -22.72923
## [5,]    670.78875
## [6,]  -3489.01512
## [7,]  -1105.92310
## [8,]   2773.71160
## [9,]   2358.45500
```

```
## [10,]  18067.42672
## [11,]  24042.66052
```

PostHocEta(), TabStep()의 실행화면은 아래와 같다.

```
(EBE1 = PostHocEta()) # Using e$FinalPara from EstStep()
##        ID       ETA1            ETA2          ETA3
## [1,]   1  -0.6367109  -0.232258352  -0.73648224
## [2,]   2  -0.5895843  -0.153341805  -0.06619115
## [3,]   3  -0.3083755  -0.124816676  -0.21013190
## [4,]   4  -1.0305984  -0.186821177  -0.21195510
## [5,]   5  -0.8235560  -0.302352128  -0.24453948
## [6,]   6  -1.0025271   0.068181532  -0.08745089
## [7,]   7  -1.4316285  -0.097903076  -0.13802639
## [8,]   8  -0.7541785  -0.039239022  -0.19621190
## [9,]   9   0.7875803   0.010757282  -0.19937965
## [10,] 10  -1.4555649  -0.369057237  -0.40057582
## [11,] 11   0.1541451  -0.005061315  -0.08005791
## [12,] 12  -1.2863346  -0.388864841  -0.10134440
# (Tab1 = TabStep())
```

14.6 고유값(Eigenvalue)

공분산단계에서는 상관행렬(correlation matrix)의 고유값(eigenvalue)도 출력된다. 어떤 행렬 A를 스칼라 λ와 벡터u를 이용하여 다음과 같이 표시할 수 있을 때,

$$Au = \lambda u \tag{14.7}$$

λ를 A의 고유값이라 하고 그 고유값에 해당하는 벡터 u를 고유벡터(eigenvector)라고 한다.

λ는

$$|A - \lambda I| = 0 \qquad (14.8)$$

이라는 특성 방정식의 근들로 구할 수 있다.

Minimization에서 고유값을 출력하는 이유는 minimization 과정이 얼마나 어려웠는가를 표시하기 위해서이다. 조건수(condition number)란 고유값의 최대치/최소치에다 1/2승한 것인데, 이것이 크다면 그만큼 수치계산의 어려움을 겪었다는 것이다. 조건수가 크다고 모형이 잘못되었다는 것을 의미하는 것은 아니다. 혹시 minimization(fitting)에 실패하였다면 그 원인 중의 하나가 조건수가 크기 때문일 수 있다.

14.7 결론

NONMEM의 Covariance step을 이해하기 위해 R로 NONMEM의 output을 재현해 보았다. 그러나, R이 NONMEM을 대체할 수 없는 이유 두 가지는 다음과 같다.

1. NMTRAN의 역할을 해줄 함수들이 없다.
2. 속도가 적어도 수 십에서 수 백 배 느리다.

나머지 FOCE나 Laplacian에 대해서는 nmw 패키지의 도움말[1]을 보고 실행하면 알 수 있다. (Bae 2018)

---

[1]https://cran.r-project.org/web/packages/nmw/nmw.pdf

15

모델 파라미터의 적절성

전상일

본 장에서는 경험적 베이즈 추정값(Empirical Bayes Estimates, EBEs)에 기초한 진단 방법을 소개하고, ETA shrinkage(축소), EPSILON shrinkage의 의미와 그에 따른 여러 결과들을 살펴보고자 한다. 베이즈 추정법은 개인으로부터 관찰된 데이터와 집단에 대한 사전 정보를 함께 이용하여 분석하는 기법이다. NONMEM에서는 집단의 데이터 속에 포함된 개인에 대한 베이즈 파라미터 추정치를 얻을 수 있는데, 이를 경험적 베이즈 추정값이라 한다. POSTHOC 추정값, 개인 파라미터 추정값(individual parameter estimates) 등은 모두 같은 의미로 사용된다. NONMEM에서는 조건부 추정법을 써서 개인 파라미터 추정값을 얻을 수 있으며, 1차추정법(FO)을 사용하는 경우 $ESTIMATION에서 POSTHOC 옵션을 추가하여 개인 파라미터 추정값을 얻을 수 있다. 이러한 개인 파라미터 추정값은 모델의 진단, 추정 및 결과값의 예측, 시뮬레이션 등에 사용될 수 있고, 그 중 모델의 진단 과정에서는 IPRED vs DV, IWRES vs IPRED, EBE vs EBE, EBE vs Covariate, GAM 등에 활용된다. 그림 15.1에는 EBE vs Covariate 의 예시가 나와있는데, 여기서는 청소율에 대한 ETA의 분포와 공변량 사이의 경향성을 파악할 수 있다.

개인 파라미터의 추정 시, 이에 대한 정보를 제공하는 데이터가 적거나 없을 때, 그 파라미터의 값은 종종 대표값으로 축소(shrinkage)된다. 반대로, 해당 파라미터를 설명하는 데 필요한 관찰값이 많이 존재한다면 모델의 적합을 향상시키는 방향, 즉 개인 파라미터를 집단의 대표값으로부터 더 멀어진 값으로 정할 가능성이 커지게 된다(그림 15.2). 데이터가 충분치 않은 경우에는 개인별 η를 구할 수 없기 때문에 개인 파라미터 추정값을 구할 수 없고, 이때 각 개인의 모델은 해당 파라미터의 대표값을 이용하게 된다.

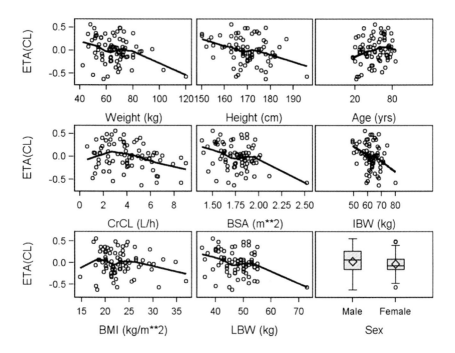

그림 15.1. Example of EBE vs Covariates (Bonate 2011)

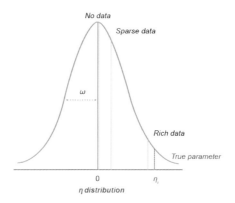

그림 15.2. Concept of η shrinkage (Savic 2007)

NONMEM에서 결과 파일의 ETAshrink(%)를 보면, 개인간 변이를 허용한 파라미터의 ETA shrinkage 값을 확인할 수 있다. ETA shrinkage는 다음과 같이 계산할 수 있는데, 각 개인 별 η 의 표준편차를 ω 로 나누어서 1에서 뺀 값이다.

$$\eta_{sh} = 1 - \frac{SD(\hat{\eta}_{ph})}{w} \tag{15.1}$$

η 의 표준편차와 ω 의 차이가 작을수록 ETA shrinkage는 작아지는데, 이 값이 0.2 – 0.3 보다 크다면 데이터가 충분치 않은 상황인지 확인해야 하고, 해당 EBE를 이용한 결과물이 있다면 신뢰할 수 있는 결과인지 확인해 보아야 한다.

ETA shrinkage가 커지면 다음과 같은 현상들이 나타날 수 있다.

첫째로, 분포 모양의 변화이다. ETA shrinkage가 큰 상황에서는 ω 값이 작게 추정되거나, ETA의 분포가 비정규분포를 보일 수도 있다(그림 15.3).

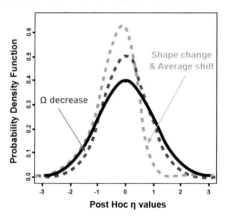

그림 15.3. Example 1 – Consequences of η shrinkage (Savic 2007)

둘째로, ETA 평균값의 유의한 변화이다. ETA shrinkage로 인해 아래와 같이 ETABAR가 0과 유의하게 다르다는 결과가 나올 수 있다. 그림 15.4의 아래 그림을 보면, 첫번째 관측치와 마지막 관측치가 어느 시점인지에 따라, 즉 해당 파라미터를 설명할 수 있는 데이터의 양이 얼마나 있느냐에 따라 POSTHOC Ka와 CL의 분포 및 ETABAR 값이 어떻게 변화하는지를 확인할 수 있는데, 데이터가 충분하지 못한 경우 ETABAR가 0과 유의하게 다를 가능성이 높다는 것을 보여준다.

셋째로, 파라미터간 상관관계가 소실되거나 유발(Hidden or induced parameter correlation)될 수 있다. 그림 15.5의 좌측처럼 파라미터(CL vs Vc)간의 상관관계가 소실되는 경우가 생길 수 있고, 우측 그림처럼 파라미터 (E_{max} vs EC_{50}) 간의 상관관계가

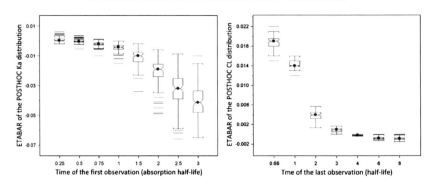

그림 15.4. Example 2 – Consequences of η shrinkage (Savic 2007)

유발되는 경우가 생길 수 있다. 그림 15.6에서도 ETA shrinkage(%)가 커지면서 상관 관계가 유발 또는 소실되는 것을 확인할 수 있다.

마지막으로, 공변량에 대해서도 마찬가지 결과가 나타날 수 있으며, 파라미터 또는 EBE 와 공변량 사이의 상관관계가 소실되거나 유발될 수 있다(그림 15.7).

데이터가 부족한 경우 EPSILON shrinkage 또한 커질 수 있는데, 이는 다음의 수식으로 구할 수 있다.

$$\epsilon_{sh} = 1 - SD(IWRES) \tag{15.2}$$

EPSILON shrinkage는 1에서 IWRES의 표준편차를 뺀 값으로 이 때 사용되는 IWRES 의 수식은 다음과 같다.

$$IWRES_{ij} = \frac{DV_{ij} - IPRED_{ij}}{SD(\epsilon)} \text{ (If IPRED} \rightarrow \text{DV, IWRES} \rightarrow 0) \tag{15.3}$$

희박한 자료의 경우 그림 15.8처럼 IPRED가 DV를 향해 축소되는 현상이 나타나게 되

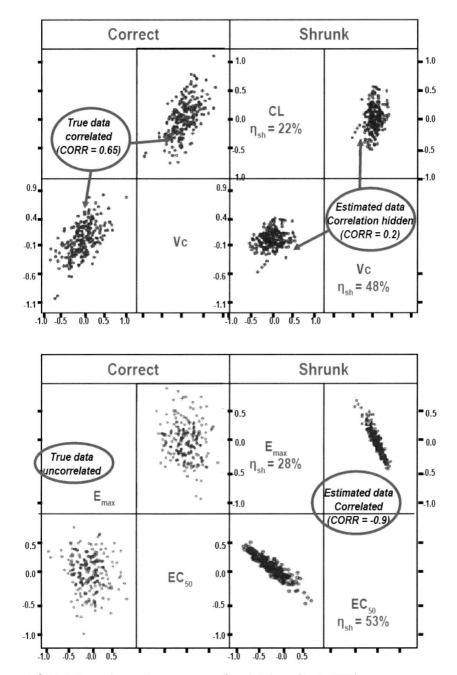

그림 15.5. Example 3 – Consequences of η shrinkage (Savic 2007)

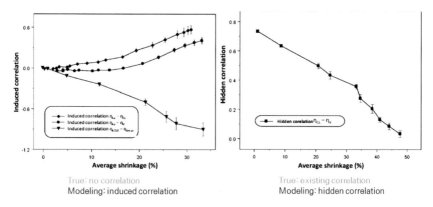

그림 15.6. Induced or hidden correlation according to average shrinkage (%) (Savic 2007)

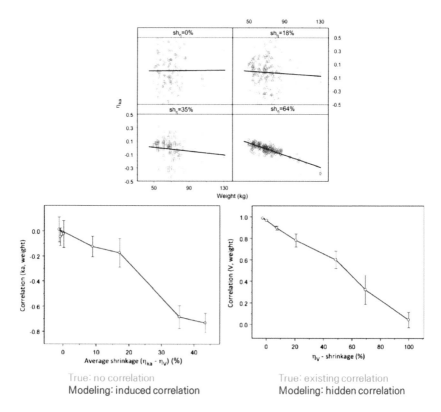

그림 15.7. Example 4 – Consequences of η shrinkage (Savic 2007)

는데, IPRED가 DV에 가까워질수록 IWRES는 0에 가까워지며, EPSILON shrinkage 는 커지게 된다.

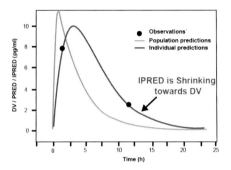

그림 **15.8.** Concept of ε shrinkage (Savic 2007)

EPSILON shrinkage의 결과로 다음과 같은 현상들이 나타날 수 있다.

첫째로, 구조모델의 오지정(misspecification)을 찾아내는데 어려움을 겪을 수 있다. 아래 그림 15.9 우측을 보면, 예측이 매우 잘된 것으로 보이지만, 실제는 EPSILON shrinkage로 인해 IPRED가 DV로 향해 축소되는 이른바 "Perfect fit phenomenon"이 나타난 것이다. 원래 모델은 0차 흡수 모델이고, 이를 1차 흡수모델로 설명한 경우인데, 흡수를 설명할 수 있는 데이터가 충분히 있는 경우 (그림 15.9 좌측) 모델 오지정을 찾아낼 수 있지만, 데이터가 부족한 경우 이를 찾아내기가 어렵다.

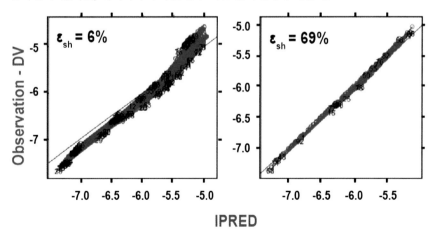

그림 **15.9.** Perfect fit phenomenon (Savic 2007)

2구획 모델을 1구획 모델로 설명한 경우(그림 15.10), Sigmoid Emax 모델을 Linear

Emax 모델로 설명한 경우(그림 15.11) 등에서도 데이터가 부족한 경우 EPSILON shrinkage가 커지고, 모델의 오지정을 찾아내기가 어렵게 된다.

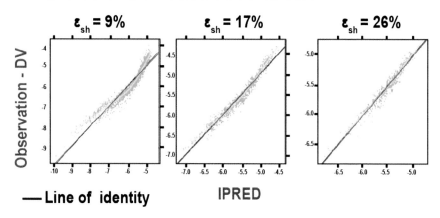

그림 15.10. 1-compartment model fitted to data simulated with a 2-compartment model (Savic 2007)

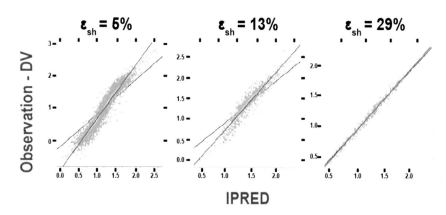

그림 15.11. Linear Emax model fitted to data simulated with a sigmoidal Emax model (Savic 2007)

둘째로, IWRES를 활용하여 잔차모델의 오지정을 확인하는 것이 어려울 수 있다. 그림 15.12에 나타난 것처럼 관측치가 많은 경우 IWRES 플롯을 통해 잔차 분포의 경향성을 확인할 수 있는데, 관측치가 적은 경우 EPSILON shrinkage가 커지면서 잔차 분포의 경향성이 점점 사라지는 것을 확인할 수 있다.

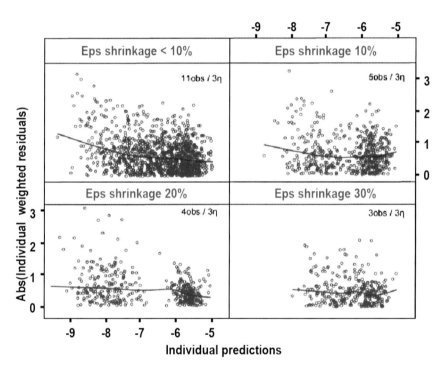

그림 15.12. Low power of IWRES to diagnose Residual error misspecification (Savic 2007)

16

모델의 예측성능 평가

한성필

모델을 구축하고 나서 가장 먼저 해야할 일은 모델이 자료를 잘 설명하고 있는지 살펴보고, 모델이 의도대로 예측하고 있는지를 파악하는 것이다. 이를 위해서 객관적, 통계적으로 모델 예측 능력과 성능을 측정할 수 있어야 하고(모델평가, model evaluation), 모델을 만드는데 사용된 데이터셋에서와 같이 모델이 앞으로 사용될 환경에서도 잘 작동할 수 있다는 것을 보장해야(모델검증, model validation) 한다.

모델을 수치적, 시각적, 통계적으로 평가하는 다양한 방법들이 제시되어 있으며 (Brendel et al. 2007), 이것을 표 16.1에서 목적과 표현방식에 따라 정리하였다. 이 중 계량약리학 분야에서 재현성(reproducibility)에 초점을 맞춘 방법들을 통칭하여 흔히 모델검증 (model validation)이라 한다. 모델검증의 목적은 타당성(validation) 검증 데이터셋에서 모델이 잘 작동되며 잘 적용되는지 여부를 검토하는 것이다. 이러한 모델검증 절차는 분석계획서에 통합적으로 기술되는 것이 추천된다. 이 장에서는 모델의 예측성능 평가를 위해 사용되는 다양한 기법의 목적과 방법에 대해 논할 것이다.

16.1 외부검증(External validation)/내부검증(Internal validation)

모델 검증의 종류로 크게 외부검증과 내부검증으로 나눌 수 있다. 어떤 검증이 보다 더 설득력이 있다고 할 수 있을지에 대해서 이견이 있을 수 있지만 일반적으로 모델로 예측한 값들을 별도의 데이터셋과 비교하는 외부검증을 만족하는 경우 보다 높은 수준의 검증이 이루어졌다고 할 수 있다. 외부검증에서는 별도의 자료가 생성될 시의 통제되지

표 16.1. 목적과 표현방식에 따라 분류한 모델 평가 방법

Purpose	Numerical	Visual
Goodness-of-fit	Fit statistics (OFV, iOFV)	Goodness-of-fit plot
	Akaike information criterion (AIC) for non-nested model	Individual plot
Parameter accuracy & preciseness	Parameter estimates	Empirical Bayes Estimate (EBE) distribution
	Parameter imprecision estimates (by NONMEM)	
	EBE shrinkage	
	Bootstrap median & confidence interval	
Reproducibility	Bootstrap median & confidence interval	Visual Predictive Check (VPC)
	Numerical Predictive Check (NPC)	

않은 요인이 검증 결과에 영향을 미칠 수 있다. 그러나 외부검증에 의해 만족스러운 예측성능이 검증될 경우 연구자는 개발된 모델이 새로운 자료에서도 적절히 예측할 수 있다는 자신감을 가질 수 있다. 그러나 외부검증이 어렵거나 불가능한 경우가 있기 때문에, 내부검증을 철저히 하는 것이 중요하다.

올바른 외부검증/내부검증은 사전계획에서부터 시작된다. 즉, 모델링을 시작하기 전에 계획을 세워 편향성을 제거하는 것이 필요하다. 모델을 비교하기 위해 사용되는 통계량에 대한 기준값을 미리부터 분석계획에 명시하는 것이 추천되며, 내부검증 혹은 외부검증에서 계산된 통계량이 애초에 설정된 기준을 만족시키지 않는 경우 모델의 개선이 필요하다.

데이터 분할 기법(data splitting method)은 모델 평가를 위해 새로운 자료를 수집하는 것이 어려울 경우에 검증 자료를 만들어내는 유용한 내부검증 방법으로 분석 데이터 셋의 일부분을 임의로 추출하여 검사용 데이터셋을 만들고, 실제 개발 데이터셋에서 이를 제거한다. 이 방법의 단점은 모델의 예측 정확도가 자료를 나누는데 사용된 표본의 크기에 따라 좌우된다는 것이다. 또 다른 내부검증 기법은 재추출 방법(resampling)으로 교차 타당성 검증(cross-validation)과 붓스트랩(bootstrap)의 두 가지 방법이 포함된다. 교차 타당성 검증은 데이터 분할(data splitting)을 반복하여 사용하는 방법이고 모형 구축을 위해 사용되는 자료 세트의 크기가 다른 방법에 비해 크고 이로 인해

추정과정에서 무시되는 자료가 작다는 장점이 있고, 단일 샘플의 분할에 의존하지 않기 때문에 변이성이 감소하게 된다. (식품의약품안전평가원 의약품심사부 종양약품과 2015)

16.2 붓스트랩 (Bootstrap)

검사용 데이터셋이 없거나 분석 시작시 작성되지 않은 경우에는 붓스트랩 접근법을 사용하는 것이 적절하다. 붓스트랩은 교차 타당성 검증과 같이 모형 구축에 모든 자료를 사용한다는 장점이 있다. 희귀질환이나 소아환자의 자료 등과 같이 표본 크기가 제한적일 수밖에 없는 경우, 집단모형을 평가하는데 매우 유용할 수 있다.

적당한 횟수(적어도 200회 이상)로 반복하여 얻어지는 붓스트랩 복제 값에 최종 모델을 반복적으로 적합(fitting)시켜서 얻어진 파라미터의 평균값들을 붓스트랩 없이 얻어진 최종 집단모델 파라미터 추정치와 비교하는 것이다. 이는 모델을 다양한 데이터셋에 적합(fitting)시키는 방법을 지칭하며, 각 데이터셋은 최종 모델의 데이터셋으로부터 반복 재추출된 대상자들에 대한 자료로 구성되어 있다. 붓스트랩에 의해 얻어진 결과를 보고하기 위해 중앙값과 95% 신뢰구간이 흔히 사용되며 이 값들을 어떻게 계산하는지 모식도(그림 16.1)로 표현하였다. 붓스트랩에 의해 얻어진 결과를 정리하여 보고하는 일반적인 방법을 그림 16.2에 나타내었다. 흔하게 쓰이는 방법으로는, 1000개의 재추출된 데이터셋을 통해 얻어진 붓스트랩 중앙값과 최종예측값을 비교하는 것인데, 큰 차이가 없음을 알 수 있고, %RSE(relative standard error)로 계산된 신뢰구간과 붓스트랩 95% 신뢰구간을 비교하여 예측된 변동성 정도에 대한 검증도 할 수 있다.

16.3 Simulation-based diagnostics

시뮬레이션에 기반한 예측성능 평가 과정인 사후예측점검(PPC), VPC와 NPC은 모두 관찰값과 모델에 의해 시뮬레이션된 값들의 분포를 비교하는 것이다. (Yano, Beal, and Sheiner 2001; Post et al. 2008) 시뮬레이션 데이터가 관찰 데이터의 분포특징을 적절히 반영하고 있음을 시각적, 수치적으로 확인할 수 있다면 모델의 예측성능 평가가 잘 이루어졌다고 말할 수 있다.

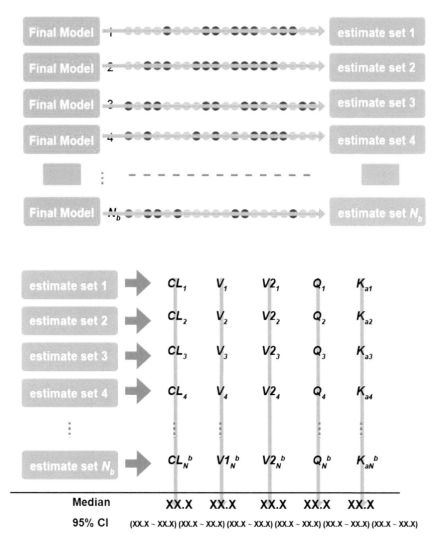

그림 16.1. 붓스트랩을 사용하여 여러 파라미터의 중앙값과 95% 신뢰구간을 계산하는 방법에 대한 모식도

Parameter	Estimate	% RSE	Bootstrap median (95% CI[a])
Structural model			
TVCL = θ_1 × (CLCR/132) + (DAI × θ_5)			
θ_1	16.6 L/h	5.96	16.2 (13.4 – 18.4)
θ_5	-0.0874 L/h	21.9	-0.0862 (-0.122 – -0.0336)
TVV1 = θ_2 + SEPSIS × θ_6			
θ_2	25.3 L	7.79	24.4 (21.0 – 29.6)
θ_6	14.8 L	28.5	13.9 (6.07 – 24.2)
V2	16.1 L	52.9	15.4 (3.72 – 931)
Q	0.636 L/h	22.5	0.730 (0.420 – 2.62)
Interindividual variability (CV%)			
ω_{CL}	35.4%	26.3	34.5 (23.7 – 45.0)
ω_{V1}	42.4%	31.3	35.5 (22.9 – 51.3)
ρ_{CL-V1}	0.434		0.589 (0.121 – 0.832)
ω_Q	90.3%	38.1	79.1 (0.316 – 122)
Residual error			
σ_{add}	0.359 mg/L	41.4	0.348 (0.000 – 0.590)
σ_{prop}	18.5%	20.3	17.1 (10.3 – 25.0)

[a] 95% CI estimated by applying the final population PK model to 1,000 re-sampled datasets.

그림 16.2. 붓스트랩에 의해 얻어진 결과를 정리하는 방법의 예. 중앙값(95% 신뢰구간)을 열로 정리하였고 1000개의 재추출된 데이터셋이 사용되었음을 알 수 있음

16.3.1 사후 예측 점검 (posterior predictive check)

사후 예측 점검을 통해 현재와 미래 자료 세트의 중요한 임상적 특성이 모델에 의해 충실히 재현이 되는가를 결정하는데 유용할 수 있다. (Post et al. 2008) 이 방법은 특정 요약 통계량을 원본 데이터셋에서 계산하고 이를 시뮬레이션으로부터 발생된 사후 예측 분포와 비교하는 것이다. (그림 16.3) 사후값(posterior)은 불확실성(uncertainty)과 잔류변이(residual variability)를 반영하고 있으며 이것이 특정 분포를 따르지 않는 경우, 또는 관찰값과 큰 차이가 나는 경우 자신의 모델을 점검할 수 있다. 시뮬레이션의 반복 데이터셋을 생성하여 통계량의 분포와 상응하는 유의확률값을 얻어낼 수도 있다. 그러나 현재로서는 이러한 접근법이 널리 통용되고 있지는 않다.

16.3.2 시각적 예측 점검 (visual predictive check)

VPC로 생성된 그림은 관찰값과 시뮬레이션에 의한 예측구간을 겹쳐서 그림 형태로 제시한다.(그림 16.4) 시각적으로 표현된 자료는 빠르고 직관적으로 모델의 예측성능을 평가할 수 있다는 큰 장점을 갖기에 현재 가장 널리 쓰이고 있는 방법이다.

모델의 VPC를 수행하기 위해 가장 먼저 할 일은 많은 데이터셋을 시뮬레이션하는

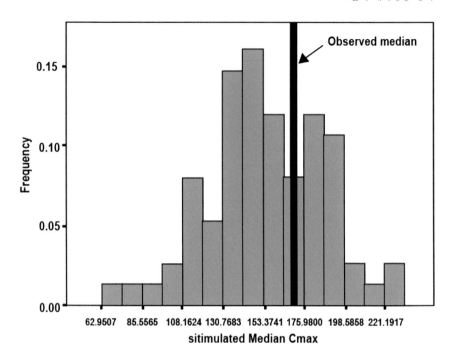

그림 16.3. 사후 예측 점검의 예. 시뮬레이션된 C_{max}의 분포에서 관찰값(검정색 실선)의 위치를 파악할 수 있음

것으로, \$PK 또는 \$PRED는 손대지 않고 \$THETA, \$OMEGA, \$SIGMA 값들에 FPE(final parameter estimates)를 직접 고정하여 입력하거나 \$MSFI 구문을 이용해 모델 규격파일을 입력하여 최종 추정값을 사용하여 시뮬레이션이 수행된다. \$EST, \$COV는 삭제하고 \$SIMULATION을 입력해야 하는데 일반적으로 다음과 같은 구문을 사용한다. 이때 20190831은 임의의 시드값(seed)을 의미하며 1000은 반복 데이터셋의 개수를 의미한다.

```
$SIMULATION ONLYSIM 20190831 SUBPROBLEMS=1000
```

최소 1000개 이상의 반복 데이터셋이 선호되며 이를 통해 관측값과 시뮬레이션 예측값을 비교하게 된다. 반복 데이터셋을 생성하기 위한 입력 데이터셋은 모델을 구축할 때 사용한 데이터셋과 유사한 형태이나 DV값이 시뮬레이션 값으로 대체된다. 반복 수가 커질수록 결과 파일의 용량이 비례적으로 커지게 되고 따라서 자료 처리 속도가 늦어지므로 처음에는 낮은 반복수로 확인 후, 어느정도 확인이 된 후 1000개, 2000개 반복수로 높이는 실용적인 접근법을 택할 수도 있다.

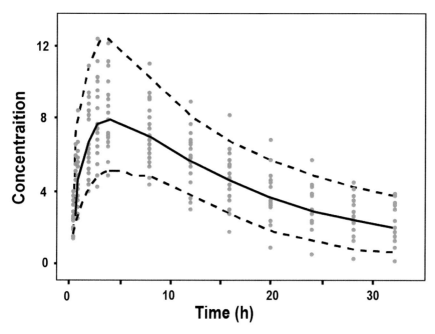

그림 16.4. 시각적 예측 점검 과정의 대표적인 scatter VPC 의 예 (Harling 2018). 점선은 시뮬레이션 값들의 5, 95 퍼센타일, 실선은 중앙값을 나타냄

신뢰구간 VPC(confidence interval VPC)는 시뮬레이션된 예측값의 5번째 백분위수, 50번째백분위수(중앙값), 95번째 백분위수에 대한 95% 신뢰구간을 계산하여 나타낸다.(그림 16.5) 각 계급구간에서 예측값의 신뢰구간을 각각 음영(띠)으로 그리고 이 위에 예측값과 관찰값의 5번째, 50번째, 95번째 백분위수에 대한 선을 그려, 모델 오지정 여부를 보다 수월하게 파악할 수 있다. 그림 16.5의 VPC에서는 시뮬레이션 예측값의 5번째, 50번째, 95번째 백분위수의 95% 신뢰구간이 관측값의 각 백분위수를 대체로 포함하고 있어 모델 적합성을 지지하고 있음을 알 수 있다. 그러나 일부 시간 계급구간 (bin)에서 5번째 백분위수가 하한 예측구간의 신뢰구간 밖으로 벗어나는 것을 알 수 있어, 이부분에 대한 모델 적합성을 재검토할 필요가 있을 수도 있다.

VPC를 생성할때 계급구간화(Binning)가 적절히 행해지면 실제 수행 시간의 변동성이 그림에 과도하게 표현되는 것을 줄이고 계획된 시간(nominal time)이 같은 자료일때 동일한 예측 구간을 표현케 할 수 있으므로, 계급구간화를 올바르게 수행하는 것은 중요하다. PsN에서는 VPC 계급구간화에 대한 다양한 옵션을 제공하고 있으므로 이에 대한 자세한 정보는 PsN User Guide를 참고할 수 있다. (Harling 2018)

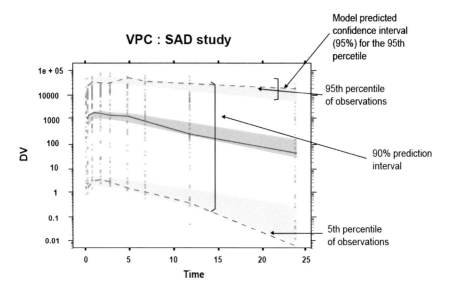

그림 16.5. 신뢰구간 VPC의 예 (Confidence interval VPC). 시뮬레이션된 예측값의 5번째 백분위수와 95번째 백분위수에 대한 95% 신뢰구간이 파란색 띠로 나타나 있고, 붉은색 점선은 관찰값의 5번째, 95번째 백분위수를 나타내며 붉은색 실선은 관찰값의 50번째 백분위수임

VPC에서 PK 반응 정도가 다른 집단을 합쳐서 그린다면 반응 변수간의 차이가 하나로 합쳐져 표현되기 때문에 약물 농도의 패턴이 제대로 표현되지 않을 수 있다. 약물의 용량, 투여경로와 투약간격 등의 공변량 값이 혼합되어 있는 데이터셋에서는 층화(stratification)를 통해 VPC를 수행할 수 있다. PsN을 사용하여 VPC를 수행하는 경우 이러한 층화를 쉽게 할 수 있는데, 다음과 같은 구문을 도스창(터미널창)에서 입력한다.

```
vpc bean.CTL -lst=bean.CTL.lst -samples=1000 -stratify_on=DAY -idv=TAD
```

위 명령어에서 bean.CTL, bean.CTL.lst는 각각 모델 제어구문 파일과 결과파일이고 1000은 반복수, DAY는 층화가 이루어질 자료의 열(column)이름이며, TAD(time after dose)는 독립변수(independent variable, idv)를 지칭한다. DAY 자료에 따라 1일(첫 투약)과 14일(항정상태 투약)의 각기 다른 약물 농도 패턴이 올바르게 표시되었음을 알 수 있다. (그림 16.6)

VPC가 직관적이고 많은 상황에서 흔히 쓰이고 있으나 일부 유용성이 떨어지는 상황이 있을 수도 있기에 사용에 주의를 요한다. 결측치(BQL, below quantification limit)

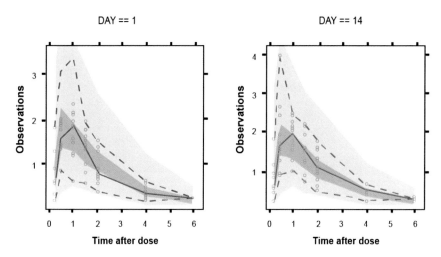

그림 16.6. 관찰일(DAY)에 따라 층화(stratification)가 이루어진 VPC.

자료가 많은 경우 시뮬레이션이 잘 안될 수 있기 때문에 주의해야 하며, BQL 있는 부분과 아닌 부분을 층화로 나누어 그리기도 한다. 계획서 위반(protocol violation)이 많은 경우, 약물 복용 비준수(nonadherence)가 많은 경우에도 VPC 적용에 주의를 기울여야 한다. 또한 적응적 설계(adaptive design), 용량 조정 시험 등에서 사용하는 경우에도 VPC를 적용하는 것이 어려울 것이다. 용량 변화의 모든 상황을 층화로 나누어서 그리는 것이 필요하겠지만 경우의 수가 많아지는 경우 모든 상황을 VPC로 표현하는 것이 어려울 수 있다.

16.3.3   수치적 예측 점검 (numerical predictive check)

NPC는 VPC와 유사한 방식으로 모델 진단을 수행하며, 그 논리나 자료는 앞서 기술된 VPC와 차이가 없다. 즉, 모델이 적절한 방법으로 생성되었다면, 그로부터 시뮬레이션된 값들은 관찰된 자료와 큰 차이가 없을 것이다. (Harling 2018) 설정된 예측 구간에 대해 관측값이 예측 구간 경계인 안쪽 혹은 바깥쪽에 얼마나 위치하는지 살필 수 있다. 5% 의 관측값이 95% 예측 구간 밖에 위치할 경우(2.5%는 상한 위쪽에, 2.5%는 하한 밑 쪽에), 혹은 10%의 관측값이 90% 예측 구간 밖에 위치할 경우(5.0%는 상한 위쪽에,

5.0%는 하한 밑 쪽에) NPC에 의한 모델 진단이 비교적 잘 이루어졌다고 할 수 있을 것이다. (그림 16.7)

```
Summary file for NPC of run1.mod
---------------------------------
Records in original dataset:              1166
Total observations in original data:      1022
Specified iterations:                     400
Actual iterations:                        400
Records in simulated datasets:            466400
Observations in simulated datasets:       408800
Random seed:                              827716
---------------------------------
Points above the medians:                 548 (53.6%)   95% CI:45.8% - 54%
Points below the medians:                 474 (46.4%)   95% CI:46% - 54.2%
Ratio of points above to points below:    1.16
---------------------------------
95% Prediction Interval
---------------------------------
Points above the 95% prediction interval:   14 (1.37%)    95% CI:1.47% - 3.72%
Points below the 95% prediction interval:   22 (2.15%)    95% CI:1.17% - 4.11%
Total number of outliers:                   36 (3.52%)    95% CI:3.23% - 6.95%
Ratio of points above to points below:    0.636
---------------------------------
90% Prediction Interval
---------------------------------
...
```

그림 16.7. 수치로 모델의 예측성능을 평가하는 수치적 예측 점검 과정(NPC)

17

약동-약력(PK-PD) 모델링의 이론적 기초

임동석

17.1 관련 개념

약효가 용량과 상관관계가 있다는 것은 정확히 말한다면 혈장 약물농도나 농도곡선 하면적 등으로 표현되는 약물노출(exposure)과 약효가 상관 있고, 그 약물노출은 또 외부에서 투여한 약의 용량에 의해 결정된다는 것이다. 이는 너무도 당연한 것이라고 볼 수도 있으나, 용량-노출, 노출-약효의 상관관계가 단순한 정비례 관계가 아니라, 인체의 약물제거 능력, 수용체와 약물의 복잡한 상호작용(약력학), 시간이라는 변수 등이 관련되고 또 개인간의 차이까지 관여되므로 이 관계를 잘 파악하고 정량화하는 것은 적절한 효과를 얻기 위해 얼마의 용량을 얼마 간격으로 주어야 하는가를 결정하기 위해 반드시 필요한 과정이다.

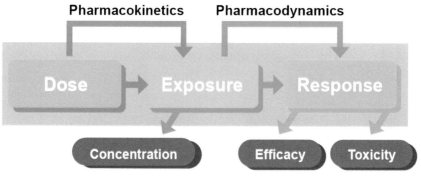

그림 17.1. 용량-노출, 노출-약효의 상관관계

신약개발에 있어 임상약리학의 핵심적 역할은 최적의 약효를 얻기 위한 용량용법을 찾는 것이라 할 수 있다. 용량과 노출의 관련성을 탐구하는 것이 약동학이고, 넓게 정의한다면 약물의 효과를 탐구하는 모든 연구분야를 약력학이라 할 수 있겠지만, 임상약리학에서는 약물노출과 생체에서 측정된 약효의 관련성을 탐구하는 것이 약력학(pharmacodynamics)이다. 이러한 약동학과 약력학을 연결하여 설명할 수 있다면 적절한 용량용법을 찾아낼 수 있는 것이다.

여기서 약효와 관련된 다양한 용어들을 살펴볼 필요가 있다.

약에 대한 response란 약을 주고 나서 측정할 수 있는 모든 종류의 값들(혈당치, EFV1.0)을 포괄적으로 의미한다면 effect란 response 값이 약 주기 전의 기저값으로부터 얼마나 변했는지 그 크기를 따지는 것이다. 이에 반해 efficacy는 약으로부터 얻을 수 있는 최대의 effect를 말한다. Potency는 최대효과의 50%를 나타내게 해 주는 용량이나 농도를 의미하며 이 값이 낮을수록 potency가 높다고 한다. Effectiveness 란 효과가 있다 없다와 같이 이분법으로 구분한 판단이며 정량적인 의미는 없다.

17.2   약력학(PD) 및 약동-약력(PK-PD) 데이터의 특성

17.2.1   PD 데이터

많은 경우 PD 데이터는 약동학 데이터(혈장약물농도)에 비해 숫자가 적고, 잔차(측정오차 등)가 크고, 측정된 시점도 사람마다 차이가 날 수 있다. 또 혈장약물농도는 측정된 최고 값과 최저 값이 수 백 배 이상 차이 나는 경우가 많지만, 약력학 데이터는 그보다는 변동범위가 훨씬 좁은 편이다. (대게 수 십 배 이하) 따라서 혼합효과 모델링할 때 잔차에 대하여 가법오차(additive error) 모델을 쓰는 편이다.

PD 데이터는 혈장에서 측정되는 바이오마커 농도처럼 연속형 변수일 수도 있고, 이외 많은 임상적 측정치들의 경우처럼 이진형, 범주형 변수와 기타 다른 형태의 변수들이 있다.(표 17.1) 변수의 성격에 따라 NONMEM에서의 $ESTIMATION 의 옵션도 달라져야 한다.

PD 데이터만이 갖는 또 다른 특징은 약동학 데이터와는 달리 약을 주기 전에도 이미 측정할 수 있는 값이란 사실이다. 약을 주고 나서 그 값이 약효에 의해 변동되지만, 투약하지 않은 상태에서도 기저값(baseline)이 존재하고 그 기저값은 시간에 따라 일정한 주기를 가지고 변동되거나, 질병의 진행에 따라 증가 또는 감소할 수 있다. 그러므로 측정되는 약력학적 데이터는 약과 무관하게 환자의 내인적 요인으로 변동에 약에 의한

표 17.1. PD 데이터의 종류

PD 데이터의 종류	특징	모델링할 때의 주의점
Continuous response (interval or ratio)	관찰값들의 크기가 비교 가능하고 일정한 간격 단위로 측정되므로 Mean, SD 등으로 요약 가능 1) 간격척도(Interval scale): 체온 등(절대적 0의 값 없음) 2) 비척도(Ratio scale): 체중, 혈압, 농도 등 (절대적 0의 값 있음)	IPRED나 PRED 가 DV 값 자체와 얼마나 비슷한지가 중요(가장 흔히 쓰는 방식)
Binary / categorical response	이진(binary): 증상의 유/무 등 3가지 이상 범주(categorical): -Simple categorical: 인종, 혈액형 등 -Ordered categorical: 병기 (stage), VAS(visual analog scale) 관찰값들 간의 간격의 크기를 알 수 없어 비교 불가 Mean, SD 등으로 나타내기 부적절	관찰된 DV 값 자체가 아닌 그 값이 관찰될 확률에 대해 평가하므로 $ESTIMATION 블록에서 LIKELIHOOD 나 -2LL 옵션써서 해야 함. LAPLACIAN 방법을 흔히 씀. 그러므로 PRED 값은 해당 시점의 DV 값이 나올 확률을 의미하고, IPRED는 따로 구할 수 없음.
Count data	질병의 발현을 숫자로 셀 수 있을 때 (뇌전증의 발작 횟수 등)	
Time to event data	예) 수면유도제의 효과: 잠들 때까지의 시간	

영향이 더해진 값이며, 온전히 약의 영향만을 평가하려면, 약을 쓰지 않은 상태의 환자 (위약군)에서 측정된 약력학적 데이터와 비교하여야 한다.(그림 17.2)

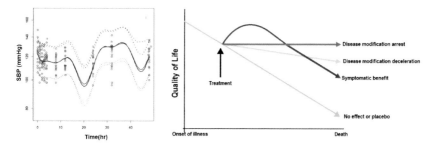

그림 17.2. PD의 시간에 따른 변화의 사례 (Primary Psychiatry 2013)

왼쪽: 혈압강하제의 약효와 혈압 자체의 일중변동을 모두 반영한 모델 (Lee et al.

2013), 오른쪽: 알츠하이머병의 평생에 걸친 따른 질병악화와 치료제의 기전에 따른 변화. 시간에 따른 질병의 진행을 모델에 반영하여야 약효를 정확히 기술할 수 있다.

17.2.2 PK-PD 데이터

NONMEM으로 PK-PD 모델링을 수행할 경우, 대개 DV는 혈장약물농도(PK)와 PD 데이터의 두 가지로 나뉜다. 따라서 데이터셋에도 두 종류의 DV를 구분해 넣어주어야 하므로 주로 구획(compartment)의 번호를 달리하는 방법을 쓴다. 물론 구획의 번호는 모델 구조에 따라 적절히 넣어주면 된다. 한 번 채혈한 말초혈액 시료에서 혈장약물농도도 측정하고, 어떤 바이오마커도 측정하여 이를 PK와 PD 데이터로 쓴다면, 측정시간이 동일하겠지만, 많은 경우 PD 데이터들을 얻는 시점은 혈장약물농도를 얻기 위한 채혈과는 다르다. 이는 연구자가 PD 데이터로 간주할 수 있는 데이터의 종류가 혈액검사로서 측정되는 바이오마커 이외에도 매우 다양하고, 이를 측정할 수 있는 적절한 간격이 PK 채혈을 위한 시간간격보다는 훨씬 긴 경우가 많아서이다. 예컨데, 만성적 질병상태를 의사가 종합적으로 평가한 임상적 점수, CT검사로 측정한 종양의 크기 등은 한 달에 한 번 정도 이상 빈번히 측정해야 할 필요가 없기 때문이다.

또, 두 데이터의 종류가 다르므로 단위도 다르고 구체적으로 기입되는 수치의 단위도 몇 자리 이상 차이가 나는 경우도 흔하다. 따라서 개인간차, 잔차 등도 PK와 PD 데이터에 대해 제각기 다른 Ω와 Σ 값들을 주고 모델링해야 한다.

17.2.3 PD 데이터를 모델링할 때 고려할 점

앞에서도 나왔듯이 PD 데이터의 기저치와 개일리듬(circadian rhythm)의 존재여부, 농도와 효과 간의 이미 알려진 작용기전의 존재여부, 시간차(time delay), 설명할 수 있는 모델의 선택 등을 먼저 고려해야 한다. 또한 PK와 PD 모델링을 PK를 먼저, PD는 다음에 하는 식으로 순차적으로 수행할지, 동시에 할지, 순차적으로 한다면 PK 모델의 정보를 어느 선까지 PD 모델링 단계에서 쓸지 등을 고려해야 한다.

데이터셋을 만들 때 PK와 PD 자료를 한꺼번에 넣으려 하면 혼란이 생길 수 있어서 Dosing 데이터셋, PK 데이터셋, PD 데이터셋을 각각 만든 후 병합하는 것을 추천한다. 또 실제 관찰한 시간 이외에도 이후 모델 진단 등을 위해 time after dose(TAD, 여러 번 투약 시 직전 투약시간 이후 경과시간을 표시한 것) 칼럼도 함께 넣어주는 것이 좋다.

17.3   PK와 PD의 관계

혈장약물농도와 약효(또는 바이오마커)의 관계는 이 책의 다음 장들에서 자세히 나와 있다. 약물농도와 약효의 관계는 시험관내 실험에서 약효가 포화되는 Emax, sigmoid Emax, 또는 비례적인 선형관계 등이 있지만, 이와 같은 관계만으로 생체 내에서의 혈장약물농도와 약효의 관계를 설명하기에 충분치 않다. 이 책의 이어지는 장들에서 자세히 나오겠지만, 많은 약들의 경우 그림 17.3와 같이 혈장농도의 상승, 하강보다 약효의 상승, 하강이 더 늦게 나타나는 현상이 나타나고 이를 설명하고 예측하기 위한 다양한 모델들 중 가장 적절한 것을 선택하는 것이 PK-PD 모델링의 핵심이다. 이 중에서 많이 쓰이는 것들이 생리학적 모델(또는 turnover 모델)과 약효구획모델(effect compartment 모델)이다.

일정하게 유지되고 있던 물질의 인체 내에서의 생성속도와 제거속도에 약이 영향을 미쳐서 그 물질의 농도가 높아지거나 낮아지게 만들 수 있는데 그 물질의 농도 자체를 약효(또는 약효를 반영하는 바이오마커)라고 간주한다면, 그러한 새로운 평형상태에 도달하는데 걸리는 시간으로 인해 농도-약효 간의 시간차가 발생하는 것을 설명하는 것이 PK-PD 모델 중 생리학적 모델이다. Warfarin의 예를 들면 혈액응고를 저해하는 효과는 간에서 비타민 K를 억제하여 응고인자 생성을 막는 것인데 이미 만들어져 있는 응고인자들이 소모되어 없어져야 warfarin의 약효가 완전히 나타나게 되어 INR 값이 최대가 될 것이다. 응고인자는 간에서 일정한 속도로 만들어지고, 일정한 속도로 제거되면서 인체의 혈액응고기능이 일정한 수준으로 유지되는데, 그 생성속도를 떨어뜨려 혈액응고기능을 떨어뜨리는 방향으로 새로운 균형을 찾기까지 시간이 걸리는 것이다.

이에 반해 약효구획모델은 이러한 내인성 물질들의 turnover로 설명되지 않는, 이유를 모르는 약효의 시간적 뒤처짐을 설명하기 위해 쓸 수 있다. 약효변화가 혈장농도의 변화보다 늦어지는 이유를 약이 중심구획(혈장)에서부터 약효 구획이라는 가상의 구획으로 분포하는데 걸리는 시간 때문으로 설명하고자 하는 방법이며 그 구획으로 이동하는 약의 양은 실제 중심구획에 있는 약의 양에 영향을 미치지 않는 극히 소량이라고 가정한다.

약효의 변화가 약물농도의 변화보다 늦게 나타날 경우 오른쪽 아래 그림과 같은 반시계방향 히스테레시스 현상이 나타나게 된다.

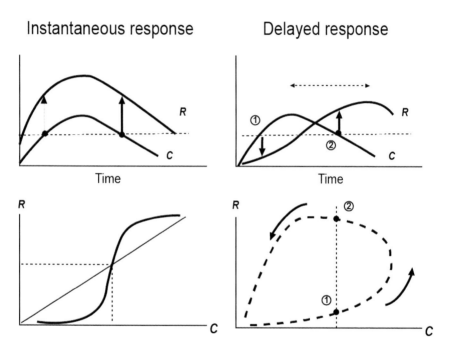

그림 17.3. 혈장약물농도와 약효의 시간적 관계 (Primary Psychiatry 2013)

18

PK-PD 연결 방법과 적합법

이소진

약물의 개발과 임상적 활용에 있어 궁극적으로 얻고자 하는 정보는 약물의 안전성과 유효성에 대한 정보이며, PK-PD 모델링을 통해 우리가 임상에서 알고자 하는 관심 질문에 대한 답변을 얻을 수 있다. 내가 가진 데이터의 특성과 얻고자 하는 답변이 무엇인가에 따라 모델을 구현하는 방법이 정해지며, 대표적으로 약물의 유효용량 범위 또는 시간에 따른 약물의 효과를 예측하고자 하는 경우 PK-PD 모델링 및 시뮬레이션을 많이 사용한다.

첫 단계로 PK 모델링을 수행하는 큰 이유 중 하나는 이를 PD 모델과 연결시켜 약물의 효과를 예측하기 위함이다. 따라서 PD 모델링을 위해서 먼저 PK 데이터와 PK 모델을 확보해야 하며 이를 통합적으로 PK-PD 모델링이라고 부른다. PK-PD 모델링을 통해 용량 - 약물노출 - 효과 간의 관계를 정량적으로 설명할 수 있다. (그림 18.1)

이 장에서는 PK-PD 모델을 연결하는 다양한 방법(PK-PD linking method)과 각 방법의 특징에 대하여 소개한다.

18.1 PD 데이터 및 PD 모델의 특징

PK-PD 모델링을 수행하는 경우, 우선적으로 PK 모델이 구축되어 있어야 하며 PD 데이터를 획득하여 PK 모델과 PD 모델을 '동시에' 또는 '순차적으로' 적합 시킬 수 있다.

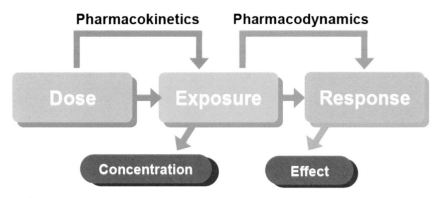

그림 18.1. PK-PD의 연결고리

PD 모델링을 위해서 PD 데이터의 특성을 파악하는 것이 중요하며, 모델링 결과를 유용하게 활용하기 위해서는 충분한 효과를 보이는 것으로 알려진 약력학적 기준 (PD threshold 또는 target level)을 선정하는 것이 중요하다.

우선, PD 데이터의 특성을 살펴보자. PD 데이터는 대부분 환자 또는 동물 질환모델에서 얻어진 관측값이며, 질병의 경과와 약물의 작용의 복잡한 과정으로 인해 개인(개체) 간 변이에 대한 원인을 정확히 설명할 수 없는 경우가 많다. 따라서 PD 데이터는 약물의 효과는 PK와의 관계, 반응의 기저치, 일중변동, 질병 진행, 내성 발현 등과 같은 많은 요소들의 영향이 합쳐져서 나타나는 결과이다. (Owen 2014) 이와 같은 영향들을 고려하기 위해 위약군에서의 PD 데이터를 측정하기도 한다. 또한, 환자 간 PD 모델은 본질적으로 PK 모델에 비해 복잡한 특성을 지니며, PD 모델링 시의 고려할 점은 아래와 같다. PD 파라미터의 기저치 값이 존재하는지(또는 위에 언급된 PD 데이터에 영향을 주는 다양한 요인들에 의한 영향을 어떻게 고려할지), 약물농도의 증가에 따라 PD 측정값이 증가(또는 감소)하는지, 약물 농도와 효과 간에 이미 알려진 기전이 있는지, 농도-효과 간의 시간 지연(time delay)이 있는지, 농도-효과 간의 관계를 어떤 모델로 설명할 것인지(예를 들어, Emax 모델 등), PK 및 PD 파라미터 추정을 동시에 진행할 것인지 또는 순차적으로 진행할 것인지(순차적으로 수행할 경우 PK 데이터 및 PK 모델을 얼마만큼 활용할 것인지) 등에 대한 고려가 필요하다. (Ette 2007; Gabrielsson 2006) PK 와 PD 모델을 적합하는 다양한 방법에 대해서는 18.3에서 자세히 다루도록 한다.

18.2 PK-PD 데이터를 다룰 때 고려할 점

PK-PD 모델링을 수행하는 과정에서 우리는 PK 와 PD 데이터를 모두 다루게 된다. 이 경우, 주의해야할 점이 몇 가지 있다. 데이터셋에 구획 정보를 포함하여 두 종류의 데이터를 구분하여 주어야 한다.

예를 들어 아래의 clopidogrel PK-PD 모델의 구조를 살펴보면, 'Central' 구획에서 관측되는 값은 clopidogrel의 PK 데이터이고, 'Effect' 구획에서 관측되는 값은 PD 데이터로, 이 경우 platelet aggregation을 나타낸다(그림 18.2). (Lee et al. 2012) 구획 번호는 모델의 구조에 맞추어 변경하여 진행한다.

또한 PK 와 PD 가 같은 대상자(또는 같은 질환 모델 개체)에서 얻어진 값인지 파악해야 한다. PK 데이터와 PD 데이터는 다른 시간에서 얻어질 수 있으며, 각각의 관측치의 차이의 폭(scale)이 다를 수 있음을 염두해야 두어야 한다.

18.3 PK-PD 연결 방법 (적합법)

PK-PD 연결 방법(적합법)은 크게 두 가지로 구분될 수 있다. 적합법 선택에 있어 고려하는 요소는 데이터의 특성, 모델링 과정에 소요되는 시간, 최종 파라미터 추정값의 정밀도 등이 있으며, 이 요소들 간의 적절한 균형을 고려하여 적합법을 선택할 수 있다.

첫 번째 방법은 PK-PD 모델의 동시적합법(SIM, simultaneous fitting)으로, 이는 PK 모델과 PD 모델을 동시에 데이터에 적합시켜 PK 파라미터와 PD 파라미터를 동시에 추정하는 방법이다. 다른 방법은 PK 모델을 적합시킨 후, 추정된 PK 파라미터를 PD 모델에 대한 입력값으로 사용하여 PD 파라미터를 추정하는 순차적합법(sequential fitting)이 있다. (Owen 2014; Zhang, Beal, and Sheiner 2003a, 2003b)

순차적합법은 PD 모델의 추정방법에 따라(어떤 데이터에 비중을 두고 PD 모델링을 진행할지에 따라) 최소 세가지로 나눌 수 있다. 이 세가지 방법은 PPP&D (Population PK Parameter & Data), PPP (Population PK Parameter), 그리고 IPP (Individual PK Parameters)로, 이 이름들은 각 방법에 대한 간단한 설명으로 생각할 수 있다. (Zhang, Beal, and Sheiner 2003a, 2003b)

우선, 순차적합법 중 첫번째 방법인 PPP&D는 PK 파라미터 집단 대표값을 고정하고,

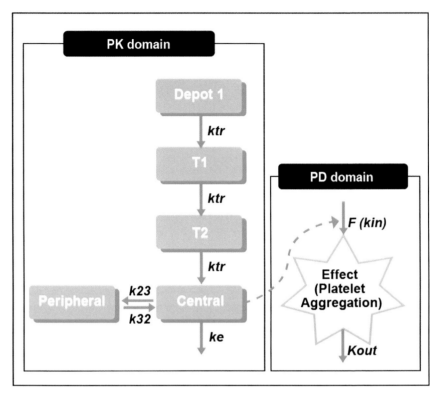

그림 18.2. Clopidogrel의 PK–PD 모델 구조 (Lee et al. 2012)

PK 데이터와 PD 데이터를 모두 데이터셋에 포함하여 개인의 PK 파라미터 및 PD 파라미터를 추정하는 방법이다.

순차적합법 중 두 번째 방법은 PPP로 PK 파라미터의 집단 대표값을 고정하고, 오로지 PD 데이터만을 데이터셋에 포함하여, 이를 근거로 개인의 PK 파라미터와 PD 파라미터를 추정한다. 산출된 개인 PK 파라미터는 오로지 PD 데이터에 의존하여 산출되었다는 점에서 이전 방법과 다르다. 따라서 개인의 PD 데이터가 상대적으로 높은 값을 가지는 경우, 개인의 혈장약물농도는 높게 측정된 PD 데이터를 설명하기 위해 실제보다 높게 예측될 수 있다. 따라서 이 방법은 PD 데이터에 더 큰 비중을 둔 방법이라고 할 수 있다.

마지막 방법은 IPP로 PK 파라미터 개인 추정치를 고정하고, 이를 PD 데이터와 함께 데이터셋에 포함시켜, PD 파라미터만을 추정하는 방법이다. 이 방법은 개인의 PK 관측값과 PD 관측값을 일대일로 대응시키는 방법으로 같은 개체에서 PK 와 PD 데이터가 얻어진 것을 전제로 한다.

표 18.1. PK-PD 연결 방법들

분석	PK-PD 연결 방법	PK data	Population PK parameter	Individual PK parameter
Simultaneous PK-PD analysis	SIM (Simultaneous)	O	Estimate	Estimate
Sequential PK-PD analysis	PPP&D (Population PK Parameter & Data)	O	Fix	Estimate (by PK data)
	PPP (Population PK Parameters)	X	Fix	Estimate (by PD data)
	IPP (Individual PK Parameters)	X	(not considered)	Fix (as given by the PK model)

위에 설명된 4가지의 PK-PD 적합법(SIM, PPP&D, PPP, IPP)의 공통점은 PD 데이터가 데이터셋에 모두 포함된다는 것과, 모든 방법에서 항상 PD 파라미터를 추정한다는 것이다. 개인 PK 파라미터는 IPP 방법에서는 새로이 추정하지 않으며, 나머지 세가지 방법에서는 추정한다. 이 세가지 방법 중 PPP&D와 PPP에서는 이미 얻어진 집단 PK 파라미터 대표값을 모델에 고정하여 사용한다. SIM에서는 PK 모델을 통해 미리 PK 파라미터를 추정하지 않으며, 모든 PK 파라미터와 PD 파라미터를 동시에 추정한다는 점이 다른 방법들과 다르다. 이와 같은 내용은 아래의 표에 정리되어 있다(표 18.1).

아래의 그림은 각 방법이 가지는 PK 정보의 정도(level of information)를 도식화한 그림이다(그림 18.3). 순차적합법 중 PPP&D 와 PPP는 PK 모델에서 얻은 PK 파라미터 추정치(θ, ω, σ)에 대한 정보를 담고 있다. IPP 방법은 집단 PK 파라미터 추정치에서 한 단계 더 나아가 posthoc 파라미터라고 불리는 개인 PK 파라미터 추정치(CL, V2, V3 등)에 대한 정보를 담고 있다.

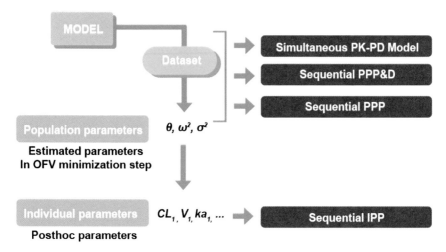

그림 18.3. PK-PD 연결 방법과 그에 관련된 정보의 수준

18.4 직접효과 PK-PD 모델의 예(Examples of direct effect PK-PD model)

18.4.1 동시적합법(SIM, Simultaneous fitting)

PK-PD 모델링을 수행을 위해 각 적합법에 따라 필요한 데이터셋 구성과 제어구문 파일의 구조를 살펴보도록 하겠다.

18.4의 예시는 약물을 IV 로 투여 시 약동학이 1 구획 PK 모델을 따르고, 약력학은 Emax 모델을 따르는 경우이다. PK 와 PD가 시간지연 양상을 보이지 않으며, 직접효과를 나타내는 모델로 설명되었다.

SIM 방법으로 PK-PD 모델링 수행시 데이터셋에는 PK 데이터와 PD 데이터가 모두 포함되어 있어야 한다. CMT 칼럼의 값이 1이면 PK 데이터, 2이면 PD 데이터가 기재되어 있다. IV 투여로 용량 정보는 CMT 1에 들어가 있다. PK 와 PD 데이터가 다른 구획에서 관측된 것이라는 것을 이와 같이 CMT로 구분한다(그림 18.4).

제어구문 파일을 살펴보면, $PK 제어구문에는 하나의 구획으로 구성된 PK 모델 구조를 확인할 수 있으며, PD 도메인에 해당되는 EC50 및 Emax 값을 추정한다. $DES 는 ADVAN 6 이상(ADVAN 6, 8, 9, 13)에서 nonlinear ADVAN을 사용할 때 쓰는 제어구문으로, 구획 하나 당 하나의 미분방정식을 기재한다. PK-PD가 직접 효과를 나타내어, CMT 1에서 만들어지는 혈중농도에 따라 EMAX 양상으로 바로 효과가 나타난다고 생각할 수 있다. 이 경우 PD 모델(Emax 모델)을 $ERROR 블록 내 표현할 수 있다. 오차 모델(Error model)은 PK에 대한 오차모델과 PD에 대한 오차모델 두가지로 나뉘어져 있다. SIMULTANEOUS 방법에서는 PK, PD 파라미터를 동시에 추정하기 때문에 $THETA 이하의 제어구문에서 어떠한 파라미터 값도 고정하지 않고 모델링을 진행한다(코드 18.1).

#ID	TIME	AMT	DV	MDV	CMT
1	0	100	0	1	1
1	0		1.14	0	2
1	1		8.44	0	1
1	1		1.84	0	2
1	2		6.71	0	1
1	2		2.93	0	2
1	3		4.07	0	1
1	3		3.56	0	2

그림 18.4. SIM 방법의 데이터셋의 예

코드 18.1. SIM 방법의 제어구문의 예

```
$PK
CL = THETA(1) * EXP(ETA(1))
V1 = THETA(2) * EXP(ETA(2))
K = CL / V1
EMAX = THETA(3) * EXP(ETA(3))
EC50 = THETA(4) * EXP(ETA(4))

$DES
CP = A(1) / V1
DADT(1) = -K * A(1)

$ERROR
Y1 = CP
Y2 = EMAX*CP / (EC50+CP)
IF (CMT.LE.1) Y = Y1 + ERR(1)
IF (CMT.EQ.2) Y = Y2 + ERR(2)
```

```
$THETA
(0, 1)
(0, 10)
(0, 15)
(0, 20)

$OMEGA
0.1
0.15
0.2
0.25

$SIGMA
0.025
0.04
```

아래의 제어구문은 NONMEM을 기본적으로 수행시키기 위해 $PK 위에 들어가는 명령어라고 볼 수 있다.

```
$PROB 1 comp IV Emax model
$INPUT ID TIME AMT DV MDV CMT
$DATA DATAFILENAME.csv IGNORE=@
$SUBROUTIN ADVAN6 TOL=3
$MODEL
COMP (CENT, DEFDOSE, DEFOBS)
COMP (PD)
```

추가적으로 R 소프트웨어의 xpose4 패키지를 사용하여 적합도 플롯(goodness of fit plot)을 그리고자 하는 경우, IWRES 값이 필요하며, 코드 18.1에서 제시한 단순화된 오차모델 대신 아래와 같은 오차모델을 사용하여 PK-PD 모델링을 진행할 수 있다. 아래의 예시에는 PK 오차모델에는 가법오차와 비례오차를 모두 주었고, PD 오차모델에는 가법오차 만을 주었다.

```
$ERROR
IF (CMT.EQ.1) THEN
  IPRED = CP
  W = SQRT(THETA(10)**2 + THETA(11)**2 * IPRED**2)
  IRES = DV - IPRED
  IWRES = IRES / W
  Y = IPRED + W * EPS(1)
IF (CMT.EQ.2) THEN
  IPRED = EMAX*CP/(EC50+CP)
  W = THETA(12)
  IRES = DV - IPRED
  IWRES = IRES / W
  Y = IPRED + W * EPS(2)
ENDIF
```

18.4.2 순차적합법 (Sequential fitting)

18.4.2.1 PPP&D (Population PK Parameters & Data)

PPP&D는 SIM 방법과 마찬가지로 PK 데이터 및 PD 데이터가 모두 포함된다. 따라서, SIM에서 사용한 데이터셋의 구조와 동일하다(그림 18.5). PPP&D에서는 PK 모델을 통해 얻어진 집단 PK 파라미터 추정치를 고정하여 진행하며, 이는 $THETA, $OMEGA, $SIGMA 블록 내의 $\theta 1_{CL}$, θ_{V1}, ω_{CL2}, ω_{V12} 그리고 σ_{12} 에 해당한다(코드 18.2).

코드 18.2. PPP&D 방법의 제어구문의 예

```
$PK
CL = THETA(1) * EXP(ETA(1))
V1 = THETA(2) * EXP(ETA(2))
K = CL / V1
EMAX = THETA(3) * EXP(ETA(3))
EC50 = THETA(4) * EXP(ETA(4))

$DES
CP = A(1) / V1
```

#ID	TIME	AMT	DV	MDV	CMT
1	0	100	0	1	1
1	0		1.14	0	2
1	1		8.44	0	1
1	1		1.84	0	2
1	2		6.71	0	1
1	2		2.93	0	2
1	3		4.07	0	1
1	3		3.56	0	2

그림 18.5. PPP&D 방법의 데이터셋의 예

```
DADT(1) = -K * A(1)


$ERROR
Y1 = CP
Y2 = EMAX*CP / (EC50+CP)
IF (CMT.LE.1) Y = Y1 + ERR(1)
IF (CMT.EQ.2) Y = Y2 + ERR(2)


$THETA
1 FIX
10 FIX
(0, 15)
(0, 20)


$OMEGA
0.1 FIX
0.15 FIX
0.2
0.25


$SIGMA
```

```
0.025 FIX
0.04
```

18.4.2.2　PPP (Population PK Parameters)

PPP로 PK-PD 모델링 수행 시 PPP&D 와 마찬가지로 PK 모델을 통해 얻어진 집단 PK 파라미터 추정치를 고정하여 진행한다. 이는 \$THETA, \$OMEGA 블록 내의 $\theta 1_{CL}$, θ_{V1}, ω_{CL2}, ω_{V12}에 해당한다.

PPP는 PD 데이터만을 데이터셋에 포함하며(CMT 2에 표시됨) 이전 방법에서 CMT 1 에 표시된 PK 데이터는 포함되지 않는다(그림 18.6). 이전 방법에서는 오차 모델이 PK 와 PD에 대하여 각각 들어갔으나, PPP 방법은 이와 다르게 PD 데이터만을 사용하여 PK-PD 모델을 연결하고 PD 모델링을 수행하기 때문에, PD에 대한 오차모델 하나만 사용한다(코드 18.3).

#ID	TIME	AMT	DV	MDV	CMT
1	0	100	0	1	1
1	0		1.14	0	2
1	1		1.84	0	2
1	2		2.93	0	2
1	3		3.56	0	2

그림 18.6. Example of dataset for PPP

코드 18.3. Example of control file for PPP

```
$PK
CL = THETA(1) * EXP(ETA(1))
V1 = THETA(2) * EXP(ETA(2))
K = CL / V1
EMAX = THETA(3) * EXP(ETA(3))
EC50 = THETA(4) * EXP(ETA(4))

$DES
CP = A(1) / V1
DADT(1) = -K * A(1)
```

```
$ERROR
EFF = EMAX*CP / (EC50+CP)
Y = EFF + ERR(1)

$THETA
1 FIX
10 FIX
(0, 15)
(0, 20)

$OMEGA
0.1 FIX
0.15 FIX
0.2
0.25

$SIGMA
0.04
```

18.4.3 IPP (Individual PK Parameters)

순차적합법 중 마지막으로 소개할 방법은 IPP이며 이는 개인 PK 파라미터 추정치를 데이터셋 상에서 고정하여 PD 모델에 대한 입력값으로 사용하여 PD파라미터를 추정한다. IPP에서 사용하는 데이터셋은 PPP 데이터셋 구조와 기본적으로 동일하며 PD 데이터를 포함한다. 데이터셋에서 추가되는 부분은 PK 모델링을 통해 얻은 개인의 파라미터 추정치로 이 경우 각 해당 대상자의 CL, V1 값에 해당된다. 개인의 CL, V1과 같은 posthoc 파라미터 값은 PK 모델링 수행 시 제어구문 파일의 $TABLE 블록 내에 IPRED를 기재하여 생성된 표에서 IPRED 결과를 얻을 수 있다.

그림 18.7에서 CL 와 V1에 해당하는 데이터 항목 레이블 (데이터셋 첫 행)은 ICL 과 IV이며, 기존 NONMEM이 지정하여 사용하는 파라미터 이름과 혼동되지 않도록 구분된 명칭을 써야 한다. 예시에서 우리는 Individual의 첫 알파벳 I를 파라미터 앞에 붙여 ICL 및 IV 로 명명하여 데이터셋 및 제어구문 파일에 사용하였다. IPP 역시 PPP

와 마찬가지로 PD 데이터 만을 데이터셋에 포함시키므로, 오차 모델 또한 PD에 대한 오차모델만을 가진다(그림 18.4).

#ID	TIME	AMT	DV	MDV	CMT	ICL	IV
1	0	100	0	1	1	**2.67**	**8.07**
1	0		1.14	0	2	**2.67**	**8.07**
1	1		1.84	0	2	**2.67**	**8.07**
1	2		2.93	0	2	**2.67**	**8.07**
1	3		3.56	0	2	**2.67**	**8.07**
2	0	100	0	1	1	**1.24**	**9.89**
2	1		1.25	0	2	**1.24**	**9.89**

그림 18.7. IPP 방법의 데이터셋의 예

코드 18.4. IPP 방법의 제어구문의 예

```
$PK
  CL = ICL
  V1 = IV
  K = CL / V1
  EMAX = THETA(3) * EXP(ETA(3))
  EC50 = THETA(4) * EXP(ETA(4))

$DES
  CP = A(1) / V1
  DADT(1) = -K * A(1)

$ERROR
  EFF = EMAX*CP / (EC50+CP)
  Y = EFF + ERR(1)

$THETA
  (0, 15)
  (0, 20)

$OMEGA
  0.2
```

```
  0.25

$SIGMA
  0.04
```

18.5 간접효과 PK-PD 모델의 예 (Examples of PK-PD model with Indirect response)

18.5.1 SIM과 PPP&D 데이터셋 및 제어구문

이 장에서는 앞서 소개한 18.4 예시보다는 조금 복잡한 경우의 PK-PD 모델링에 필요한 데이터셋과 제어구문 파일의 구조를 살펴보자. 본 예시는 약물이 경구투여되어 나타나는 PK, PD 양상을 2구획 PK모델과 효과구획이 포함된 PD모델로 설명하였다. 따라서, 구획은 흡수, 중심, 말초, 효과의 총 4개의 구획으로 나뉘어지며, PD는 단순 Emax 모델을 따르고, PK 와 PD 간의 간접효과 모델을 사용(시간지연이 보인다고 가정)하여 약물의 농도가 효과 생성에 억제(Kin을 inhibit 시키는 것을 가정) 시키는 것을 나타냈다.

SIM과 PPP&D방법에서 사용하는 데이터셋 형태는 동일하며 아래와 같다(그림 18.8). 경구투여 시 용량정보는 CMT 1, PK 데이터는 CMT2, PD 데이터는 CMT 4에 기입한다. PK 와 PD 데이터가 다른 구획에서 관측된 값이라는 것을 이와 같이 CMT로 구분한다.

이전 제어구문 파일 예시와 다른 점은 $DES 블록 내에 시간에 따른 PD 관측값의 변화를 설명하는 미분방정식(DADT(4))이 포함되어 있으며, 약물의 효과를 단순 Emax 와 간접효과 모델로 설명하고 있다. SIM과 PPP&D 방법은 PK 데이터 및 PD 데이터를 모두 활용하기 때문에 오차모델은 PK에 대한 오차모델과 PD에 대한 오차모델 두가지를 포함한다(코드 18.5).

제어구문 파일에서 SIM과 PPP&D를 구분할 수 있게 해 주는 부분은 $ERROR 뒤에 이어지는 $THETA, $OMEGA, $SIGMA제어구문이며, 이 때 집단 PK 파라미터 추정치를 고정하지 않고 진행하는 것이 SIM방법이고, 고정하여 진행하는 것이 PPP&D 방법이라고 할 수 있다.

코드 18.5. SIM 방법과 PPP&D 방법 쓸 때 제어구문의 공통된 부분

ID	TIME	AMT	CMT	DV	MDV	GRP	SEX	AGE	WT	HT
1	0	50000	1	0	1	1	1	50	73.7	184.5
1	0	0	2	0	0	1	1	50	73.7	184.5
1	0	0	4	414.78	0	1	1	50	73.7	184.5
1	0.25	0	2	177.52	0	1	1	50	73.7	184.5
1	0.25	0	4	446.35	0	1	1	50	73.7	184.5
1	0.5	0	2	295.72	0	1	1	50	73.7	184.5
1	0.5	0	4	439.71	0	1	1	50	73.7	184.5
1	0.75	0	2	424.18	0	1	1	50	73.7	184.5
1	0.75	0	4	430.25	0	1	1	50	73.7	184.5
1	1	0	2	535.17	0	1	1	50	73.7	184.5
1	1	0	4	435.5	0	1	1	50	73.7	184.5
1	1.5	0	2	503.45	0	1	1	50	73.7	184.5
1	1.5	0	4	418.46	0	1	1	50	73.7	184.5
1	2	0	2	598.28	0	1	1	50	73.7	184.5
1	2	0	4	412.74	0	1	1	50	73.7	184.5
1	3	0	2	512.57	0	1	1	50	73.7	184.5
1	3	0	4	386.83	0	1	1	50	73.7	184.5
1	4	0	2	509.49	0	1	1	50	73.7	184.5
1	4	0	4	390.2	0	1	1	50	73.7	184.5
1	6	0	2	329.25	0	1	1	50	73.7	184.5
1	6	0	4	392.4	0	1	1	50	73.7	184.5
1	8	0	2	210.32	0	1	1	50	73.7	184.5
1	8	0	4	384.77	0	1	1	50	73.7	184.5
1	12	0	2	105.58	0	1	1	50	73.7	184.5
1	12	0	4	390.12	0	1	1	50	73.7	184.5
1	18	0	2	65.789	0	1	1	50	73.7	184.5
1	18	0	4	441.4	0	1	1	50	73.7	184.5
1	24	0	2	38.113	0	1	1	50	73.7	184.5
1	24	0	4	433.19	0	1	1	50	73.7	184.5
1	36	0	2	16.315	0	1	1	50	73.7	184.5
1	36	0	4	462.27	0	1	1	50	73.7	184.5
1	48	0	2	7.6244	0	1	1	50	73.7	184.5
1	48	0	4	450.88	0	1	1	50	73.7	184.5

그림 18.8. SIM 방법과 PPP&D 방법을 쓸 때의 PK-PD 데이터셋의 예

```
$PROB HO_PO_2comp
$DATA SIM_S.csv IGNORE=@
$INPUT ID TIME AMT DMT DV MDV SEX AGE WT HT

$SUBROUTINE ADVAN6 TOL=3

$MODEL NCOMP=4
  COMP(DEPOT, DEFDOSE)
  COMP(CENT)
  COMP(PERI)
```

```
COMP(EFFE, DEFOBS)

$PK
;---- PK FIXED EFFECT ----
  TVCL = THETA(1)
  TVV2 = THETA(2)
  TVV3 = THETA(3)
  TVQ  = THETA(4)
  TVKA = THETA(5)

;---- PK RANDOM EFFECT ----
  CL   = TVCL * EXP(ETA(1))
  V2   = TVV2 * EXP(ETA(2))
  V3   = TVV3 * EXP(ETA(3))
  Q    = TVQ  * EXP(ETA(4))
  KA   = TVKA * EXP(ETA(5))

;---- PK PARAMETER RELATIONSHIP ----
  S2   = V2
  K23  = Q/V2
  K32  = Q/V3
  KE   = CL/V2
```

18.5.2 PPP의 데이터셋 및 제어구문

PPP 방법을 사용할 때의 데이터셋 형태는 아래와 같다(그림 18.9). 데이터셋은 PK 데이터를 제외한 용량 정보와 PD 데이터만을 포함하며, 이와 같은 경우 PD 데이터를 CMT 4에 기입한다. 기존 SIM 및 PPP&D 방법을 사용하여 PK-PD 모델링을 수행한 바 있고 이 때의 데이터셋(그림 18.8)을 활용하고자 한다면, 제어구문 파일에서 간단한 제어구문을 통해 PPP에 적합한 데이터셋으로 변형하여 사용할 수 있다. 이는 $DATA 제어구문내의 'IGNORE'이라는 명령어를 사용하여 CMT 2에 해당하는 PK 데이터를 받아들이지 않고, 그 외의 정보(용량 정보 및 PD 데이터)만을 받아들이게 할 수 있다

($DATA 내의 `IGNORE=(CMT.EQ.2)`를 추가함). 이 명령어를 사용하지 않는다면, 물론 엑셀 상에서 데이터셋 자체를 PPP 방법에 적합하도록 수정하여 사용할 수 있다.

PPP의 제어구문은 위의 코드 18.5와 동일한 형태로 사용될 수 있으며, 다만 다른 점은 $ERROR에서 PK(CMT 2)에 대한 오차모델이 삭제되고, PD (CMT 4)에 대한 오차 모델만 남아있다고 생각하면 된다.

ID	TIME	AMT	CMT	DV	MDV	GRP	SEX	AGE	WT	HT
1	0	50000	1	0	1	1	1	50	73.7	184.5
1	0	0	4	414.78	0	1	1	50	73.7	184.5
1	0.25	0	4	446.35	0	1	1	50	73.7	184.5
1	0.5	0	4	439.71	0	1	1	50	73.7	184.5
1	0.75	0	4	430.25	0	1	1	50	73.7	184.5
1	1	0	4	435.5	0	1	1	50	73.7	184.5
1	1.5	0	4	418.46	0	1	1	50	73.7	184.5
1	2	0	4	412.74	0	1	1	50	73.7	184.5
1	3	0	4	386.83	0	1	1	50	73.7	184.5
1	4	0	4	390.2	0	1	1	50	73.7	184.5
1	6	0	4	392.4	0	1	1	50	73.7	184.5
1	8	0	4	384.77	0	1	1	50	73.7	184.5
1	12	0	4	390.12	0	1	1	50	73.7	184.5
1	18	0	4	441.4	0	1	1	50	73.7	184.5
1	24	0	4	433.19	0	1	1	50	73.7	184.5
1	36	0	4	462.27	0	1	1	50	73.7	184.5
1	48	0	4	450.88	0	1	1	50	73.7	184.5

그림 18.9. PPP 방법 쓸 때의 PK-PD 데이터셋의 기본 구조

18.5.3 IPP의 데이터셋 및 제어구문

IPP 방법의 데이터셋은 PPP와 마찬가지로 용량정보와 PD 데이터를 포함한다. 다만, PK 모델을 통해 얻은 개인의 파라미터 추정치(예를 들어, CL, V2, V3, KA)를 바로 데이터셋에 기입해 준다. IPP에 적합한 데이터셋 형태는 아래와 같다(그림 18.10).

이 방법으로 PK-PD 모델링을 수행시, PK 파라미터는 각 개인의 값으로 고정하며, 이를 제어구문 파일에 $PK 내에 ICL, IV2, IV3, IKA 와 같이 나타낸다(코드 18.6). 이와 같이 파라미터 이름을 명명한 이유는 NONMEM이 사용하는 기존 PK 파라미터 이름 들과 구분지음으로써 계산 시 오류가 나타나지 않도록 하기 위함이다. 이 경우, 임의로 individual의 첫 자인 'I'를 파라미터 이름 앞에 붙여주었으며, 이외의 다른 이름으로도 표기가 가능하다 (예를 들어, ACL, AV2, AV3, AKA 등). 오차모델은 IPP에서는 PPP 에서와 마찬가지로 PD 데이터만을 가지고 모델링을 수행하는 단계이기 때문에 PD에 대한 오차모델만 존재한다.

코드 18.6. IPP 방법의 제어구문의 예

ID	TIME	AMT	CMT	DV	MDV	SEX	AGE	WT	HT	CL	V2	V3	KA
1	0	50000	1	0	1	1	50	73.7	184.5	11.487	33.519	97.122	1.614
1	0 .		4	414.78	0	1	50	73.7	184.5	11.487	33.519	97.122	1.614
1	0.25 .		4	446.35	0	1	50	73.7	184.5	11.487	33.519	97.122	1.614
1	0.5 .		4	439.71	0	1	50	73.7	184.5	11.487	33.519	97.122	1.614
1	0.75 .		4	430.25	0	1	50	73.7	184.5	11.487	33.519	97.122	1.614
1	1 .		4	435.5	0	1	50	73.7	184.5	11.487	33.519	97.122	1.614
1	1.5 .		4	418.46	0	1	50	73.7	184.5	11.487	33.519	97.122	1.614
1	2 .		4	412.74	0	1	50	73.7	184.5	11.487	33.519	97.122	1.614
1	3 .		4	386.83	0	1	50	73.7	184.5	11.487	33.519	97.122	1.614
1	4 .		4	390.2	0	1	50	73.7	184.5	11.487	33.519	97.122	1.614
1	6 .		4	392.4	0	1	50	73.7	184.5	11.487	33.519	97.122	1.614
1	8 .		4	384.77	0	1	50	73.7	184.5	11.487	33.519	97.122	1.614
1	12 .		4	390.12	0	1	50	73.7	184.5	11.487	33.519	97.122	1.614
1	18 .		4	441.4	0	1	50	73.7	184.5	11.487	33.519	97.122	1.614
1	24 .		4	433.19	0	1	50	73.7	184.5	11.487	33.519	97.122	1.614
1	36 .		4	462.27	0	1	50	73.7	184.5	11.487	33.519	97.122	1.614
1	48 .		4	450.88	0	1	50	73.7	184.5	11.487	33.519	97.122	1.614

그림 18.10. IPP 방법 쓸 때의 PK-PD 데이터셋의 기본 구조

```
$PROB HO_PO_2comp
$DATA IPP_S.csv IGNORE=@
$INPUT ID TIME AMT CMT DV MDV SEX AGE WT HT ICL IV2 IV3 IKA

$SUBROUTINE ADVAN6 TOL=3

$MODEL NCOMP=4
  COMP(DEPOT, DEFDOSE)
  COMP(CENT)
  COMP(PERI)
  COMP(EFFE, DEFOBS)

$PK

  CL    = ICL
  V2    = IV2
  V3    = IV3
  Q     = 4.97
  KA    = IKA

  S2    = V2
```

```
K23   = Q/V2
K32   = Q/V3

KE    = CL/V2

EMAX  = THETA(1) * EXP(ETA(1))
EC50  = THETA(2) * EXP(ETA(2))
KIN   = THETA(3) * EXP(ETA(3))
BASE  = THETA(4) * EXP(ETA(4))
A_0(4)= BASE
KOUT  = KIN/BASE
```

18.6 PK-PD 연결방법(적합법) 비교

18.6.1 각 방법의 장점 및 단점

위에서 PK-PD를 연결시키는 네 가지 방법(동시적합법 : SIM, 순차적합법 : PPP&D, PPP, IPP)과 이 때 사용하는 데이터셋 형태 및 제어구문 구조에 대해 살펴보았다. 이 장에서는 각 방법의 장점 및 단점과 어떤 경우에 어떤 방법을 사용하는 것이 적합한지에 대해 살펴보도록 하자.

앞서 소개한 순서에 따라 SIM, PPP&D, PPP, IPP 방법으로 갈수록 PK 정보를 세세하게 고정하여 사용하기 때문에, PK와 PD 간의 양방향의 상호작용에 대한 고려가 줄어들고, PD 모델의 유연성(flexibility)은 낮아진다고 할 수 있다. 그리고 이에 따라 시간적으로는 효율성이 더 높은 PD 모델링이 가능하다.

SIM 방법은 전산적으로 가장 계산이 복잡하며, 시간이 가장 많이 소요되는 방법이다. 많은 PK 및 PD 파라미터를 동시에 추정하기 때문에 안정적으로 추정이 어려울 수 있으며, 따라서 실행시간이 길어질 수 있다. 하지만 모든 파라미터를 동시에 추정 가능할 정도의 충분한 데이터가 확보된 경우라면 SIM 방법은 PK와 PD 파라미터 간의 양방향의 상호작용이 가능하다는 점에서 문헌에서는 가장 이상적인 방법이라고 말하고 있다. (Zhang, Beal, and Sheiner 2003a, 2003b) 하지만, 현실적으로 모델링에 소요되는 시간을 절약할 수 있고 파라미터들의 안정적인 추정이 가능한 순차적합법이 많이 사용된다.

PPP&D와 PPP 방법에서는 집단 PK 파라미터 추정치를 입력값으로 사용하여 PD 파라미터를 추정한다. 이 둘의 차이점은 PPP&D에서는 PK 데이터를 기반으로 개인의 PK 파라미터를 추정한다는 것이고, PPP에서는 PD데이터를 기반으로 개인의 PK 파라미터를 추정한다는 것이다. 따라서 PPP 방법은 PD 데이터에 더 신뢰도 및 중요도를 두고 있는 방법이라고 할 수 있다.

IPP 방법은 약물의 PK가 잘 못 측정될 가능성이 PD가 잘 못 측정될 가능성보다 작다고 보는 경우라고 할 수 있으며, 따라서 개인의 PK 파라미터 추정치를 충분히 믿을 만한 값으로 고려하고, 이를 고정하여 PD 파라미터를 추정하는 방법이다. IPP에서는 개인 PK 파라미터 추정치와 개인의 PD 데이터를 일대일로 대응시키기 때문에, PK와 PD 데이터를 얻은 대상자(또는 개체)는 동일하다는 전제가 있다(같은 ID로 설명함). 만약 PK와 PD 데이터를 얻은 대상자(또는 개체)가 다를 경우, 다른 연결방법, 즉 집단의 PK 파라미터 추정치를 기반으로 PD 파라미터를 추정하는 방법(PPP&D 또는 PPP)을 선택하여 진행하는 것이 적합하다.

18.6.2   각 방법의 소요시간 및 정밀도 비교

SIM 방법과 비교하여 순차적합법 사용 시 NONMEM에서 파라미터 추정에 소요되는 시간(estimation time)이 대략 40 - 75% 가량 절약된다. 그 중 IPP 방법은 목적함수를 최소화하는 시간을 대략 75% 절약할 수 있는 것으로 나타났다(그림 18.11). (Zhang, Beal, and Sheiner 2003a)

또한, PD 파라미터 추정의 성공 빈도와 정밀도 면에서 순차적합법이 SIM 방법보다 나은 것으로 나타났으며, 순차적합법 중 IPP 방법이 성공률이 가장 높은 것으로 나타났다. (Zhang, Beal, and Sheiner 2003a)

그림 18.12은 네 가지의 PK-PD 연결방법 사용시 얻은 PD 파라미터 추정치들(Emax, EC50 등)의 각각의 오차의 크기를 보여준다. 이를 통해 전체적으로 SIM 과 PPP&D 방법으로 얻은 PD 파라미터 추정치들의 오차가 다른 방법에 비해 적은 것을 확인할 수 있다. (Zhang, Beal, and Sheiner 2003a)

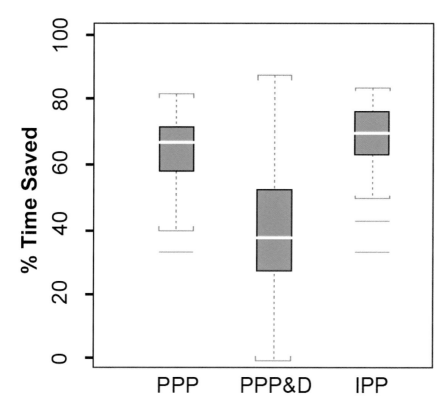

그림 18.11. 순차적 방법과 SIM 방법 쓸 때의 절약되는 시간 비교 (N=200) (Zhang, Beal, and Sheiner 2003a)

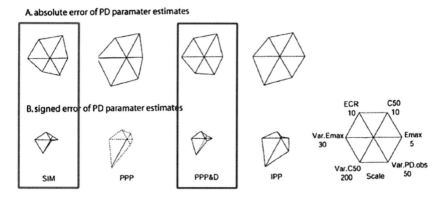

그림 18.12. Average absolute (A) and signed error (B) of PD parameter estimates (Zhang, Beal, and Sheiner 2003a)

18.7 PK-PD 연결방법(적합법) 요약 및 결론

이번 장에서는 총 네 가지의 PK-PD 연결방법을 살펴보았다. 보유한 데이터의 특성과 모델링의 목적에 맞게 적절한 방법을 선택하여 PK-PD 모델링을 진행해야 한다. 풍부한 PK 및 PD 데이터를 보유하였을 경우, 위의 네 가지 방법으로 얻은 결과는 유사할 것으로 생각되며, 어떠한 방법으로 모델링을 진행하여도 정밀도가 높은 PD 파라미터 추정치가 나올 것으로 생각된다.

하지만, PK 또는 PD 데이터가 촘촘하지 않을 경우 각 상황에 따라 적합한 방법을 선택하여 모델링을 진행하여야 한다. 예컨데 PK 데이터가 촘촘하지 않은 경우라면 PK 모델링을 수행하여 개인의 PK 파라미터 추정치를 얻은 후 IPP로 모델링을 진행했다고 하여도, 이 결과를 충분히 믿을 수 있을 지 알 수 없다. 따라서, 이와 같은 경우는 SIM 방법을 시도해 볼 수 있겠다. SIM 방법은 이상적일 수 있으나 모델의 수렴 시간이 오래 걸리고, 많은 파라미터를 동시에 예측함으로 실제 파라미터 값이 잘 구해지지 않을 수 있다.

실제로 일반적인 PK 데이터는 시간에 따라 연속적으로 촘촘하게 얻어져 있는 경우가 많으며, 따라서 시간적 효율성이 높은 IPP 방법을 많이 사용하여 PK-PD 모델링을 진행한다. 다만 이 경우는 PK와 PD 데이터를 측정한 대상자(또는 개체)가 동일한 경우 사용한다. 동일한 개체가 아닐 경우, PPP&D 또는 PPP 방법을 사용하는 경우가 많다. PK 데이터가 조금 더 신뢰도가 높은 경우는 PPP&D를 선택하여 사용할 수 있고, PK 데이터는 존재하지만 PD 데이터의 신뢰도가 더 높은 경우에는 PPP 방법을 사용하는 모델링을 진행할 수 있다.

각 네 가지 PK-PD 연결방법을 아래의 표에 요약하였다(표 18.2). SIM 및 PPP&D 방법은 데이터셋에 PK 데이터와 PD 데이터를 모두 포함하며, PPP와 IPP는 PD 데이터만을 포함한다. PPP&D 와 PPP 방법은 집단 PK 파라미터 추정치를 고정하여 PD 파라미터를 구하는 방법이다. SIM, PPP&D, PPP에서는 데이터셋에 준 정보를 기반으로 개인의 PK 파라미터를 예측하며, IPP는 이미 수행된 PK 모델링을 통해 얻은 개인 PK 파라미터를 기반으로 이를 데이터셋에 포함하여 PD 파라미터를 구한다.

우리는 이와 같은 다양한 PK-PD 모델링 방법을 사용하여 궁극적으로 PD 파라미터 값을 얻을 수 있다. 내가 가진 데이터의 성격을 탐색하여 상황에 따라 적절한 PK-PD 연결방법을 선택하여 사용하는 것이 가장 이상적이라고 할 수 있다. PK-PD 모델링을 통해 얻은 PD 파라미터 값을 기반으로 시뮬레이션을 하여 다양한 용량 별 시간에 따른

표 18.2. PK-PD 연결 방법의 요약

Method	SIM	PPP&D	PPP	IPP
Population PK parameter estimation	Y	N	N	N
Use of PK data: needs 2 types of DV	Y	Y	N	N
Individual PK parameter estimation: Ind. parameter estimates are not included	Y	Y	Y	N

효과의 변화를 예측할 수 있다. 결론적으로, 이 결과를 가지고 우리는 임상에서 알고자 하는 약물의 효과에 대한 질문의 답을 얻을 수 있다.

19

다양한 약물효과 모델링

배수현

약을 투여한 후 그 결과는 효과와 부작용으로 나타날 수 있으며, 다양한 형태로 표현될 수 있기 때문에 약물농도와 효과와의 관계를 설명하는 PD 모델은 PK 모델에 비해 복잡하며, PK/PD 모델링을 위해 PD 데이터 특성뿐만 아니라 PK와의 관계, 질병의 진행 등을 고려하여야 하므로 보다 높은 수준의 모델링 기술이 요구된다. 이 장에서는 약물 효과와 혈중농도와의 관계를 설명하는 PD 모델을 소개한다.

19.1 PD 모델의 종류

PD 모델은 혈중농도와 약효와의 관계를 설명하기 위하여 사용된다. 약효를 설명하는 데이터의 종류 및 특성에 따라 PD 모델을 선택하며, 정확한 모델을 만들기 위해서는 PD 데이터의 특성을 잘 파악하여야 한다. PD 데이터는 혈압, 혈당 및 약물이 결합하는 특정 수용체(receptor)의 농도 변화 등과 같은 연속적인 데이터와 통증점수(pain score), 치료성공(0) 또는 실패(1) 등과 같은 비연속적인 데이터로 구분될 수 있다. 이 단원에서는 연속적인 데이터를 설명하는 PD 모델의 종류에 대하여 소개한다.

19.1.1 선형모델(linear model)

선형모델은 약효와 약물농도를 일차식으로 설명하는, PD 모델 중 가장 단순한 모델이다. 약물농도와 약효가 단순 비례 또는 반비례 관계에 있어 약물농도 증가에 따라 일정

비율로 약효가 증가 또는 감소하는 경우이다.

$$E = E_0 + S \cdot C \tag{19.1}$$

여기서 E는 약효, E_0는 기저치(baseline), C는 약물농도를 나타내며, S는 기울기이다. 약효를 나타내는 반응에 있어 반응의 최대치(R_{max})가 존재하지 않으므로, 효소나 리간드의 결합과 같이 생리학적으로 반응의 최대치가 존재하여 포화과정이 일어나는 PD 데이터를 설명하기에는 적합하지 않은 모델이다. 약물의 작용기전을 고려할 때, 고농도에서 반응이 포화된다고 하더라도 가지고 있는 데이터가 선형성을 나타낸다면, 제한적으로 사용할 수 있으나, 구축된 선형모델을 이용하여 더 높은 농도에서의 약효 예측(extrapolation)에는 사용할 수 없다. 또한, 기저치가 존재한다면, E_0 값을 고정 또는 추정할 수 있다.

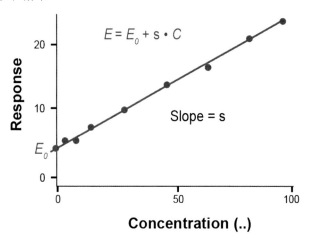

그림 19.1. 선형 PD 모델 (dots: 관찰값, line: 예측값)

19.1.2 로그-선형모델(log-linear model)

농도범위가 큰 경우, 약효와 농도와의 관계가 로그-선형모델을 따를 수 있다. 이 경우, 농도(x 축)를 로그로 바꾸어 나타내면 아래와 같다.

$$E = m \cdot ln(C + A_0) \tag{19.2}$$

여기서 기저치는 $E_0 = m \cdot ln(A_0)$로 쓸 수 있다. 로그-선형모델에서 약효는 지수적으로 증가하며 반응의 최대치(R_{max})는 존재하지 않는다. 약물의 기전상 약효가 R_{max}에 도달하더라도, 관찰값에서 R_{max}를 확인할 수 없으면 선형-로그모델을 사용할 수 있다. 이론상으로 E_{max} 모델(19.2.3 참고)을 따르는 경우라도, R_{max}의 80% 범위 이내의 약효 데이터를 이용하여 PD 모델링을 한다면 반응과 농도와의 관계를 선형-로그모델로 설명할 수 있다.

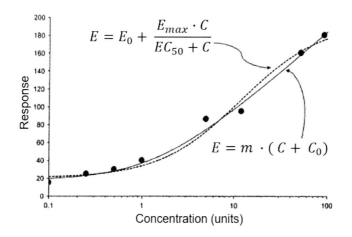

$$E = E_0 + \frac{E_{max} \cdot C}{EC_{50} + C}$$

$$E = m \cdot (C + C_0)$$

그림 19.2. 로그-선형 모델 (dots: 관찰값, line: 선형로그모델의 예측값, dotted line: Emax모델의 예측값)

그림 19.2의 관찰값을 보면, 측정 농도 내에서 plateau가 보이지 않으며, 선형-로그 모델을 이용한 예측선이 E_{max} 모델을 이용한 경우보다 고농도에서의 데이터를 더 잘 설명한다. 한가지 고려할 점은, $E_0 = m \cdot ln(C) + A_0$로 위 식을 사용하게 되면, 혈중농도가 1이하의 경우 효과가 음수로 나올 수 있으므로 주의하여야 한다. 또한, 선형 모델처럼, 모델 구축에 이용한 농도보다 더 높은 농도에서의 약효 예측(extrapolation) 에는 사용할 수 없다.

19.1.3 E_{max} model

약물 반응은 혈중 약물농도와 수용체와 약물간의 결합력에 따라 달라지며, 혈중 약물농도가 증가하면 반응은 그에 비례하여 증가하며, 일정 농도 이상이 되면 반응의 증가폭은 점점 감소하다가 반응의 최대치(R_{max})에 도달하게 된다.[1]

---

[1]참고로, R_{max}는 약효를 설명하는 데이터 즉, 관찰값의 최대치를 말하며, E_{max}는 약물농도에 따른 최대약물효과를 말한다.

$$E = \frac{E_{max} \cdot [C]}{EC_{50} + [C]} \tag{19.3}$$

E_{max} 모델을 이용하여 약물(또는 리간드)과 수용체의 결합에 따른 약효를 설명할 수 있다. E_{max} 모델의 수식 유도과정은 약물-수용체 결합을 참고 바란다.

약물-수용체 결합

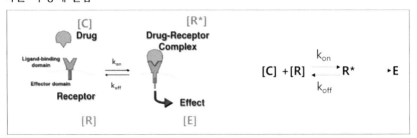

수용체-리간드 반응을 통해 약효를 나타내며, 이 과정에는 몇 가지 가정이 존재한다.

1. 약물 [D], 수용체 [R], 약물-수용체 복합체 [R*]은 평형상태에 있으며, 이 반응은 가역적이다.
2. 약물과 수용체는 1:1로 결합한다. (예, 약물 1 mole이 수용체 1 mole과 결합한다)
3. 약물-수용체 복합체 [R*]은 약효(E)와 비례한다.

가정 1.에 의해,

$$
\begin{aligned}
C \cdot R \cdot k_{on} &= R \cdot k_{off} \\
K_D = \frac{k_{off}}{k_{on}} &= \frac{[C][R]}{[R^*]} \\
\frac{dR^*}{dt} &= k_{on} \cdot C \cdot R - k_{off} \cdot R^*
\end{aligned}
\tag{19.4}
$$

(K_D: 평형상태에서 약물-수용체 복합체의 해리상수)

가정 2.에 의하여 $[R^*] = [CR]$ 이며, $[R_T] = [R] + [R^*]$ 이며,

$$
\begin{aligned}
k_{on} \cdot C \cdot (R_T - R^*) - k_{off} \cdot R^* &= 0 \\
C \cdot R_T - C \cdot R^* - K_D \cdot R^* &= 0 \\
R^* &= \frac{C \cdot R_T}{C + K_D}
\end{aligned}
\tag{19.5}
$$

가정 3.에 의하여 $E = \alpha \cdot [R^*]$ 이므로,

$$E = \alpha \cdot R^* = \frac{\alpha \cdot R_T \cdot C}{C + K_D} \tag{19.6}$$

$E_{max} = \alpha \cdot [R_T]$ 라 하면,

$$E = \frac{E_{max} \cdot C}{C + K_D} \tag{19.7}$$

여기서, K_D 의 단위는 농도이며 (C와 동일), 약물 수용체의 50%가 결합한 상태에서의 약효(EC_{50})는 Emax/2 가 된다. 이를 위의 식에 대입하면,

$$\frac{E_{max}}{2} = \frac{E_{max} \cdot EC_{50}}{K_D + EC_{50}} \tag{19.8}$$

이고 이를 정리하면, $K_D = EC_{50}$ 이다. 결국 다시 정리하면, Emax 모델은 다음과 같다.

$$E = \frac{E_{max} \cdot [C]}{EC_{50} + [C]} \tag{19.9}$$

C는 수용체와 결합하는 약물 농도이나, 수용체가 존재하는 특정 부위의 약물농도를 직접적으로 측정하기 어려우므로, 혈중 약물농도와 상관관계가 있다고 가정하고 혈중약물농도 C로 대체한다. 경우에 따라, 수용체와 결합하는 조직의 약물농도를 설명하는 구획(compartment)을 PD 모델에 반영하면, C는 C_T (특정조직에서의 약물농도)로 대체할 수 있다.

약물농도가 EC_{50} 에 비하여 매우 작으면 ($EC_{50} \gg C$), 약효는 혈중 약물농도에 비례하지만 ($E = (E_{max}/EC_{50}) \cdot C$), 약물농도가 EC_{50} 보다 크면($EC_{50} \ll C$), 약효는 포화되어, 약물농도에 관계없이 일정한 값을 가진다(E_{max}). 그림 19.3에서 E_{max} 는 약물의 효능(efficacy)을 나타내며, EC_{50} 은 약물의 효력(potency)를 나타내는 지표이다. 또한, 약물농도를 로그로 치환하면 EC_{50} 을 명확하게 확인할 수 있으며, 데이터에 기저치가 존재하면 다음과 같이 나타낼 수 있다.

$$E \approx E_0 + \frac{E_{max}[C]}{EC_{50} + [C]} \tag{19.10}$$

이 때, $R_{max} = E_0 + 100$ 이며, EC_{50} 일 때 약물반응은 $E_0 + 50$ 이다. 만약, E_{max} 모델을

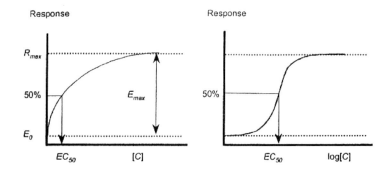

그림 19.3. Emax model (좌) 선형농도, (우) 로그농도

다음과 같이 나타내면,

$$E \approx E_0 \cdot (1 + \frac{E_{\max}[C]}{EC_{50} + [C]})$$ (19.11)

$R_{\max}$ = E_0 + 100일때, 모델의 최대약물효과는 $E_0 \cdot E_{\max}$가 된다 (그림 19.4 (우)).

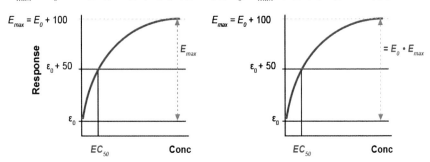

그림 19.4. $E_{\max}$ 모델의 비교 (좌) $E \approx E_0 + \frac{E_{\max}[C]}{EC_{50}+[C]}$ (우) $E \approx E_0 \cdot (1 + \frac{E_{\max}[C]}{EC_{50}+[C]})$

PD 모델에 사용되는 약물이 길항제로 작용하는 약물이라면, 혈중약물농도와 약효와의 관계는 그림 19.5와 같으며, 그때의 약효(E)는 다음과 같다.

$$E \approx E_0 - \frac{I_{\max}[C]}{IC_{50} + [C]}$$ (19.12)

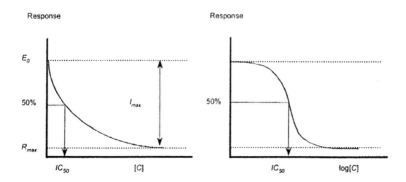

그림 19.5. 길항제의 E_{max} 모델

19.1.4 Sigmoid E_{max} model (Hill 방정식)

Sigmoid E_{max} model은 여러 결합부위를 가지고 있는 수용체와 약물 간의 관계를 설명하기 위해 사용된다. 약물과 수용체의 1:1 결합을 가정하는 일반적인 E_{max} model과 달리 n개의 약물 분자가 수용체의 작용부위와 결합한다.

$$E = \frac{E_{max}[C]^n}{EC_{50}^n + [C]^n} \qquad (19.13)$$

여기서 n은 수용체와 결합하는 약물분자의 수를 의미하며, Hill 계수(Hill coefficient, H)라고도 한다.

Hill 계수는 농도와 효과의 비를 결정한다. 농도를 로그농도로 치환한 그림 19.6 (우)에서, E_{max}의 20~80% 범위에서 약효는 직선성을 가진다. Hill 계수가 1이면, 일반적인 효과(E)는 E_{max} model을 따르며, n〉1이면, 곡선의 선형부분의 기울기가 가파르며, n〈1이면, 곡선의 선형부분의 기울기가 완만하다. 로그농도-효과 그래프에서 n은 직선범위의 기울기($m = n \cdot E_{max}/4$)를 이용하여 구할 수 있다. (* Sigmoid E_{max} model에서 n 구하기 참고) Hill 계수의 값에 관계없이 EC_{50}은 동일하다.

Sigmoid E_{max} model에서 n 구하기

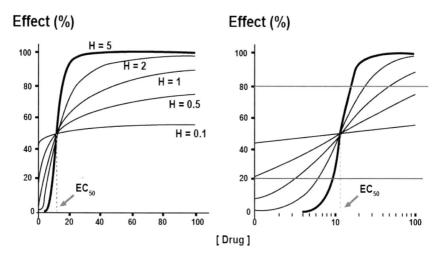

그림 19.6. Sigmoid E_{max} model. H에 따른 E_{max} model의 형태 변화

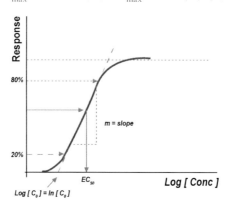

그림 19.7. Sigmoid E_{max} model: 로그농도-반응 그래프

로그농도 그래프(그림 19.7)에서

$$E = \frac{E_{max} \cdot e^{n \cdot ln(C)}}{EC_{50}^n + e^{n \cdot ln(C)}}$$

$$\frac{dE}{dln(C)} = \frac{n \cdot E_{max} \cdot EC_{50}^n \cdot C^n}{\left(EC_{50}^n + C^n\right)^2}$$

(19.14)

직선부위의 기울기를 m이라고 하고, C=EC$_{50}$ 일 때의 m을 계산하면,

$$m = \frac{dE}{dln\,(C)} = \frac{n \cdot E_{max} \cdot EC_{50}^{2n}}{\left(EC_{50}^n + EC_{50}^n\right)^2} = \frac{n \cdot E_{max}}{4}$$

$$n = \frac{4 \cdot m}{E_{max}}$$

(19.15)

19.2 PD 모델의 적용

19.1에서 PD 모델의 종류에 대하여 알아보았다. 몇 가지 예를 통하여 데이터의 종류와 상황에 따라 PD 모델을 어떻게 적용할지 살펴보자.

19.2.1 일반적인 I$_{max}$ model vs. Sigmoid I$_{max}$ model

그림 19.8은 혈중 약물농도의 변화에 따른 저해반응을 그래프로 나타내었다. 동일한 관찰값을 이용하여 각각 I$_{max}$ model과 sigmoid I$_{max}$ model을 사용하여 각 파라미터를 추정하고, 예측값을 그려보면, 그림에서 알 수 있듯이, sigmoid I$_{max}$ model은 좀 더 유연성을 지니며, 데이터의 곡률을 더 잘 포착한다. 데이터의 특성(약물농도와 반응 관계가 약물의 기전상 1:1의 관계인지 아닌지) 등을 잘 파악하여, 모델 구축의 목적에 맞게 모델을 선정해야 할 것이다.

19.2.2 다중 약물결합 모델(multiple binding site model)

약물이 결합하는 결합부위가 여러 개인 경우에 약효(E)는 다음과 같이 나타낼 수 있다.

$$[C] + [R] \underset{k_{-1}}{\overset{k_1}{\rightleftharpoons}} [CR] + [C] \underset{k_{-2}}{\overset{k_2}{\rightleftharpoons}} [C2R]$$

(19.16)

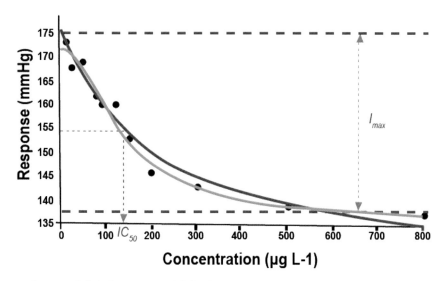

그림 19.8. 일반적인 I_{max} model(빨강)과 sigmoid I_{max} model(파랑)의 비교

$$Effect = \frac{R_T \cdot Conc}{k_D + Conc + K_2 \cdot Conc^2}$$

$R_T = $ total receptor content

$$k_D = \frac{k_{-1}}{k_1}$$

(19.17)

$$K_2 = \frac{k_2}{k_{-2}}$$

여기서 R_T는 총 수용체 수, K_d는 약물-1차 수용체 복합체 해리상수(k_{-1}/k_1), K_2는 약물-2차 수용체 복합체 결합상수(k_2/k_{-2})를 의미한다. K_2=0이면, 위의 식은 E_{max} model과 동일하며, K_2의 값이 커질수록 2차 결합이 빨라지므로, E_{peak} 값이 작아지며, 농도가 증가할수록 효과(E)의 크기도 더 많이 감소한다 (그림 19.9).

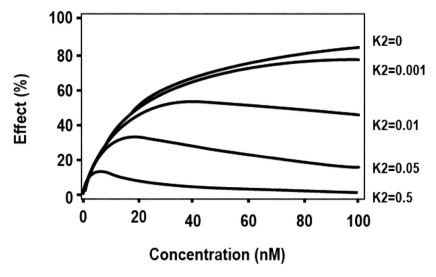

그림 19.9. K_2 의 변화에 따른 약물농도-약효와의 관계

19.3 결론

올바른 PD 모델의 선정을 위해서는 무엇보다도 모델 구축에 사용될 데이터의 특성을 잘 파악해야 한다. 작용기전에 따른 약물반응의 관계를 명확하게 알고 있다면, PD 모델 선정이 비교적 쉬울 수 있으나, 그렇지 않은 경우이거나 희박 데이터(sparse data)를 사용할 경우, 잘못된 모델 선정을 통해 오류를 범하지 않도록 주의하여야 한다. 또한, 적절한 PD 모델을 선정하였다 하더라도 혈중농도와 약물반응의 관계에 시간지연 등이 있는지를 고려하여, 궁극적으로 가장 적절한 PK/PD 모델링을 수행해야 할 것이다.

20

지연효과 모델

김정렬, 임동석

20.1 지연효과 개요

약물 투여 시 기대하는 반응의 시간에 따른 양상이 해당 약물의 유효성분 혈중 농도 양상과 유사하게 나타나기도 하지만, 최대 혈중 농도 이후 상당한 시간이 경과한 시점에 최대 반응이 발생하는 경우도 있다. 이러한 지연효과는 투여 약물의 체내 노출을 대변하는 약동학(PK) 측면뿐만 아니라 그 노출에 따른 약리작용을 설명하는 약력학(PD) 측면의 여러 원인으로 발생할 수 있다.

우선 약동학적으로 혈액 내 존재하는 유효성분이 관찰된 반응과 관련된 부위(수용체 등)로 분포하는데 시간이 걸리는 경우를 생각할 수 있다. 또한 반응을 나타내는데 필수적인 약물-수용체 상호작용에 있어 최대 반응이 나타나는데 시간적인 지연이 있을 수 있다. 한편 약물이 목표로 하는 대상이 반응과 직접적으로 관련되기 보다는 그 반응을 증가시키거나 감소시키는데 필요한 것을 촉진하거나 억제함으로써 궁극적으로 시간에 따른 반응 양상을 조절하는 경우도 혈중 농도와 반응간 지연효과를 보이게 된다.

약물을 경구로 투여하면 투약 시점과 비교 시 혈중 농도가 지연되어 보이는 것처럼 수용체와 같은 약물이 목표로 하는 부위에서의 농도도 혈중 농도에 비해 지연될 수 있다. 그런데 혈중 농도와 달리 목표 부위에서의 농도는 쉽게 측정할 수 없어 이러한 지연 현상을 직접적으로 확인하기 어려운 경우가 대부분이다. 또한 목표 수용체 수준에서의 약물에 의한 조절로 인하여 시간에 따른 바이오마커 변화 양상이 지연되어 관찰될 수 있다. 한편 이러한 바이오마커의 변화가 직접적으로 임상적 변화를 초래하지 못하는 경우도 있다.

20.2 시간에 따른 PK-PD 관계

시간에 따른 PK-PD 관계가 즉시효과를 보이는 경우, 시간에 따른 농도와 효과간 관계를 도식화하면 최대 농도에서 최대 효과를 보이는 등 변화 양상이 유사하다. 이를 동일한 시점에서의 농도와 효과간 관계로 도식화하면 동일한 농도에서는 동일한 효과를 보이게 된다. 이에 반해, 지연효과를 보이는 약물의 경우 최대 농도와 최대 효과를 보이는 시점간 시간적인 지연이 발생한다. 또한 동일한 농도에서의 효과가 한가지로 정해져 있지 않고 농도가 증가하는 시점과 감소하는 시점에서 각각 다르게 나타나는 현상을 보인다. (그림 20.1)

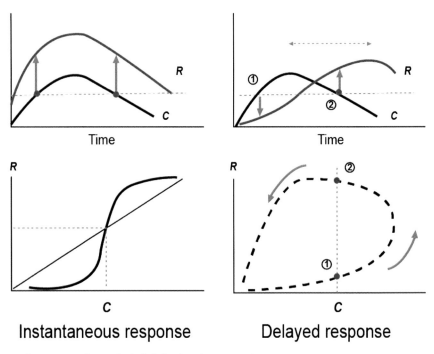

그림 20.1. PK와 PD의 관련성 (Gabrielsson 2006)

이렇게 동일한 농도에서 관찰되는 효과가 농도가 증가하는 시점과 감소하는 시점에서 다르게 관찰되는 현상은 크게 두 종류로 나눌 수 있다. 이중 농도가 증가하는 시점에서의 효과가 감소하는 시점보다 작게 관찰되는 경우를 히스테레시스(hysteresis)라고 하며, 농도-효과 관계의 양상이 시간이 흐름에 따라 반시계방향으로 그려진다. 반면 농도가 증가하는 시점에서의 효과가 감소하는 시점보다 큰 양상을 보이는 경우 프로테레시스(proteresis)라 하며, 농도-효과 관계의 양상이 시계방향으로 그려진다. (그림 20.2)

약물이 목표 수용체 부위까지 분포하는데 시간이 걸리거나 기전적으로 약리작용을 나타나는데 지연이 있거나 수용체 up-regulation 현상이 발생하는 경우 hysteresis 현상을 관찰할 수 있다. 한편 해당 약물에 내성이 발생하거나 활성 대사체가 동일 수용체에 길항제로 작용하는 경우 프로테레시스 현상을 관찰할 수 있다.

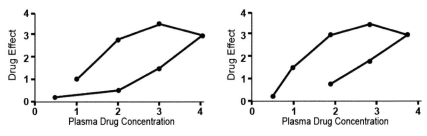

그림 20.2. 히스테레시스(반시계방향 히스테레시스)와 프로테레시스(시계방향 히스테레시스)

20.3   효과구획 모델

약물의 체내 노출을 대변하는 농도 중에서 혈중 농도는 쉽게 측정할 수 있는 반면 수용체처럼 약물이 실제 작용을 나타내는 부위에서의 농도는 측정하는데 현실적 제약이 많다. 그런데 직접 측정하지 않았더라도 약물이 작용 부위로 분포한다는 점에 착안하여 이 부위를 가상의 공간인 효과구획으로 설정한 모델을 구축할 수 있으며, 이를 효과구획 모델이라고 한다. 약이 혈액에서 효과구획까지 분포되는데 시간이 걸려서 혈중농도의 변화보다 약효의 변화가 느리게 나타나는 반시계방향 히스테레시스가 발생한다고 설명하는 것이 효과구획 모델이다 . 예컨데 아래 그림과 같이 말초정맥에 bolus로 약을 주사했을 때, 약효구획의 약물농도(Ce)는 천천히 변화하며, 그 Ce와 약효와의 관계가 sigmoid Emax를 따를 때 관찰되는 약효의 시간에 따른 변화는 맨 우측과 같게 된다 . (그림 20.3)

이 효과구획 모델에서 시간에 따른 혈중 농도와 효과의 관계는 지연효과가 있어 보이지만, 약물의 실제 작용 부위 농도와 효과의 관계는 지연이 없는 즉시효과 양상을 보이는 경우가 많다. 이 모델을 NONMEM에서 구현하는 방법은 여러 가지가 있는데 1 구획 모델로 분포하는 약이라고 가정할 때, 두 가지 예를 소개한다 . 아래 코드의

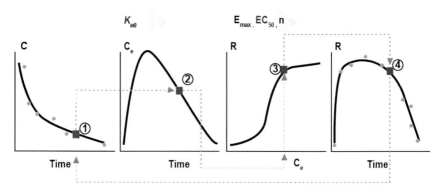

그림 20.3. 효과구획의 도식 (C: plasma concentration (Actually observed), Ce: effect compartment concentration (NOT observed, produced), R: response (Actually observed) (Gabrielsson 2006)

핵심은 중앙구획에서 효과구획으로의 약물의 이동이 극히 소량(K12=0.001*K)이어서 혈장농도 모델링에 영향이 극히 미미하고, 효과구획으로의 분포가 완료되면 혈장과 효과구획에서의 약물농도가 동일하게 된다는 것이다 . (코드 20.1)

코드 20.1. 효과구획 모델 코드: PREDPP Linear Model (ADVAN3, Two compartment) (Beal 2018)

```
$SUBROUTINES ADVAN3
$PK
  K   = THETA(1)*EXP(ETA(1))      ; TRIVIAL LOSS TO EFFECT CMPT
  K12 = .001*K                    ; KEO
  K21 = THETA(2)*EXP(ETA(2))      ; V1 FOR DRUG
  S1  = THETA(3)*EXP(ETA(3))
  EMAX= THETA(4)*EXP(ETA(4))
  C50 = THETA(5)*EXP(ETA(5))
  S2  = S1*K12/K21                ; SO THAT CESS = CPSS
$ERROR
  IF (CMT.EQ.2) THEN
  Y   = EMAX*F/(C50+F)*EXP(ERR(2)) ; DV = EFFECT IF CMT=2
  ELSE
  Y   = F*EXP(ERR(1))             ; DV = CP IF CMT=1 (OR 0)
  ENDIF
```

또다른 방식으로는 아래 코드 20.2와 같이 중심구획에서 약물이 제거되는 속도는 K10
으로 표현되지만, 중심구획의 약물의 양이나 농도가 효과구획으로 약물이 분포하는
것으로 인해 영향을 받는 현상이 아예 일어나지 않도록 해 놓고(DADT(1)의 수식에
D10이외에 다른 속도상수가 나타나지 않고 있음)대신 효과구획의 약물농도는 K20
이라는 속도상수에 의해 중심구획으로부터 들어와서 올라가고, 같은 속도상수로 제거
된다고 가정한다 . 위에 예시된 코드와의 또다른 차이는 효과구획에서 약이 중심구획
으로 되돌아가지 않고 아예 사라져 버린다고 가정하는 것인데, 이는 결국 중심구획의
약물농도에 어떤 영향도 끼치지 않는다는 가정에 충실하기 위한 것이다 . 아래 코드의
A(2)는 효과구획의 약물의 양이 아니라 농도임을 유의해야 한다 .

코드 20.2. 효과구획 모델 코드 : Using General Nonlinear model (ADVAN6) (Beal
2018)

```
$SUBROUTINES ADVAN6 TOL=5
$MODEL
  COMP=(CENTRAL,DEFDOSE,DEFOBS)
  COMP=EFFECT
$PK
  K10 = THETA(1)*EXP(ETA(1))
  V1  = THETA(2)*EXP(ETA(2))
  S1  = V1
  K20 = THETA(3)*EXP(ETA(3))
  C50 = THETA(4)*EXP(ETA(4))
  EMAX= THETA(5)*EXP(ETA(5))
$DES
  DADT(1)=-K10*A(1)                  ; NOTE NO LOSS TO A(2)
  DADT(2)= K20*(A(1)/V1-A(2))        ; A(2) IS CE
$ERROR
  IF (CMT.EQ.2) THEN
  Y   = EMAX*F/(C50+F)*EXP(ERR(2))   ; DV = EFFECT IF CMT=2
  ELSE
  Y   = F*EXP(ERR(1))                ; DV = CP IF CMT=1 (OR 0)
  ENDIF
```

20.4   직접효과 vs. 간접효과

관찰된 반응이 약물-수용체 상호작용에 의해 직접적으로 설명할 수 있을 때 직접효과 양상이라고 말하고, 상호작용 후 이차적인 작용에 의한 경우라면 간접효과 양상을 보인다고 한다. 특히 간접효과 양상에서는 관찰된 반응 자체가 아닌 그 반응을 증가 또는 감소시키는 역할을 하는 대상이 약물에 의한 약리작용의 직접적인 목표인 경우가 흔하다 (그림 20.4).

Instantaneous equilibrium - 'Direct' response

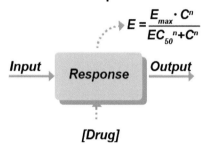

Delayed equilibrium - ' Indirect' Response

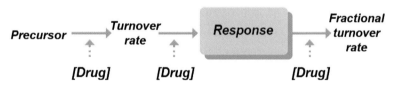

그림 20.4. 직접효과와 간접효과의 모식도 (Gabrielsson 2006)

20.5   Turnover 모델

약물 투여 후 관찰된 반응 자체가 아닌 이를 조절하는 대상이 약물의 직접적인 목표이고 이를 통해 궁극적으로 반응이 증가되거나 감소되는 간접효과 양상은 turnover 모델로 설명할 수 있다. 아래 미분방정식에서 R은 특정 시점에서 관찰된 반응을 뜻하고, Kin은 반응을 증가시키는 속도를 설명하는 0차 속도상수이며, kout은 반응을 감소시키는데 관여하는 1차 속도상수를 의미한다.

$$\frac{dR}{dt} = k_{in}^0 - k_{out} \cdot R \qquad (20.1)$$

관찰되는 반응을 증가시키거나 감소시키는 두 가지 방향이 있고 이러한 반응이 나타나도록 조절하는 대상에 대하여 각각 촉진하거나 억제하는 두 가지 작용을 생각할 수 있으므로, 이를 조합하면 간접효과 모델은 아래 그림 20.5에서 보듯 4가지 형태로 구분된다.

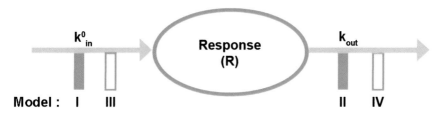

그림 20.5. Turnover 모델(간접효과 모델)의 네 가지 (Sharma and Jusko 1998)

20.5.1 Inhibition on production (Model I)

관찰된 반응이 증가되는 걸 약물이 억제하는 경우를 말하며, H2 수용체 길항제에 의한 위산분비 억제를 예로 들 수 있다. 생리적으로 H2 수용체 자극에 의해 위산 분비가 증가되는데 약물이 이러한 H2 수용체를 통한 상호작용을 차단함으로써 궁극적으로 위산 분비를 억제하게 된다. 이런 간접효과 모델은 반응 증가와 관련된 Kin에 억제 함수가 적용된 식으로 표현될 수 있고 아래와 같은 NONMEM 코드를 사용할 수 있다.

(그림 20.6)

$$\frac{dR}{dt} = k_{in} - k_{out} \cdot R$$
$$k_{in} \to k_{in} \cdot (1 - H(t))$$
$$H(t) = \frac{I_{max} \cdot C_p}{IC_{50} + C_p} \quad (0 < I_{max} \le 1)$$

(20.2)

```
C1=A(1)/S1
DADT(1)=-K*A(1)
DADT(2)=KIN*(1-IMAX*C1/(IC50+C1))-KOUT*A(2)
```

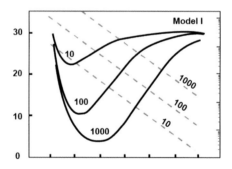

그림 20.6. Inhibition on production (Sharma and Jusko 1998)

20.5.2 Inhibition on loss (Model II)

관찰된 반응이 감소되는 걸 약물이 억제하는 경우를 말하며, 혈중 acetylcholine 농도 증가를 위해 cholinesterase 길항제를 투여하는 것이 이에 해당된다. 신경전달물질 역할을 하는 acetylcholine은 cholinesterase에 의해 분해되지만, 이 분해 효소의 기능을 억제함으로써 acetylcholine 농도를 높일 수 있다. 이런 간접효과 모델은 반응 감소와 관련된 Kout에 억제 함수가 적용된 식으로 표현될 수 있고 아래와 같은 NONMEM

코드를 사용할 수 있다. (그림 20.7)

$$\frac{dR}{dt} = k_{in} - k_{out} \cdot R$$
$$k_{out} \rightarrow k_{out} \cdot (1 - H(t)) \tag{20.3}$$
$$H(t) = \frac{I_{max} \cdot C_p}{IC_{50} + C_p} \quad (0 < I_{max} \leq 1)$$

```
C1=A(1)/S1
DADT(1)=-K*A(1)
DADT(2)=KIN-KOUT*(1-IMAX*C1/(IC50+C1))*A(2)
```

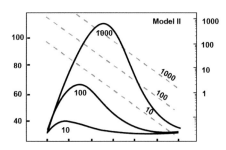

그림 **20.7.** Inhibition on loss (Sharma and Jusko 1998)

20.5.3 Stimulation on production (Model III)

관찰된 반응이 증가되는 걸 약물이 촉진하는 경우를 말하며, erythropoietin이 혈중 적혈구의 전구물질을 증가시켜 궁극적으로 적혈구를 증가시키는 현상이 이에 부합한다. 실제 관측한 것은 적혈구 수치인데 erythropoietin은 직접적으로 이 수치를 증가시키는 것이 아니라, 그 전구물질의 양을 증가시킴으로써 궁극적으로 적혈구 수치를 증가시키게 된다. 이런 간접효과 모델은 반응 증가와 관련된 Kin에 촉진 함수가 적용된 식으로 표현될 수 있고 아래와 같은 NONMEM 코드를 사용할 수 있다. (그림 20.8)

$$\frac{dR}{dt} = k_{in} - k_{out} \cdot R$$
$$k_{in} \rightarrow k_{in} \cdot (1 + H(t)) \tag{20.4}$$
$$H(t) = \frac{S_{max} \cdot C_p}{SC_{50} + C_p} \quad (0 < S_{max})$$

```
C1=A(1)/S1
DADT(1)=-K*A(1)
DADT(2)=KIN*(1+SMAX*C1/(SC50+C1))-KOUT*A(2)
```

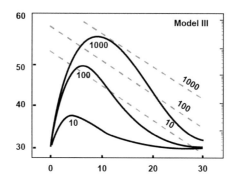

그림 20.8. Stimulation on production (Sharma and Jusko 1998)

20.5.4 Stimulation on loss (Model IV)

관찰된 반응이 감소되는 걸 약물이 촉진하는 경우를 말하며, PPARγ 작용제 투여로 인한 혈당 감소가 이에 해당된다고 볼 수 있다. PPARγ 주요 약리작용은 혈당을 직접 감소시키는 insulin의 작용을 증강시키는 것이다. 이런 간접효과 모델은 반응 감소와 관련된 Kout에 촉진 함수가 적용된 식으로 표현될 수 있고 아래와 같은 NONMEM 코드를 사용할 수 있다. (그림 20.9)

$$\frac{dR}{dt} = k_{in} - k_{out} \cdot R$$
$$k_{out} \to k_{out} \cdot (1 + H(t))$$
$$H(t) = \frac{S_{max} \cdot C_p}{SC_{50} + C_p} \quad (0 < S_{max}) \tag{20.5}$$

```
C1=A(1)/S1
DADT(1)=-K*A(1)
DADT(2)=KIN-KOUT*(1+SMAX*C1/(SC50+C1))*A(2)
```

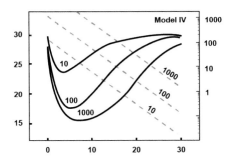

그림 20.9. Stimulation on loss (Sharma and Jusko 1998)

20.5.5 기저값

간접효과 모델에서 약물 투여 전 상태에서의 반응을 기저값으로 간주하며, 반응이 증가하거나 감소하는 정도가 동일하여 겉보기에는 변화가 없는 것처럼 보인다. 앞서 언급한 간접효과 미분방정식으로부터 유도한 기저값은 아래와 같다.

$$R_0 = \frac{k_{in}^0}{k_{out}} \tag{20.6}$$

이러한 기저값은 Kin, Kout과 달리 관찰이 가능한 경우가 많기 때문에 모델링 과정에서 초기값을 설정하는데 유용할 수 있다.

A

NONMEM 실행결과

14장 NONMEM의 $COVARIANCE의 14.1에서 언급된 NONMEM 실행결과를 별첨으로 수록하였다. 지면 관계상 작은 글자 크기로 수록되었으나 웹[1]에서 동일한 내용을 확인할 수 있다.

```
*********************************************************************************************
*********************                                                             ***
********************                        FIRST ORDER                           ***
*********************              STANDARD ERROR OF ESTIMATE                      ***
********************                                                              ***
*********************************************************************************************


THETA - VECTOR OF FIXED EFFECTS PARAMETERS  *********

        TH 1     TH 2     TH 3

        6.41E-01  1.68E+00  2.31E-02


OMEGA - COV MATRIX FOR RANDOM EFFECTS - ETAS  ********

        ETA1     ETA2     ETA3

ETA1    4.21E-01

ETA2    8.22E-02  1.98E-02

ETA3    3.40E-01  2.30E-02  2.89E-01


SIGMA - COV MATRIX FOR RANDOM EFFECTS - EPSILONS  ****

        EPS1     EPS2

EPS1    3.58E-03

EPS2    .........  3.21E-02
```

---

[1]http://pipet.or.kr/books/basic/nonmem-output.html

OMEGA - CORR MATRIX FOR RANDOM EFFECTS - ETAS ******

      ETA1   ETA2   ETA3

ETA1 1.92E-01

ETA2 1.78E-01 5.59E-02

ETA3 2.10E-01 1.99E-01 2.89E-01

SIGMA - CORR MATRIX FOR RANDOM EFFECTS - EPSILONS ***

      EPS1   EPS2

EPS1 1.63E-02

EPS2 .... 6.88E-02


```
****************************************************************************************
********************                                                     ***
********************                    FIRST ORDER                      ***
********************             COVARIANCE MATRIX OF ESTIMATE           ***
********************                                                     ***
****************************************************************************************
```

	TH 1	TH 2	TH 3	OM11	OM12	OM13	OM22	OM23	OM33	SG
TH 1	4.11E-01									
TH 2	3.39E-01	2.84E+00								
TH 3	5.75E-03	5.04E-03	5.32E-04							
OM11	2.06E-01	3.37E-01	1.63E-03	1.77E-01						
OM12	2.01E-03	3.48E-02	-1.04E-03	1.95E-02	6.75E-03					
OM13	1.22E-01	1.49E-01	7.11E-03	5.75E-02	-1.01E-02	1.16E-01				
OM22	-2.19E-03	1.28E-02	-2.50E-04	3.21E-03	1.50E-03	-2.83E-03	3.92E-04			
OM23	1.00E-03	2.38E-02	6.31E-05	4.21E-03	8.56E-04	3.12E-03	2.32E-04	5.31E-04		
OM33	6.70E-02	5.74E-02	6.22E-03	1.80E-02	-1.31E-02	9.40E-02	-3.27E-03	1.87E-03	8.38E-02	
SG11	1.05E-03	1.81E-03	5.81E-05	5.14E-04	-7.52E-05	9.77E-04	-2.05E-05	2.79E-05	8.05E-04	1.28E
SG12	....	....	....	....	....	....	....	....	....	......
SG22	-4.97E-03	-9.95E-03	-4.79E-04	-1.01E-03	9.53E-04	-3.86E-03	1.81E-04	2.20E-04	-3.40E-03	-2.82E

```
****************************************************************************************
********************                                                     ***
********************                    FIRST ORDER                      ***
********************             CORRELATION MATRIX OF ESTIMATE          ***
********************                                                     ***
****************************************************************************************
```

	TH 1	TH 2	TH 3	OM11	OM12	OM13	OM22	OM23	OM33	SG
TH 1	6.41E-01									
TH 2	3.14E-01	1.68E+00								
TH 3	3.89E-01	1.30E-01	2.31E-02							
OM11	7.63E-01	4.76E-01	1.68E-01	4.21E-01						
OM12	3.81E-02	2.52E-01	-5.49E-01	5.64E-01	8.22E-02					
OM13	5.57E-01	2.60E-01	9.06E-01	4.02E-01	-3.61E-01	3.40E-01				
OM22	-1.73E-01	3.83E-01	-5.48E-01	3.85E-01	9.24E-01	-4.19E-01	1.98E-02			
OM23	6.79E-02	6.14E-01	1.19E-01	4.35E-01	4.52E-01	3.98E-01	5.09E-01	2.30E-02		
OM33	3.61E-01	1.18E-01	9.32E-01	1.48E-01	-5.50E-01	9.54E-01	-5.70E-01	2.80E-01	2.89E-01	
SG11	4.58E-01	3.00E-01	7.04E-01	3.42E-01	-2.56E-01	8.02E-01	-2.90E-01	3.38E-01	7.78E-01	3.58E
SG12	....	....	....	....	....	....	....	....	....	......
SG22	-2.42E-01	-1.84E-01	-6.47E-01	-7.52E-02	3.61E-01	-3.54E-01	2.84E-01	2.97E-01	-3.66E-01	-2.46E

```
************************************************************************************************
********************                                                     ***
********************                     FIRST ORDER                     ***
********************          INVERSE COVARIANCE MATRIX OF ESTIMATE       ***
********************                                                     ***
************************************************************************************************
```

	TH 1	TH 2	TH 3	OM11	OM12	OM13	OM22	OM23	OM33	SG
TH 1	1.06E+02									
TH 2	-6.86E+01	5.80E+01								
TH 3	6.45E+03	-4.88E+03	5.90E+05							
OM11	3.36E+02	-3.02E+02	2.70E+04	1.68E+03						
OM12	-2.55E+03	2.18E+03	-1.89E+05	-1.17E+04	8.48E+04					
OM13	-1.20E+03	9.40E+02	-9.03E+04	-5.09E+03	3.58E+04	1.67E+04				
OM22	-3.88E+02	5.71E+02	-6.62E+04	-3.41E+03	1.37E+04	1.09E+04	7.22E+04			
OM23	1.08E+04	-8.98E+03	7.96E+05	4.74E+04	-3.37E+05	-1.50E+05	-1.17E+05	1.42E+06		
OM33	-4.97E+01	8.80E+01	-1.06E+04	-4.44E+02	3.32E+03	9.71E+02	2.83E+03	-1.41E+04	9.57E+02	
SG11	1.17E+04	-1.01E+04	8.99E+05	5.33E+04	-3.79E+05	-1.67E+05	-1.39E+05	1.59E+06	-2.01E+04	2.03E
SG12	....	....	....	....	....	....	....	....	....	......
SG22	-1.04E+03	1.00E+03	-4.72E+04	-4.88E+03	3.51E+04	1.43E+04	1.57E+04	-1.52E+05	9.39E+02	-1.70E

```
*************************************************************************************************
********************                                                                         ***
********************                           FIRST ORDER                                   ***
********************              EIGENVALUES OF COR MATRIX OF ESTIMATE                       ***
********************                                                                         ***
*************************************************************************************************


                1        2        3        4        5        6        7        8        9       10

           2.52E-04 9.67E-03 1.08E-02 2.33E-02 5.21E-02 2.98E-01 5.05E-01 9.11E-01 1.21E+00 3.21E


*************************************************************************************************
********************                                                                         ***
********************                           FIRST ORDER                                   ***
********************                            R MATRIX                                      ***
********************                                                                         ***
*************************************************************************************************


            TH 1      TH 2      TH 3      OM11      OM12      OM13      OM22      OM23      OM33      SG


TH 1    1.79E+01

TH 2   -1.33E+00  5.51E-01

TH 3   -1.63E+02 -7.67E+00  3.43E+04

OM11   -4.13E+00  1.12E-01  8.60E+01  2.86E+01

OM12    2.16E+01 -1.46E+00  4.34E+02 -1.77E+02  1.93E+03

OM13   -1.10E+01  2.99E+00 -9.08E+01 -5.29E+01  2.11E+02  2.13E+02

OM22    1.02E+01 -1.65E+01  1.35E+01  2.73E+02 -4.27E+03 -1.40E+02  1.66E+04

OM23    5.23E+01 -1.83E+01  9.57E+02  1.64E+02 -1.42E+03 -5.56E+02  1.11E+03  4.05E+03

OM33    7.05E+00 -2.23E+00 -1.35E+03  2.45E+01 -4.37E+01 -1.51E+02  1.87E+01  1.31E+02  2.37E+02

SG11    2.49E+02 -1.21E+02 -7.03E+03  5.03E+01 -1.01E+03  9.63E+01  4.68E+03 -5.57E+02 -2.03E+01  1.93E

SG12    ........  ........  ........  ........  ........  ........  ........  ........  ........  ......

SG22   -1.75E+00 -5.21E+00 -1.99E+03  6.01E+00  1.24E+02 -6.30E+01 -4.59E+01 -2.01E+02  9.27E+01  6.57E


*************************************************************************************************
********************                                                                         ***
********************                           FIRST ORDER                                   ***
********************                            S MATRIX                                      ***
********************                                                                         ***
*************************************************************************************************


            TH 1      TH 2      TH 3      OM11      OM12      OM13      OM22      OM23      OM33      SG


TH 1    7.83E+01

TH 2   -4.65E+00  7.65E-01

TH 3   -1.30E+03  6.44E+01  1.84E+05
```

```
OM11   -1.19E+01  2.62E+00 -2.31E+02  1.84E+01

OM12    1.43E+02 -2.86E+01  8.40E+02 -1.72E+02  2.01E+03

OM13   -2.67E+01  2.39E-01  3.80E+03 -1.97E+01  5.17E+01  1.29E+02

OM22   -1.46E+02  2.95E+01  9.00E+03  2.92E+02 -3.81E+03  1.89E+02  1.20E+04

OM23    4.44E+01  1.08E+01 -1.08E+04  8.49E+01 -7.65E+02 -2.93E+02  6.68E+02  1.12E+03

OM33    1.40E+01 -4.41E+00 -6.40E+03  3.47E+00  8.80E+01 -1.56E+02 -7.13E+02  2.95E+02  3.28E+02

SG11    2.04E+03 -3.98E+02 -4.14E+03 -1.17E+03  8.92E+03  1.80E+03 -3.83E+03 -1.06E+04  1.81E+03  4.20E

SG12    ........  ........  ........  ........  ........  ........  ........  ........  ........  ......

SG22    2.80E+02 -4.73E+01 -6.05E+04 -2.27E+01  6.71E+02 -1.11E+03 -3.49E+03  2.78E+03  2.36E+03  1.81E
```

참고문헌

Bae, Kyun-Seop. 2018. Nmw: Understanding Nonlinear Mixed Effects Modeling for Population Pharmacokinetics. https://CRAN.R-project.org/package=nmw.

Beal, Sheiner, S. L. 2018. NONMEM 7.4 Users Guides. Gaithersburg, Maryland: ICON plc. https://nonmem.iconplc.com/nonmem743/guides.

Bonate, Peter. 2011. Pharmacokinetic-Pharmacodynamic Modeling and Simulation. New York: Springer. https://www.springer.com/gp/book/9781441994844.

Brendel, K., C. Dartois, E. Comets, A. Lemenuel-Diot, C. Laveille, B. Tranchand, P. Girard, C. M. Laffont, and F. Mentre. 2007. "Are population pharmacokinetic and/or pharmacodynamic models adequately evaluated? A survey of the literature from 2002 to 2004." Clin Pharmacokinet 46 (3): 221–34.

Derendorf, H, and B Meibohm. 1999. "Modeling of Pharmacokinetic/Pharmacodynamic (PK/PD) Relationships: Concepts and Perspectives." Pharmaceutical Research 16 (2): 176–85. https://doi.org/10.1023/a:1011907920641.

Draper, Norman. 1998. Applied Regression Analysis. New York: Wiley.

Ette, Ene. 2007. Pharmacometrics : The Science of Quantitative Pharmacology. Hoboken, N.J: John Wiley & Sons. https://onlinelibrary.wiley.com/doi/book/10.1002/0470087978.

Gabrielsson, Johan. 2006. Pharmacokinetic & Pharmacodynamic Data Analysis : Concepts and Applications. Stockholm: Apotekarsocieteten.

Han, Seunghoon, Sangil Jeon, and Dong-Seok Yim. 2016. "Tips for the Choice of Initial Estimates in Nonmem." Translational and Clinical Pharmacology 24 (3): 119–23.

Harling, Uekcert, K. 2018. VPC and Npc User Guide. ICON plc. `https://github.com/UUPharmacometrics/PsN/releases/download/4.9.0/vpc_npc_userguide.pdf`.

Helmlinger, Gabriel, Nidal Al-Huniti, Sergey Aksenov, Kirill Peskov, Karen M Hallow, Lulu Chu, David Boulton, et al. 2017. "Drug-Disease Modeling in the Pharmaceutical Industry - Where Mechanistic Systems Pharmacology and Statistical Pharmacometrics Meet." European Journal of Pharmaceutical Sciences : Official Journal of the European Federation for Pharmaceutical Sciences 109S (November): S39-S46. `https://doi.org/10.1016/j.ejps.2017.05.028`.

Holford, N. 2010. Differential Equation Models Using Nm-Tran. Auckland, New Zealand: University of Auckland; University of Auckland. `http://holford.fmhs.auckland.ac.nz/docs/differential-equations.pdf`.

Hooker, Andrew C., Mats O. Karlsson, Justin J. Wilkins, and E. Niclas Jonsson. 2020. Xpose4: Diagnostics for Nonlinear Mixed-Effect Models. `https://CRAN.R-project.org/package=xpose4`.

Lee, Jongtae, Seunghoon Han, Sangil Jeon, Taegon Hong, and Dong-Seok Yim. 2013. "Pharmacokinetic - Pharmacodynamic Model of Fimasartan Applied to Predict the Influence of a High Fat Diet on Its Blood Pressure-Lowering Effect in Healthy Subjects." European Journal of Clinical Pharmacology 69 (1): 11-20.

Lee, Joomi, Yangha Hwang, Wonku Kang, Sook Jin Seong, Mi-sun Lim, Hae Won Lee, Dong-Seok Yim, Dong Ryul Sohn, Seunghoon Han, and Young-Ran Yoon. 2012. "Population Pharmacokinetic/Pharmacodynamic Modeling of Clopidogrel in Korean Healthy Volunteers and Stroke Patients." The Journal of Clinical Pharmacology 52 (7): 985-95.

Owen, Fiedler-Kelly, J. 2014. Introduction to Population Pharmacokinetic/Pharmacodynamic Analysis with Nonlinear Mixed Effects Models. Hoboken, New Jersey: Wiley. `https://onlinelibrary.wiley.com/doi/book/10.1002/9781118784860`.

Pinheiro, Jose, Douglas Bates, and R-core. 2020. Nlme: Linear and Nonlinear Mixed Effects Models. `https://CRAN.R-project.org/package=nlme`.

Post, Teun M, Jan I Freijer, Bart A Ploeger, and Meindert Danhof. 2008. "Extensions to the Visual Predictive Check to Facilitate Model Performance Evaluation." Journal of Pharmacokinetics and Pharmacodynamics 35 (2): 185.

Primary Psychiatry. 2013. From Symptom Palliation to Disease Modification: Implications for Dementia Care. http://primarypsychiatry.com/from-symptom-palliation-to-disease-modification-implications-for-dementia-care/.

Savic, Karlsson, R. M. 2007. Shrinkage in Empirical Bayes Estimates for Diagnostics and Estimation: Problems and Solutions. Uppsala, Sweden: Uppsala University; Uppsala University. https://www.page-meeting.org/pdf_assets/9436-EBE_PAGE07_1_web.pdf.

Sharma, A, and W J Jusko. 1998. "Characteristics of Indirect Pharmacodynamic Models and Applications to Clinical Drug Responses." British Journal of Clinical Pharmacology 45 (3): 229–39. https://doi.org/10.1046/j.1365-2125.1998.00676.x.

Yano, Yoshitaka, Stuart L Beal, and Lewis B Sheiner. 2001. "Evaluating Pharmacokinetic/Pharmacodynamic Models Using the Posterior Predictive Check." Journal of Pharmacokinetics and Pharmacodynamics 28 (2): 171–92.

Zhang, Liping, Stuart L Beal, and Lewis B Sheiner. 2003a. "Simultaneous vs. Sequential Analysis for Population PK/PD Data I: Best-Case Performance." Journal of Pharmacokinetics and Pharmacodynamics 30 (6): 387–404.

———. 2003b. "Simultaneous vs. Sequential Analysis for Population PK/PD Data II: Robustness of Methods." Journal of Pharmacokinetics and Pharmacodynamics 30 (6): 405–16.

김우철. 2012. 수리통계학. 민영사. https://books.google.co.kr/books?id=yBOWtwAACAAJ.

식품의약품안전평가원 의약품심사부 종양약품과. 2015. 의약품 개발 시 집단 약동학 활용을 위한 가이드라인. http://www.nifds.go.kr/nifds/08_part/part03_c_b.jsp?mode=view&article_no=7038.

찾아보기

-2LL, 121, 134, 188

$COVARIANCE ($COV, $COVAR),
　　28, 38, 95, 136, 149 − 152, 182

$DATA, 13, 14, 18, 28, 30, 31, 69, 209

$DES, 32, 34, 40, 41, 43, 45, 55,
　　58 − 62, 69, 71, 199, 206

$ERROR, 28, 29, 36, 37, 45, 46, 69,
　　79, 141, 199, 206, 209

$ESTIMATION ($EST), 28, 37 − 39,
　　59, 65, 85, 96, 99, 167, 182,
　　188

$INPUT, 13, 14, 18, 21, 28, 30, 31, 69,
　　71

$MODEL, 28, 29, 32, 34, 40, 41, 43,
　　55, 56, 58, 60, 69

$MSFI, 182

$OMEGA, 28, 34 − 36, 39, 78, 101,
　　182, 201, 203, 206

$OMEGA BLOCK, 36

$PK, 23, 28, 29, 32 − 35, 40, 43, 47, 49,
　　51, 55, 56, 58, 59, 69, 182, 199,
　　200, 209

$PRED, 28, 29, 46, 69 − 71, 182

$PROBLEM, 13, 28, 30, 69

$SIGMA, 28, 34 − 37, 39, 79, 141, 182,
　　201, 206

$SIMULATION ($SIM), 28, 37, 38,
　　182

$SUBROUTINE, 28, 29, 32, 40, 43, 47,
　　49, 58, 59, 62, 69, 71

$TABLE, 28, 38, 39, 96, 101, 102, 109,
　　117, 204

$THETA, 28, 34 − 37, 39, 78, 182, 199,
　　201, 203, 206

1차 조건부 추정방법(FOCE) /
　　first−order conditional
　　estimation method(FOCE), 37,
　　38, 87, 92, 100, 105, 158, 166

1차추정법 / first−order method(FO),
　　37, 38, 86, 87, 92, 105, 158,
　　167

ACCEPT, 14, 31

additive error / 가법오차, 134,
　　139 − 141, 144, 188, 200

additive plus CCV / 가법과 CCV 더한,
　　36

ADDL, 18, 21 − 23, 31

ADVAN1, 15, 32, 47, 48, 52, 65, 66

ADVAN10, 32, 65

ADVAN11, 32, 66

ADVAN12, 32, 66

ADVAN13, 66

ADVAN2, 15, 32, 47, 48, 52, 69, 70

ADVAN3, 15, 32, 47, 48, 232

ADVAN4, 32, 40, 47, 48, 51, 96

ADVAN5, 34, 41, 60, 62

251

ADVAN6, 43, 62, 65, 69, 233

ADVAN7, 34

ADVAN9, 65

ALAG, 49, 51

AMT, 14‒16, 18, 21‒23, 31, 39, 52,
        69, 71, 96

backward elimination / 후진제거, 108,
        124‒126

BAYES, 66

Bayesian estimation / 베이즈 추정, 167

between‒subject variability,
        initerindividual variability(IIV)
        / 개인간 변이, 9, 32, 35, 40, 169

binning / 계급구간화, 183

bootstrapping / 붓스트랩, 136, 152,
        179‒181

CMT, 18, 20, 22, 24, 31, 45, 60, 69, 96,
        198, 199, 203, 206, 209

condition number / 조건수, 38, 166

conditional estimation method / 조건부
        추정법, 37, 100, 167

conditional weighted residuals / 조건부
        가중 잔차, 30, 39, 101, 104,
        143, 144

constant coefficient of variation(CCV) /
        고정변동계수(CCV), 36, 37,
        139‒141

correlation coefficient / 상관계수, 114

correlation matrix / 상관행렬, 38, 136,
        151, 153, 165

covariance / 공분산, 35, 36, 38, 82, 95,
        101, 149, 151, 153‒155, 165

CWRES, 39, 104, 143, 144

D1, 23, 233

DADT(i), 60

DAT1, 21

DAT2, 21

DAT3, 21

DATE, 21

DATE=DROP, 21

DEFDOS, 41, 60

DEFOBS, 41, 60

dependent variable(DV) / 종속변수
        (DV), 16, 18, 20, 31, 33, 39,
        69, 96, 108, 109, 111, 112, 116,
        167, 173, 184, 190

depot compartment / 저장구획, 51, 52

diagonal matrix / 대각행렬, 35

direct‒effect model / 직접 효과 모델,
        198, 199, 234

DROP, 14, 21, 31

eigenvalues / 고유값, 38, 56, 57, 153,
        165, 166

ETABAR, 100, 169

EVID, 20

exploratory data analysis(EDA) /
        탐색적 데이터 분석(EDA), 80

external validation / 외부검증, 177, 178

F1, 51, 52

first‒order conditional estimation
        method(FOCE) / 1차 조건부
        추정방법(FOCE), 37, 38, 87,
        92, 100, 105, 158, 166

first‒order method(FO) / 1차추정법,
        37, 38, 86, 87, 92, 100, 105,
        158, 167

FO, 27, 37, 38, 41, 60, 86, 87, 92, 100, 105, 158, 166, 167

FOCE, 37, 38, 87, 92, 100, 105, 158, 166

forward selection / 전진선택, 108, 120, 123, 125, 126

full covariate / 모든 공변량, 114, 123

GAM, generalized additive modeling, 117

goodness of fit / 적합도, 93, 104, 132 – 137, 139, 144, 200

gradient / 기울기, 66, 74, 81, 89, 103, 151, 218, 223, 225

homoscedastic / 등분산, 139, 143

homoscedasticity, 139

ID, 8, 9, 14, 16 – 20, 23, 31, 39, 69, 96, 165, 212

IGNORE, 14, 18, 31, 209

imputation / 대체, 110, 182, 183

independent variable / 독립변수, 111, 112, 116, 184

individual parameter estimates / 개인 파라미터 추정값, 167

individual(specific) prediction(s) / 개인 예측, 103, 104, 143

INTERACTION, 38, 87, 100

interdose interval(II) / 투여간격, 71

internal validation / 내부검증, 177 – 179

intraindividual variability / 개인내 변이, 9

IPRED, 39, 71, 103, 104, 140, 141, 143, 167, 173, 188, 204

iteration / 되풀이, 75, 76, 87, 100

IWRES, 39, 104, 143, 167, 170, 173 – 175, 200

LAPLACIAN, 188

LIKELIHOOD, 188

likelihood / 가능도, 88, 91 – 93, 121, 135, 151 – 153

likelihood ratio test / 가능도비 검정, 88, 135

MAXEVAL, 37 – 39, 65, 85, 86, 99, 100

MAXEVAL=0, 65

MDV, 14, 16, 18, 20, 31, 39, 69

MLE, maximum likelihood estimation, 153

model misspecification / 모델 오지정, 173, 183

model specification file / 모델 규격파일 (MSF), 182

NM-TRAN, 27, 28, 74

NM-TRAN control stream / NM-TRAN 제어구문, 27, 28, 74

NM-TRAN 제어구문 / NM-TRAN control stream, 27, 28, 74

NOABORT, 37 – 39, 85, 86

NOAPPEND, 39, 96

NOHEADER, 39, 96

NONMEM report file / NONMEM 보고 파일, 158

NONMEM 보고 파일 / NONMEM report file, 158

NOPRINT, 39, 96

NSUB, 38

numerical predictive check(NPC) /
      수치적 예측 점검(NPC), 185,
      186

objective function / 목적함수, 38,
      74 – 77, 86, 88, 92, 93, 95, 100,
      101, 121, 131, 133, 134, 149,
      153, 154, 158, 212
omega matrix / OMEGA 행렬, 35
OMEGA 행렬 / omega matrix, 35
ONEHEADER, 39, 96
outlier / 이상치, 105, 122, 139
output files / 실행결과 파일, 95, 132,
      133

population model / 집단모델, 16, 179
posterior predictive check(PPC) /
      사후예측점검(PPC), 179, 181
POSTHOC, 167, 169
PRED, 15, 16, 20, 21, 27 – 29, 32, 39,
      46, 47, 69 – 71, 96, 103, 104,
      140, 141, 143, 158, 167, 173,
      182, 188, 204, 232
PREDPP, 15, 16, 20, 21, 27 – 29, 32, 47,
      69, 71, 232
PRINT=E, 38
PRINT=n, 38
proportional error / 비례오차, 134, 140,
      141, 144, 200

R matrix / R 행렬, 38, 151, 153, 154
R1, 23
random-effect / 임의효과, 35, 78, 79,
      82, 121
RATE, 18, 21 – 23, 31

RES, 39, 96, 104, 143, 144, 167, 170,
      173 – 175, 200
residual error / 잔차, 8, 9, 11, 36, 37,
      74, 79, 83, 87, 89, 90, 93, 104,
      121, 122, 125, 134, 136, 139,
      141 – 145, 158, 174, 188, 190

S matrix / S 행렬, 38, 151, 154, 155
S1, 48, 52, 66
scaling parameter / 척도 파라미터, 22,
      33, 34, 51, 52, 124
seed value / 시드값, 182
sequential fitting / 순차적합법,
      195 – 197, 201, 204, 211, 212
shrinkage / 축소, 100, 132, 167 – 174
SIGDIGITS (SIGDIG), 37 – 39, 85, 100
sigma matrix / SIGMA 행렬, 36
SIGMA 행렬 / sigma matrix, 36
simulation / 시뮬레이션, 38, 76, 107,
      108, 121, 122, 129 – 132, 137,
      167, 179, 181 – 186, 193, 215
simulatneous fitting / 동시적합법, 195,
      198, 211
sparse data / 희박자료, 227
specific ADVANs / 특수 ADVAN, 32,
      34, 40, 47, 56, 58
SS, 18, 21, 22, 24, 31, 88, 100, 133
standard errors of the estimates /
      추정값의 표준오차, 149, 151,
      153, 179

TIME, 14, 16 – 23, 31, 39, 60, 69, 96
time after dose / time after dose, 184,
      190
TOL, 43, 59, 62
tolerance / 허용치, 59

TRANS, 29, 32, 40, 47 – 49, 51, 66, 96
TRANS2, 48

variance-covariance matrix / 분산-
    공분산 행렬, 35, 38, 151, 153,
    154
visual predictive check(VPC) / 시각적
    예측 점검(VPC), 38, 181, 183

weighting factor(W) / 가중요소, 89, 90
WRES, 39, 96, 104, 143, 144, 167, 170,
    173 – 175, 200

xpose4, 95, 114, 117

가능도 / likelihood, 88, 91 – 93, 121,
    135, 151, 153
가능도비 검정 / likelihood ratio test, 88
가법과 CCV 더한 / additive plus CCV,
    36
가법오차 / additive error, 139 – 141,
    144, 188, 200
가중요소 / weighting factor(W), 89, 90
개인 예측 / individual(specific)
    prediction(s), 103, 104, 143
개인 파라미터 추정값 / individual
    parameter estimates, 167
개인간 변이 / between-subject
    variability, initerindividual
    variability(IIV), 9, 32, 35, 40,
    169
개인내 변이 / intraindividual variability,
    9
계급구간화 / binning, 183
고유값 / eigenvalues, 38, 56, 57, 165,
    166

고정변동계수(CCV) / constant
    coefficient of variation(CCV),
    36, 37, 139 – 141
공분산 / covariance, 35, 36, 38, 82, 95,
    101, 149, 151, 153, 154, 165
과대예측, overestimation, 139
기울기 / gradient, 66, 74, 81, 89, 103,
    218, 223, 225

내부검증 / internal validation, 177 – 179
대각행렬 / diagonal matrix, 35
대체 / imputation, 110, 182, 183
독립변수 / independent variable, 111,
    112, 116, 184
동시적합법 / simulatneous fitting, 195,
    198, 211
되풀이 / iteration, 87, 100
등분산 / homoscedastic, 139, 143
모델 규격파일(MSF) / model
    specification file, 182
모델 오지정 / model misspecification,
    173, 183
모든 공변량 / full covariate, 114, 123
목적함수 / objective function, 38,
    74 – 77, 86, 88, 92, 93, 95, 100,
    101, 121, 131, 133, 134, 149,
    153, 154, 158, 212
베이즈 추정 / Bayesian estimation, 167
분산-공분산 행렬 / variance-covariance
    matrix, 35, 38, 151, 153, 154
붓스트랩 / bootstrapping, 136, 152,
    179 – 181
비례오차 / proportional error, 140, 141,
    144, 200

사후예측점검(PPC) / posterior
      predictive check(PPC), 179
상관계수 / correlation coefficient, 114
상관행렬 / correlation matrix, 38, 151,
      165
수치적 예측 점검(NPC) / numerical
      predictive check(NPC), 185,
      186
순차적합법 / sequential fitting,
      195 – 197, 201, 204, 211, 212
시각적 예측 점검(VPC) / visual
      predictive check(VPC), 181,
      183
시드값 / seed value, 182
시뮬레이션 / simulation, 38, 107, 108,
      121, 122, 129 – 132, 137, 167,
      179, 181 – 186, 193, 215
실행결과 파일 / output files, 95, 132,
      133
외부검증 / external validation, 177, 178
이상치 / outlier, 105, 122
임의효과 / random-effect, 35, 78, 79,
      82, 121
잔차 / residual error, 8, 9, 11, 36, 37,
      74, 79, 83, 87, 89, 90, 93, 104,
      121, 122, 125, 134, 136, 139,
      141 – 145, 158, 174, 188, 190
저장구획 / depot compartment, 51, 52
적합도 / goodness of fit, 93, 104,
      132 – 137, 200
전진선택 / forward selection, 108, 120,
      123, 125, 126
조건부 추정법 / conditional estimation
      method, 37, 100, 167

조건수 / condition number, 38, 166
종속변수(DV) / dependent
      variable(DV), 33, 108, 109
직접 효과 모델 / direct-effect model,
      198, 199, 234
집단모델 / population model, 16, 179
척도 파라미터 / scaling parameter, 33,
      51, 52
추정값의 표준오차 / standard errors of
      the estimates, 151
축소 / shrinkage, 167, 173
층화 / stratification, 183

탐색적 데이터 분석(EDA) / exploratory
      data analysis(EDA), 80
투여간격 / interdose interval(II), 71
특수 ADVAN / specific ADVANs, 32,
      34, 40, 47, 56, 58
혼합오차모델 / combined error model,
      141
후진제거 / backward elimination, 108,
      124 – 126